JN106408

グローバル・バイオエシックス－序説－

著者：ヘンク・テン・ハーフ
翻訳：秋葉悦子

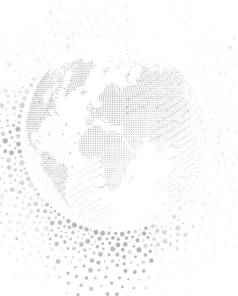

へるす出版

巻頭言：グローバル・バイオエシックス

　今日、バイオエシックスをめぐる問題のパノラマはさまざまである。患者は迅速な手術のためにタイへと旅立つ。インドの商業代理母は富裕な国に赤ん坊を届ける。臓器、身体の一部や組織は東欧から西欧に売買される。医師や看護師はアフリカから米国に移住する。マラリア、結核、エイズに罹患した何千もの子どもや患者は、高価すぎる薬を入手できずに毎日死んでいく。

　過去50年の間に西洋諸国で発展したメインストリームのバイオエシックスは、より広範なアプローチへと展開している。それは、世界中の人々に直接的にかかわり、新たなグローバルな問題に焦点を合わせる。本書は、グローバル・バイオエシックスの新たな領域を概説する。この問題を扱うには、バイオエシックスのより広いビジョンが必要である。それは、個人の自律を強調する今日の潮流を超えるだけでなく、グローバルなレベルで問題を生み出している社会的、経済的、政治的文脈の批判に及ぶ。

　本書は、グローバル・バイオエシックスが不可欠であることを論証する。グローバル化の社会的、経済的、環境的影響は、批判的な応答を要求するからである。グローバル・バイオエシックスは、グローバルな問題の解決のために簡単に応用できる完成品ではなく、ローカルなプラクティスとグローバルな論説の相互作用と交換によってもたらされる現在進行形の成果である。それは、相違の承認および文化的多様性の尊重を、共通のパースペクティブおよび共有される価値への収束と、結びつける。本書はグローバル・バイオエシックスの実質的な内容を例証するために、グローバルな問題の性質と、必要とされる応答のタイプを検討する。グローバルな論説に利用できる倫理的枠組みを論じ、それがどのようにグローバル・ガバナンスのメカニズムとプラクティスに変換されるかを明らかにする。

Henk ten Have

Duquesne 大学ヘルスケア・エシックスセンター長

（米国、ピッツバーグ）

「グローバル・バイオエシックスは、メインストリームのバイオエシックスの道徳的近視眼を批判することにおいて雄弁であり、バイオエシックスがグローバル化に直面して演じるべき役割を真摯に懸念するどの読者にとっても、不可欠なものである」。

Jan Helge Solbakk

（ノルウェー、オスロ大学）

「北半球の他の著者とは異なり、ヘンク・テン・ハーフにとってバイオエシックスの意味は、生物医学の領域を超える。ヘルスケア、社会的包含、環境保護に関するトピックを、著者が提案する枠組みに包含することは、新しい歴史的符号を与える。本書はそれによって 21 世紀初期の喜ばしい学術的驚異である」。

Volnei Garrafa

（ブラジル、ブラジリア大学）

「野心的で構想力のある倫理学的、学際的な論説をとおして、バイオエシックスがどのようにグローバル・バイオエシックスに拡大されることができたか、その包括的で透徹した記述。生物中心的および生態中心的なパースペクティブから、健康の生物学的、社会的、政治的、および生態学的な決定子に取り組むこと。それが、人々とわれわれの惑星の健康における持続可能な改善に向かう新しい橋として提示される」。

Solomon Benatar

（南アフリカ、ケープタウン大学、カナダ、トロント大学）

謝　辞

　バイオエシックスを研究することは、倫理学的な論点を議論し明らかにするために、学生たちと共同して研究することを意味する。それは調査研究に従事し、倫理委員会に参加し、公共の討論に貢献することである。それは、ますます旅を伴うようになった。これは、ただ単にプレゼンテーションの招待に応じるというだけではなく、より頻繁に、世界の他の地域ではどの種のバイオエシックスの論点が重要であり、これらの論点がどのように知覚、解釈、対処されているかの調査に赴く機会である。グローバル・バイオエシックスについて私が学んだことは、まず第一に世界中の同僚や友人とのミーティング、交換、議論から得られた結果である。オランダのネイメーヘンのラトバウト（Radbaud）大学で働いていた1990年代に、バイオエシックス・サマー・スクールやヨーロッパ・バイオエシックス・マスター（European Master in Bioethics）のような多くの国際的な活動を、ベルギー、スペイン、スイス、イタリアの同僚たちと始めることができた。2003年、私はユネスコの科学技術倫理学部門のディレクターとして任命される幸運を得た。これは私の生活を一変させただけではなく（パリは生活するのに最悪の場所ではなかったが）、私のバイオエシックスの観念に衝撃を与え、変容させた。アビジャン〔コートジボワールの首都〕から Stellenbosch〔南アフリカ〕への、ジャカルタからジェッダ〔サウジアラビア西部の都市〕への、ウィニペグからパナマとブエノスアイレスへの、そして多くの中間の（in-between）場所への何百もの使節派遣において、私はもろもろの道徳的疑念（queries）の実体、医師と患者の闘争、政策立案者のジレンマ、そしてバイオエシックスのパワーともろさに直面した。それはバイオエシックスと人権に関する世界宣言の起草時であった。ここで私は、グローバル・バイオエシックスが単にアカデミックな企画ではないことを学んだ（たとえバイオエシックスの専門家であることは確かに助けになるとしても）。それは政治的なスキル、外交的な策略、ロビー活動、アドボカシーと行動主義を含意する。ユネスコの私の同僚たちは、私の考え、経験、スキルを広げることに貢献してくれた。とくに、Pierre Sanè、Georges Kutukdjian、Dafna Feinholz、Jan Helge Solbakk、Susana Vidal、Christophe Dikenou に感謝を捧げる。教育と研究をとおしてグローバル・バイオエシックスという概念を綿密に詳述する機会は、Duquesne 大学によって提供された。Duquesne 大学学長であり、生命倫理学者でもある Charles Dougherty の継続的なサポートに感謝したい。また本書を執筆する状況を整えてくれた McAnulty College and Graduate School of Liberal Arts の学部長 James Swindal にも感謝したい。Center for Healthcare Ethics の同僚たち―Gerald Magill、Peter Osuji、Joris Gielen、Glory Smith にはとくに感謝したい。本書のための調査は、リサーチ・アシスタントたちの助力によって著しく促進された。大学院生 Michael Afolabi、Gary Edwards、Jennifer Lamson、Amanda Mattone、Barbara Postol、Carrie Stott、Rabee Toumi、Jillian Walsh、Aimee Zellers は全員、何年にもわたって貢献し、熱心にグローバル・バイオエシックスの発展をサポートした。索引を作成してくれた Thomas Gerkin に感謝する。資料と資源の膨大なコレクションを持つ Duquesne 大学の Gumberg 図書館に感謝しなければならない（とくに Ted Bergfelt に）。3人の方にとくに感謝したい。原稿のほとんどを細心に読み、批判とコメントをくれた Gary Edwards および Rabee Toumi。Michèle Stanton-Jean は保健政策における経験から同様の貢献をしてくれた。ユネ

v

スコでの交渉の間、IBC 議長としての彼女なしに、おそらく宣言は採択されなかったであろう。彼らの有益なフィードバックに感謝したい。

　第3章は、以前出版された業績を用いた：Henk ten Have（2012）Potter's notion of bioethics. Kennedy Institute of Ethics Journal 22（1）：59-82。第4章および第7章は、グローバル・バイオエシックスに関する私の最初の著作のアイディアに基づいて記述した：Henk ten Have（2011）Global bioethics and communitarianism. Theoretical Medicine and Bioethics 32：315-326、Henk ten Have and Bert Gordijn（eds）（2013）Handbook of Global Bioethics. Springer Publishers, Dordrecht。グローバル・バイオエシックスを議論するために多くの機会を与え、本書の執筆を励ましてくれた Bert Gordijn に感謝する。

ヘンク・テン・ハーフ
2015 年夏
ピッツバーグ／アムステルダム

目 次

本章の要約　　247

図一覧

頭字語（ACRONYMS）

ADHD（Attention Deficit Hyperactivity Disorder）：注意欠如・多動性障害

AMA（American Medical Association）：米国医師会

ASBH（American Society for Bioethics and Humanities）：米国バイオエシックスおよび人文学協会

CAB（Committee on Animal Biotechnology）：動物バイオテクノロジー委員会

CBD（Convention on Biological Diversity）：生物の多様性に関する条約

CIOMS（Council for International Organizations of Medical Sciences）：国際医学団体協議会

CITI（Collaborative Institutional Training Initiative）：共同研究機関養成イニシアティブ

EGE（European Group on Ethics in Science and New Technologies）：科学と新技術に関する欧州倫理部会

EU（European Union）：欧州連合

FAO（Food and Agriculture Organization）：国連食糧農業機関

FGM（Female genital mutilation）：女性器切断

GDP（Gross Domestic Product）：国民総生産

GM（Genetically Modified）：遺伝子組み換え

HCEC（Health Care Ethics Consultation）：ヘルスケア倫理コンサルテーション

HIV/AIDS（Human Immunodeficiency Virus Infection/Acquired Immune Deficiency Syndrome）：ヒト免疫不全ウイルス感染/後天性免疫不全症候群

HUGO（Human Genome Organization）：ヒトゲノム機構

IBC（International Bioethics Committee）：国際バイオエシックス委員会

ICESCR（International Covenant on Economic, Social and Cultural Rights）：経済的、社会的、文化的権利に関する国際規約

IMF（International Monetary Fund）：国際通貨基金

IPR（Intellectual Property Rights）：知的所有権

IVF（In Vitro Fertilization）：体外受精

MDGs（Millennium Development Goals）：ミレニアム開発目標

MSF（Médicines sans Frontières-Doctors without Borders）：国境なき医師団

NGO（Non-governmental organization）：非政府組織

NIH（National Institutes of Health）：米国国立衛生研究所

PEPFAR（President's Emergency Plan for AIDS Relief）：大統領エイズ救済緊急計画

SARS（Severe Acute Respiratory Syndrome）：重症急性呼吸器症候群

SCI（Science Citation Index）：サイエンス・サイテーション・インデックス

TAC（Treatment Action Campaign）：治療アクション・キャンペーン

TRIPS（Trade-Related Intellectual Property Rights）：知的所有権の貿易関連の側面に関する協定

UAEM（Universities Allied for Essential Medicines）：必須医薬品のための大学連合

UDBHR（Universal Declaration on Bioethics and Human Rights）：バイオエシックスと人権に関する世界宣言

UDHGHR（Universal Declaration on the Human Genome and Human Rights）：ヒトゲノムと人権に関する世界宣言

UDHR（Universal Declaration of Human Rights）：世界人権宣言

UN（United Nations）：国連（国際連合）

UNAIDS（Joint United Nations Programme on HIV/AIDS）：国連合同エイズ計画

UNDP（United Nations Development Programme）：国連開発プログラム

UNESCO（United Nations Educational, Scientific and Cultural Organization）：ユネスコ（国連教育科学文化機関）

UNICEF（United Nations Children's Fund）：ユニセフ（国連児童基金）

UNITAID（International Drug Purchasing Facility for HIV/AIDS, tuberculosis and malaria, established by countries such as Brazil, Chile, France, Norway and the United Kingdom）：ユニットエイド（ブラジル、チリ、フランス、ノルウェー、英国によって設立されたエイズ、結核、マラリアのための国際医薬品購入ファシリティ）

WEMOS（a non-profit foundation in the Netherlands, advocating the right to health globally）：健康への権利をグローバルに擁護するオランダ非営利財団

WHA（World Health Assembly）：世界保健総会

WHO（World Health Organization）：世界保健機関

WMA（World Medical Association）：世界医師会

WTO（World Trade Organization）：世界貿易機関

〔凡 例〕

・〔　〕内は訳者が補った。

・日本語では多義的に用いられており、文脈によって使い分けが必要な英単語のうち、とくに本書の内容にとって重要な語については原語を併記した。また、すでに日本語で定訳として用いられている表現についても、本書の趣旨に沿って別の表現に変えたものがある。

・人名、地名、団体名などの固有名詞は、カタカナと原語の双方を用いた。引用されている固有名詞が多国籍にわたるため、英語読みに統一することが困難であったこと、学問分野によってカタカナ表記にばらつきがあること、自然科学の文献では、原語表記が一般にみられること、が主な理由である。

・段落の様式を一部変更した。

・原文でイタリック体で表記されている箇所は、傍点を付した。

・原書の末尾に収録されていた各章ごとの参考文献目録（FURTHER READING BY CHAPTER）は省略した。

第1章 | バイオエシックス・リアリティ・チェック

税関職員は注意深くパスポートを調べている。

「なぜあなたはイスラエルを訪問するのですか。」
「Zefat でのバイオエシックスの会議に招待されているのです。」
「バイオ……何ですか。」

バイオエシックスは聞き慣れない用語かもしれないが、その意味を説明することは難しくない。人は容易に、盛んに議論され、新聞やソーシャル・メディアの見出しを飾るいくつかの論点、たとえば、クローニング、臓器移植、遺伝子検査、慈悲殺、あるいは治療拒否権などに言及することができる。税関職員は今、私を見ている。彼女は今、私が話していることを理解している。彼女は私に語り始める。かなり高齢の父親が町の大病院の集中治療室にいることを。家族は今、父親に起こっていることを正確には知らない。医師らがあまり情報を与えないので疑念を抱いている。彼女の2人の兄弟は、父親を生かすためにあらゆる手を尽くすべきだと主張するが、彼女ともう1人の姉妹は、父親自身がその状況を本当に望んでいるか疑問に思っている。彼女は父親にとって何が最善かわからず途方に暮れている。ちょうど今、彼女はパスポートにスタンプを押して、よい会議を、と声をかけてくれる。私は、バイオエシックスが今日多くの新しいトピックを提出していることを彼女に話す時間がない。実際、Zefat での会議は、災害救助の倫理についてである。

バイオエシックスのパノラマ

バイオエシックスは広範な論点に直面している。そのいくつかは長年にわたって議題に上っているが、ほかは新しい。過去50年以上にわたって、バイオエシックスは中絶、安楽死、生殖補助や遺伝子検査にかかわってきた。これらのトピックは公共のメディアにおいても議論されている。税関職員のような市民たちは、たとえ彼らがそれをいつもバイオエシックスに結びつけないとしても、容易にそれを認識するであろう。さらに近年では、バイオエシックスの討論は実質的に拡大されている。より多くの論点が議題に上るだけでなく、世界のグローバル化によって、より伝統的なトピックがより広い次元を含んでいることがよくある。以下の例は、バイオエシックスが今日、伝統的にその議題の優位を占めていた関心事を超えてしまったことを示している。

脳死下の妊娠

　2013 年 11 月、Marlise Muñoz（33 歳）は自宅で虚脱状態に陥った後、テキサス州の病院に入院した。彼女は脳死と診断された。夫と家族は、彼女の事前の望みに従って、生命維持の中断を欲した。しかし生命維持は継続された。彼女は妊娠 14 週だったからである。医師は、テキサス州の法律は胎児の生命を保護するために妊婦のケアの差し控えを禁じていると主張した。判事は 2 カ月後、患者はすでに死亡しているため、法律はこの事例には適用されないとの判断を示した。Marlise は生命維持から離脱した。

　この事例が実例として示すバイオエシックスの論点は、終末期医療、死の定義、妊婦のケア、胎児の生命権、中絶、さらには病院における意思決定、倫理と法の関係などである。現代科学技術は、たとえ回復の見込みが厳しくとも人を生かし続けることを可能にしている。バイオエシックスの討論は、恩恵と害に重点を置きつつ、そして誰が最終的に決定すべきか—患者か家族か医師か—を明らかにしつつ、介入の条件に焦点を合わせてきた。生命維持は、患者が生命を脅かす状態を克服することを手助けできる。しかし Marlise の例は異なる。彼女は死亡と診断されているからである。この事例では、治療というアイディアは少なくとも彼女については意味を持たない。しかし胎児についてはどうだろう。未出生の生命保護は州の利益である。だがそれは、女性とその家族の利益に反するほどの重みを持つのだろうか。そして、もし介入が継続されるなら、女性の身体は胎児を懐胎するために使用されることになる。しかし同時に、人が死亡しているとき、たとえば移植用臓器を贈与するような場合は、「生命」維持が提供され得る。したがって、この事例は未出生の生命の保護のほかに、科学技術的介入の限界についての論争を引き起こす。しかし生命、死、そして人体のような、基本概念にかかわるより根本的な問いもある。もし、緊急サービスや集中ケアが利用できなければ、移送手段が不足していれば、診断装置がなければ、患者は医学的介入なしに死亡するであろう。それは多くの貧しい国における状況である。より資源に恵まれた国においてさえ、これらの事例は例外的である。しかし利用可能なテクノロジーによって、やがてそのような事例が発生することになる。

商業母

　アリゾナの Rhonda と Gerry Wile は子どもを持つことができなかった。体外受精は選択肢にならなかった。Rhonda の子宮に異常があったからである。彼らは代理母専門のクリニックやサービスが増加の一途をたどっているインドに赴いた。彼らには今、Gerry の精子とインドの卵子提供者によって懐胎された 3 人の子どもがいる。2 人のインド人女性がそれぞれ 6,000 ドルの見返りで妊娠を請け負った。代理母は 2002 年以来、インドでは合法である。代理母業は瞬く間に 1,000 を超えるクリニックに成長した。クライエントの圧倒的多数は

国外から訪れる。インドは、西洋諸国の不妊カップルに赤ん坊を提供する最大のプロバイダーになった。

　この事例は医療ツーリズムのグローバルな現象を際立たせる。患者—通常はより豊かな国からの—は、治療と介入を受けるために、より貧しい国の民間クリニックに赴く。この現象は、バイオエシックスにおける新たな論争と関心を導く。それは、道徳的論点を生み出す単に技術それ自体の問題（前の事例におけるような）にとどまらず、世界を横断してのそのさまざまな使用である。中国やフランスのような国は代理母を禁じている。しかし市民はインターネットを介して、自国では許されていない医療サービスを受けることができる。グローバル世界は、他の国は別の規制があるかまったく法的枠組みを持たないのに、特定の国の内部で倫理的論争の結果もたらされた法的枠組みの適用をめぐって問題を引き起こす。ある国では代理母は商業的でないかぎり許される。他人のために子どもを身ごもる女性に対価を支払うことは、特有の倫理的な懸念を生じる。毎年1万人の外国人カップルが生殖サービスのためにインドを訪れると推定されている。代理母の大多数は極貧の疎外されたコミュニティの出身者である。支払われる賃金のほとんどはクリニックとブローカーに渡る。代理母は相応の利益を得られない妊娠のリスクに直面している。妊娠はレンタルの子宮に外注される。このプラクティスは、女性にとってすでに犯罪的で不利益な父権主義的社会の内部で、女性を孵卵器として搾取し、軽視することへと導くものであることを立証する。とくにインドでは、代理母の汚名を着せられる。代理母はコミュニティや両親に隠さなければならない。商業代理母は親子関係の概念までも変える。配偶子〔卵子〕を提供する人、妊娠中の子を養う人、誕生後の子を育てる人が全員別の国の人、ということもあり得る。商業代理母は母なのか、あるいは単によい商品を保障するために継続的な監視下に置かれ、子宮に還元される契約労働者なのか。最近、インドは商業代理母を、少なくとも結婚2年以上で代理母が禁じられていない国に在住するカップルのみに制限する新たなビザ規則を導入した。新しい規則は、独身者とゲイのカップルがもはや代理母サービスを利用できないことも定めている。基本的な倫理的論点は、この規則の内部では提出されない。しかしこの規則は、かえって新たな論争へと導いている。そのうえ、腐敗が蔓延する広大な大陸で、この規則がどのように施行されるかも定かではない。

組織取引

　2012年2月、警察はウクライナで、人の骨と組織をたまたま積載したミニバスを捜索した。証拠資料によると、死亡したウクライナ人の遺物は、人体の一部を移植用に加工処理するドイツの工場に行く予定であった。工場はフロリダを本拠地とする医療製品会社、RTIバイオロジクスに所属していた。ウクライナのモルグ〔身元不明死体の確認、引き取り、剖検処理が済むまでの死体保管所〕にある死体から違法に取り出された（あるいは回収された）骨、歯および他の身体の部分が国際市場で売られていた。

多くの国で、角膜、皮膚、骨、歯そして心臓の弁などの組織は、死後、自発的に贈与される。臓器贈与のように、これは他人を助ける利他的な行為である。贈与された角膜は、たとえば視力を回復するために移植される。骨は整形外科手術用のペーストを製造するために使用され、皮膚の素材は美容外科用である。しかし組織の贈与は臓器の贈与とは異なり、あまり規制されていない。贈与された素材を受け取る組織バンクは、利潤を追求する加工処理会社と協同することが多い。米国は組織製品の最大の製造者および輸出者である。グローバルな相互連結によって、組織はある国で提供され、別の国で加工処理され、さらに別の国に輸出され得る。グローバルな組織取引は巨大市場である。毎年、米国だけで200万のヒト組織由来の製品が売られている。死体のリサイクルはビッグ・ビジネスである。1つの身体は組織製品において8万〜20万ドルの価値がある。それゆえ、人の身体の一部の斡旋は魅力的である。多くの国で病院、霊安室、斎場、そしてモルグは組織を「採取する」請負契約を結んでいる。利他的に組織を提供する家族は、組織が商業会社によって加工され、売却されていることを知らない。ある場所では、家族は愛する人の身体から組織が取り去られることを告げられてさえいない。他方、レシピエントは、死体から加工された組織が移植されることを必ずしも常に知らされるわけではない。ヒトの組織がどこから来たかは、多くの場合、医師たちにも知られていない。製品の安全性評価が不可能であるだけでなく、トレーサビリティ〔追跡可能性〕の欠如は、感染のケースにおいて公衆衛生の対応を妨げる。専門家は、われわれはシリアルよりも人の身体に対して、より注意深くあることを要求している。シリアルには必要な場合、リコールを可能にするバーコードがついているが、人の身体にはついていないからである。この事例に関しては、ドイツの医療製品会社 Tutogen がヒトの組織を東欧から入手してきたことが数十年前から知られている。ウクライナで押収された製品には「ドイツ製」のラベルがつけられていた。

災害倫理学

2010年1月12日（火）、ハイチ共和国の首都 Port-au-Prince は壊滅的な地震に襲われた。22万人以上が死亡し、30万人が負傷した。多数の人道的救援が国に押し寄せた。とくに最初の数週間、救援隊員は戦慄的な光景に直面した。手術室は機能しておらず、装置は破損するか失われていた。挫傷した手足の感染によって4,000人が手足を切断した。生存者は救助されたが、災害で生き残った多くの人が世界の最貧国の一つで困難な未来に直面している。

毎年災害が起こり、人口集団と国に大きなインパクトを与える。誰もが2004年のインド洋の津波や、2005年のハリケーン・カトリーナを思い出すであろう。2012年にはハリケーン、干魃、地震、火山の噴火、洪水など、全部で905の自然災害が記録された。生命の喪失は、低所得国で最大である。とくにハイチでは被害が甚大であった。ハイチは、政治的不安定と横行する腐敗によって特徴づけら

れる、西半球における最貧国である。それゆえ、地震の犠牲者を助ける最善の方法は何か。今日、災害は高度に可視的であるから、彼らはただちに国際的連帯と共感を求める。苦しんでいる仲間のイメージは、災害を人道的救援の典型例にする。それは、アクションにおける倫理である。多くの外国人救援隊員が援助のためにハイチに赴いた。災害の間、誰が最初に処置されるべきか、といった倫理的問題が起こる。夥しい数の負傷者に対して、同時に難しい選択がなされなければならない。救援隊員は何をすべきか、どのようにすべきかを心得ているが、必要なツールが利用できない。彼らは「間に合わせの医療」を実行しなければならない。同じく問題を含むのは、どの種の処置がもっとも有益かを決定することである。切断術は生命を救うかもしれないが、リハビリテーション・センター、整形外科的装備、そして適当なインフラがないとき、長期間の QOL〔生活の質〕はどうであろうか。救援隊員は家に帰るが、負傷して外傷を被った者は後に残される。後年、彼らの多くは危険な状態で生き続ける。人道的支援は否定的な現象を生み出す可能性もある。たとえば、ハイチの子どもの多くは孤児になり、劣悪な境遇にある。国際的な養子縁組エージェンシーが彼らを救いに来た。養子縁組手続きが促進された。しかし、子どもたちを保護する通常のセーフガードが取り去られたため、誘拐のスキャンダルもあった。よい人道的意図が悪い結果を生じ得る別の例は、地震の数カ月後のコレラの発生であった。それは、以後 2 年以上にわたって数千人のハイチ人を死に至らしめた。発生源はネパールから来た国連平和維持軍であった。彼らは東南アジアから、かつて一度もコレラのアウトブレーク〔大発生〕を経験したことのないハイチに猛毒のコレラ菌を運搬した。

遺伝子ハンティング

　「3 世紀前、彼らは白檀のために来た。今日奴らはわれわれの遺伝子を狙っている！」。トンガ人権および民主主義運動の指導者は、2001 年に開催されたオーストラリア・バイオエシックス協会会議の間、歯に衣を着せなかった。その数カ月前にオーストラリアのバイオテクノロジー会社 Autogen は、南太平洋の 170 の島々からなる小さな王国トンガの保健省との取引を公表した。秘密裡に黒幕に牛耳られた合意は、年次研究基金とロイヤルティの見返りに、遺伝物質を収集して遺伝子データベースを作成する権利を Autogen に与えるものであった。トンガの人口は、比較的均質で孤立している。一般的な病気の遺伝パターンを同定するには魅力的である。王国の側では、〔取引の〕公表が大衆の抗議を生んだ。住民は情報を与えられておらず、また意見聴取もされていなかった。しかし、人の生物学的資料を商業資産にすることは、人の血液と遺伝子は神に所有されたものとして神聖であるという土着の信仰にも反した。トンガのような小さなコミュニティでは、遺伝情報は容易に知られるおそれがあった。遺伝的に障害のある個人は、雇用、保険、銀行ローン、結婚にさえ困難をきたすことになる。

トンガには他の太平洋諸国と同様に、現実的な健康問題がある。糖尿病と肥満を患う人の数は増加する一方である。研究は、その原因、治療および予防戦略を発見する助けとなり得る。Autogen は反対を予想していなかった。彼らは世論よりも、実在する独裁政治のメカニズムに依拠した。取引が知られたとき、教会と民主主義推進グループは、遺伝子の収集は土着の伝統を軽視すると主張した。個人のインフォームド・コンセントの後に資料を獲得することは、トンガにおける拡大家族〔近親を含む〕の構造を考慮していない。彼らはまた、神の創造物の一部である遺伝物質の調査は生物特許権侵害（bio-piracy）の一類型であるとも論じた。さらに、約束された利益は取るに足りないものであり、将来製品が市場に出される場合にのみ有効なものにすぎなかった。反対によって、プロジェクトは、その後 2001 年に打ち切られた。

膨張する議題

バイオエシックスに関するテキストは、ただちにそのテーマを明らかにする。それは、出生前（中絶）から、生殖（IVF〔体外受精〕、代理母、出生前スクリーニング）、遺伝子（遺伝スクリーニング、遺伝子治療）、死（殺害と死にゆくにまかせること、脳死、事前指示）へと配列される。通常、生命の始まりと終わりの間に、資源の配分、医学研究、臓器提供のようないくつかの論点がある。ほとんどのテキストは類似した構造を持つ。より理論的な焦点を持つものもあるかもしれないが、重要テーマのリストは多かれ少なかれ、長期間にわたって同じである。

前節の例は、今日のバイオエシックスがいかにその伝統的な射程〔対象領域〕を越えて変遷してきたかを示している。メディカル・ツーリズム、人道的救助、あるいは不正取引のようなトピックは、以前はバイオエシックスの議題には上らなかった。しかしそれと同時に、Marlise Miñoz の事例が明らかにしているとおり、伝統的なトピックもバイオエシックスの論争に従事し続けている。トピックのより広い範囲が存在することが認められると同時に、そのようなトピックの「新しさ」が論議され得る。腐敗や搾取のような現象が常に存在することが論証される。人間はかかるものとして常に傷つきやすいから、傷つきやすさ〔弱点〕（vulnerability）もまた新しい考察ではない。災害はその最初から常に人類社会につきまとう。何か本当に新しいことがバイオエシックスに起こっているといえるのであろうか。

この問いに答えるためには歴史の検討が必要である。なぜバイオエシックスは 1960 年代から 1970 年代にかけて出現したのか。医学はその起源から医学倫理学（medical ethics）と関連があった。この問いは次章以下で探究されることになるが、1 つの短い解答は、医科学技術の進歩に帰する。医学とヘルスケアの倫理学についての論争を引き起こした事例の多くは、実質的に人の生命を左右する技術の使用に関係していた。腎臓透析、心臓移植、蘇生技術、体外受精、出生前診断—これらはすべて、専門職の医学倫理学の伝統的な境界線を越える論争を生んだ新しい技術である。これに応えて、バイオエシックスが新たな学問分野として出現し、過去 50 年の間に強固なものにされてきた。最近、何が変化したのか。上述の例には共通した 1 つの特徴がある。グローバルな次元である。医学とヘルスケアは国際的な活動になった。臨床研究は発展途上国に外注される。人体組織は国境を越えて不正取引

される。遺伝情報は 1 つの国で収集され、他の国で加工処理されて製品になる。もし代理母が許されなければ、インターネットを介して子を持つ望みを満足させる他の場所と機会を発見することができる。しかし、倫理的論争の新たなテーマがあるだけではない。今日のヘルスケアのグローバルな次元は、現存する倫理的アプローチをも疑わしいものにしている。新しいトピックは付加されるが、討論はそれ自体が変容する。たとえば、「人体およびその一部は自発的な贈物としてのみ交換され得るのであり、対価を受ける商品としてではない」という道徳的理想は、それらが 1 つの国で提供され、他の国で売却され得る現在、ますます保持することが難しくなっている。ある人口集団は、雇用された赤ん坊の運搬人として女性を利用することに反対するかもしれないが、他方で、他の人口集団にとって、それは貧困に抗うための正当化された収入源である。グローバル化はそれゆえ、倫理的関心事の新たなテーマを加えつつ、バイオエシックスの議題を膨張させるが、しかしまた世界を横断してこれらのテーマをいかに評価するかを問いかけつつ、伝統的なテーマにより広い射程を提供する。全人口集団の価値を考慮し得る倫理的枠組みはあるのだろうか。

より広い理論的枠組み

グローバル・バイオエシックスは、グローバルに適用される倫理的枠組みの包囲網を構築することの探究を含意する。バイオエシックスは多くの国に出現し、引き続き発達したため、支配的な倫理的枠組みは、個別特殊的な文化的、政治的、経済的文脈の中で周到に準備された。たとえば西洋の脈絡においては人格的な自律が高度に賞讃され、個々の患者は自らのケアについて情報提供されることを欲し、可能な処置と介入について決定することを欲する。個人にこのように焦点を合わせることは、他の国ではあまり決定的ではない。たとえばトンガでは、拡大家族が重要である。個人よりも家族が意思決定にかかわる。拡大家族は比較的小さいから、プライベートな情報の保護は困難である。さらに所有物についての考え方が異なる。遺伝情報と遺伝物質は神の創造物であるから、誰かの所有物ではない。この例は 2 つの点を強調する。第一に、基本的な倫理学的概念（自己決定や個人所有のような）は、文化的背景によって異なること。第二に、これらの〔文化的〕背景において、現行のバイオエシックスの倫理的枠組みを適用することは疑問であること。

他方、他の〔文化的〕背景においてバイオエシックスの倫理原則を適用しないことは、二重基準を含意する。それは搾取と濫用への扉を開く。身体の一部を切除するためにインフォームド・コンセントが西洋諸国で要求されるなら、この規範が他の諸国では用いられないのはなぜか。ウクライナの家族は愛する人の身体に起きていることを知る資格がないのはなぜか。同様の懸念は、インドの代理母についても生じる。女性たちは本当に自由に決定しているのか。そのサービスを利用することは、異なる文化的価値への尊敬の表現なのか、それとも金の力が代理母業務へと追いやる不均衡な関係性の結果なのか。

医学とヘルスケアのグローバル化は、それゆえ、適当な倫理的枠組みに関する問いを提出する。グローバル・バイオエシックスには 2 つのアプローチがある。

第一のアプローチは、現行の枠組みの限界を認識するアプローチである。その枠組みはすべて、そ

れが出現した文化的背景と結びついている。他国でバイオエシックスを実施することは、その国に典型的な倫理的観念や原則の洞察を要求する。グローバル・バイオエシックスはまず第一に、多様な倫理的アプローチのラベルである。それは、さまざまな類型のバイオエシックス、たとえば中国のバイオエシックス、アフリカのバイオエシックス、さらには地中海沿岸のバイオエシックス、ユダヤやイスラムのバイオエシックスを含むという意味において、包摂的である。もし優先的な倫理的枠組みがあるとすれば、それは基本的に「尊重」の倫理原則によって特徴づけられる。すべてのパースペクティブが興味深い。なぜなら、いかにして類似した問題が異なる〔文化的〕背景において提出されているかを、そこから学ぶことができるからである。

　第二のアプローチは、真のグローバルな倫理的枠組みを発展させる必要があることを、秩序立てて明確に示すアプローチである。それは他の文化や価値体系の倫理的懸念を事実として承認するが、人間は同じ尊厳、ニーズ、利益を持つから、同様の権利、原則、価値がどこでも誰にでも適用されるべきことを強調する。かかる枠組みを発展させることは、簡単な仕事ではないであろう。バイオエシックスにおいて根本的なものである倫理原則を安易に押しつけることはできない。それは特定の文化内部で受容されてきたからである。しかし、他方で、明らかに不正義で不平等で搾取的であり得る文化的背景のなすがままに、人を放置することもできない。バイオエシックスの役割は、人々の健康、疾患、無能力に影響を与える諸条件を正当化することではない。むしろ、バイオエシックスはすべての人に適用される倫理的論拠とプラクティスに基づいて、これらの諸条件を改善する手助けをすべきである。われわれはなぜハイチのような他国で起きていることを気にかけるのであろうか。人道援助の急増が例証するように、明らかに多くの人々が実際にケアをしている。多くの医師や看護師が、現地の医療業務を支援するためにハイチに旅立った。彼らは苦しむ人々との連帯を感じた。グローバル・バイオエシックスは、規範的なポイント〔規準点〕を作る。すなわち、われわれはケアすべきである。なぜならわれわれをそうするよう動機づけ、義務づけさえする倫理原則の包摂的な枠組みがあるからである。この枠組みは、個々人が生きている特定の具体的境遇やさまざまなシステムよりも高度の道徳秩序を指す。われわれは今、もろもろの基本原則が全員によって共有されているグローバルな道徳コミュニティに生きている。グローバル・バイオエシックスはこの意味においてわれわれが相互に責任を持つ世界の市民であることを際立たせる、人道主義の新たな言語である。距離と境界は、道徳的には取るに足りないものである。

グローバル・バイオエシックス

　バイオエシックスの諸問題のグローバルな次元は、バイオエシックスの新たな段階を、あるいはバイオエシックスの新種を生み出した。本書の目的は、グローバル・バイオエシックスとは何かを明らかにし、説明することにある。それは過去半世紀の間に発達したバイオエシックス（「メインストリームのバイオエシックス」と呼ばれることになるだろう）よりも広範な議題と理論的枠組みを持つ。これは2つの特色の帰結である。第一に、グローバル・バイオエシックスは世界的な学問分野になった。もはや世界の中の1つの国や地域、あるいは世界の人口の特定部分に限定されない人類社会の倫理的

関心事に傾注するからである。第二に、グローバル・バイオエシックスは包摂的である。ある特殊な一連の価値や原則が支配的であると仮定することなく、さまざまな人口集団の倫理的価値や原則を考慮に入れるからである。グローバル・バイオエシックスの出現とその特徴は、次章以下で検討されることになる。グローバル・バイオエシックスの現象と、そのバイオエシックスへのインパクトの検討が重要になるであろう。2つの見方がある。1つは、バイオエシックスは、科学技術の発達がヘルスケア業務と研究における倫理的問題を生み出したためにいくつかの国で起こったが、科学技術のグローバル化は、今やほとんどすべての国で類似した倫理的問題を生み出すであろう、という見方である。この見方では、倫理的問題の源泉はなお同一のものである（科学技術力）。本書で採用されるもう1つの見方は、グローバル化それ自体が倫理的問題の源泉になった（経済力によって）、という見方である。人々が世界を横断して生きている社会的、文化的、経済的状況を根本的に変更しつつあるグローバル化の個別特殊的なプロセスのゆえに、異なっているのは倫理的問題の規模ではなく類型である。たとえば多くの国において、科学技術の恩恵は人口の大多数にとってはまったく利用不可能である。倫理的問題は、社会的不平等、不正義、暴力および貧困の帰結である。変容しつつある社会的脈絡は、人の健康と福祉に否定的に作用する。一般に、グローバル化は今日まで、より私的で商業的なヘルスケア・サービスへと導き、あまり社会保障や政治的保護へと導いてこなかった。これは、ヘルスケアを社会のより富裕なメンバーにとってより利用しやすいものにする一方、他のグループはより傷つきやすく〔傷つけやすく〕なった。科学とヘルスケアの経済的文脈は、腐敗、臓器と身体の一部の不正取引、および科学的施策の誤りと、いっそう結びつく。もしこのタイプのグローバル化が倫理的問題を生み出すのであれば、グローバル・バイオエシックスはバイオエシックスの別の段階ではなく、新しい種類のバイオエシックスであることになる。

【本章の要約】

- バイオエシックスは医学とヘルスケアにおける科学技術力への対応において、西洋諸国で1960 年代から 1970 年代以降、発展した。
- この特殊な起源は、個別的な人の生命の始まりから終わりまでのトピックを伝統的に含む、バイオエシックスの議題に反映される。
- グローバル化のプロセスによって、ヘルスケアと医学が世界中に普及している今日、バイオエシックスはより広範な難題に直面している。
- グローバル化は、討論の新たなトピックを導入するだけでなく、現存するバイオエシックスの倫理的枠組みを疑問視する。
- 〔バイオエシックスの歴史の〕帰結は、バイオエシックスの新たな段階または新たな種類、すなわち、グローバル・バイオエシックスである。本書はこれを探究する。

第 2 章 | 医学倫理学からバイオエシックスへ

　「医学倫理学」という表現は 19 世紀に初めて使われた。しかし多くの学者は、医学の実践〔医療業務〕が常に医学倫理学を伴ってきたと考えている。健康と疾患、治療とケアは、専門化された癒やしの活動として、医学の起源から倫理学的な問いを生じざるを得なかった。医療従事者は、患者が彼らを信頼できるよう、高い道徳水準を公約することによって他と区別されることを欲した。しかし実際には、過去の倫理的関心事が、「医学倫理学」という新語が造られた後世のそれと類似しているかどうか、われわれにはわからない。より初期の多くの出版物や他文化由来の書物は、現行の医学倫理学の観念と一致しない。医師の人格的な質を強調する点では一致するが、徳、行為、あるいは義務を唱導する点では相違する。医学倫理学は医学の実践者〔医療従事者〕の論説であった。この重要性は長い間申し分のないものであったが、第二次世界大戦後、疑わしいものになった。

良　医

　西洋ではヒポクラテス（紀元前 4 世紀）が「医学の父」として知られている。彼は著名なギリシア哲学者ソクラテスやプラトンの同時代人であった。彼の考えでは、医学は病気や苦痛についての神話的、魔術的な思考から解放されるべきであった。医師は経験と理性的論拠に基づいて活動すべきである。ヒポクラテスは、人はもはや疾患が超自然的原因を持つことを当然のこととして決めてかかることはできないことを論証した。病気の根源は不可思議なものではなく、自然のうちに見出すことができる。医師は精密な観察をなし、病理学的プロセスが何に依拠しており、それがいかに治療され得るかを究明するために実験を行うべきである。ヒポクラテスは、この観察と分析の科学的方法は倫理的アプローチと結合されるべきであると考えた。良医は適応能力に富み、熟練した技能を持つが、責任を果たし得る分別のある者でもなければならない。良医は、一定の倫理規則（さまざまな規程に定式化されたような）に従うことになる。

　古代ギリシアの医学は、倫理学との結びつきにおいて唯一のものではなかった。癒やしの活動は人類と同じだけ古い。古代メソポタミアは、高水準の医学的手腕（expertise）のゆえに有名であった。ハンムラビ（紀元前 18 世紀のバビロン王）法典は、人々の要求にかなう適応能力を持たない医療従事者から患者を保護する最初の試みとして賞讃されている。エジプトの医師たちは Imhotep（紀元前 27 世紀）を医学の創始者とみなした。古代インドの Ayurveda〔アーユル（生命）、ヴェーダ（知識）〕の医学において同様の役割を担ったのは、Sushruta と Charaka とされている。彼らは、患者のケアの絶対的優先を要求する、いわゆる Vaidya の誓いを引き受けた、ヒンドゥーの医師たちのより古い伝統に依拠した。伝統的な中国医学の父、Sun Si Miao は、ヒポクラテスの誓いに似た倫理規程を定式

化した。良医は同情と「開かれた心」を示しつつ、無私で平静で決然としているべきである。それゆえ異なる文化において、人の活動としての医学は、個々の医師の徳を、あるいは専門職の振る舞いの外面的基準を強調することによって、善い、そして信頼し得る実践〔業務〕についての関心と結びつけて考えられてきた。

Sun Si Miao（孫思邈）：偉大な医師たちの絶対的誠意について

「偉大な医師は身分、富、または年齢に注意を払うべきではない。その人が魅力的か否か、敵か友か、中国人か外国人か、あるいは最後に、教育を受けた者か否かを問うべきではない。どの人にも平等な立場で接するべきである。常に近い親戚を思いやるように振る舞うべきである」[*1]。

徳

　医学と医学倫理学に関する古代のテキストの多くは、個人の業績というよりも学派の創作物のようにみえる。テキストは、科学的陶冶を道徳的要請と結びつけるような、医学の特殊なビジョンを持つ従業者集団があったことを例証する。それは、彼らを他の類型の治療者から区別する。この見方は、医学がその従業者にとって固有の倫理的含意を持つことを説明するものであるから、重要である。彼らは特殊な一連の道徳規則に自らを委ねなければならない。たとえば同情、清廉、誠実、自制、賢明のような、一定の徳を宣言しなければならない。要求にかなう十分な仕方で活動するために、医師は有徳な人格でなければならない。

　医師・患者関係は不均衡であるから、徳の役割は重要である。支援を必要とする病んでいる人格は、常により弱い側である。動作主は医師であり、患者は受け身である。徳は医師に患者の最善を指示する。そして彼らが責務を果たすことを助ける。これらの倫理的素質は養成され、訓練され、発達させられる必要がある。したがって、医師の教育は手技的適応能力以上のものを含意する。それは、人格を善い専門職に変容させる長いプロセスである。

行為規程（codes of conduct）

　医学倫理学のもう1つの特徴は、法典化、すなわち専門職の振る舞いについての規則や規定を表明する、行為規程（codes of conduct）の声明である。ハンムラビ法典（Code of Hammurabi）のよう

---

*1　Hans-Martin Sass (2005) Emergency management in public health ethics: Triage, epidemics, biomedical terror and warfare. Eubios Journal of Asian and International Bioethics: 161-166 (quote page 162).

な法典（codes）は古代から存在していたが、専門職自身による明示的な規則や規範の定式化は18〜19世紀に流行した。当時、医学の成長、病院の設立、急速な商業化、そして医学的治療の需要増加は、有徳な専門職の通常の倫理学ではもはや十分ではないことを知覚させることに貢献した。たとえば医師の間では競争や対抗が増加し、それは個々の医師の道徳的鋭敏性に訴えることによって解消し得るものではなかった。かかる問題は、全体としての医専門職のために集団的な基準（standard）が設けられる場合にのみ対処し得る。英国の医師トマス・パーシヴァル（1740-1804 年）は通例、この個人の徳倫理学から専門職の倫理学への移行の功績者とされている。彼は専門職の協力を奨励し、医師らの間に論争があるときは集団的に規制される必要があることを論証した。すなわち、何が依るべき治療か、いかに科学実験はなされるか、また何が客観的証拠または良質のケアとみなされるかを専門職として決定するとき、彼らは同じ仕方で規制される必要がある。もし医師たちが専門職団体としてかかる自己規制を示すことができれば、彼らはその返礼として、患者の尊敬と社会的信用を得ることになる。パーシヴァルは彼の規則を 1803 年に「医学倫理学（Medical Ethics）」のタイトルで公表した。「医学倫理学」という語が活字になった最初であった。

　パーシヴァルの医学倫理学へのアプローチは、医師の専門職組合が設立されたときに影響力を発揮した。1847 年、米国医師会（AMA）は彼の著書に基づいて倫理規程を認可した。この規程によって個人の徳よりも専門職の責任を強調する医学倫理学の新たなビジョンが導入された。

倫理学の目的

　医学と倫理学が多くの異なった文化において収斂した事実は、もろもろの道徳的論点が常に医学の実践〔医療業務〕における本質的要素とみなされてきたことを示唆する。しかし、倫理学の強調は公平無私なものではなかった。ヒポクラテス派の医師たちが活動していたギリシア初期には、誰もが治療家を自称して医療サービスを提供することができた。専門職のアイデンティティはなかった。ケアやプラクティスの基準は存在せず、病んだ人々は競合する多数の治療者のなかから行くべき道を見出したものと思われる。この医学市場においてヒポクラテス派の医師たちは、合理的な経験的方法論によって働き、倫理規則に従って医療を実践する従業者として彼らを際立たせようとした。パーシヴァルの倫理学は、新しい医学制度と医学商業の成長への応答であった。とりわけ新しい病院において、内科医、外科医および薬剤師は協力する必要があった。個人の徳は単独の私的な実践において重要であるが、この新たな環境における対抗や競争を克服するためには不十分である。パーシヴァルはそれゆえ、彼らに特権を与えるもの、すなわち社会に対する専門職の社会的責任を強調した。彼らは人格的な徳倫理学の代わりに、協力の理想に基づく専門職倫理学（professional ethics）を必要とした。最近では、医師会によって認可される倫理規程は疑いの目でみられているが、それは、医師という特定のカテゴリーの市場独占を要求する手段として、倫理学が利用されるからである。

　ことによると、経済的な自己利益が医学倫理学発展の推進力であったかもしれない。しかし同時に、医療業務にもたらされるおそれのある経済的利益の否定的影響力に対する純粋な懸念もあった。さまざまな文化におけるより古い医学倫理学のテキストは、有徳な医師は金銭に動機づけられるべきでは

ないことを強調した。医師の第一のプライオリティは患者の利益でなければならない。第一に金を儲けること、あるいは薬を売ることによって動機づけられる他の従業者から医師を区別したものはこれである。後の法典化〔行為規程の起草〕の努力は、同じパースペクティブから眺めることができる。AMA 規程は強度に商業化された環境において認可された。しかし、実際に市場の欠陥を正す一つの試みであった。たとえば広告を禁止することによって、また、医療従事者が信頼し得ることを免許によって保証することによって。AMA は、秘密配合の特許薬はもはや直接公衆に売られるべきでないことを唱導することによって、薬物に関する「倫理的」政策も提案した。

専門職倫理学

今日、AMA 規程は、医学倫理学の最初の現代的専門職規程として名を馳せている。医師たちは初めて、あえて伝統的な徳倫理学、医療従事者の人格的資質に基づく道徳性から離脱し、全体としての専門職によって自発的に認可した文書において、形式的基準（standard）と責務の必要性を受け入れた。これは、医学倫理学から専門職倫理学への真にラディカルな変容であった。しかし米国外におけるAMA 規程の影響力は限定されていた。

多くの欧州諸国は、「医師の職業義務論（medical deontology）」という別のアプローチを採用した。この語が最初に現れたのは、1834 年に英国の哲学者で功利主義倫理学の創始者ジェレミー・ベンサムの著書のタイトルとしてであった。職業義務論は、倫理学の実践的部分（ベンサムの記述[2]では「平易にされた道徳体系（morality made easy）」）である。それは責務（obligations）の分配にかかわる。ベンサムにとって義務（duty）と利益（interest）は密接に結びついており、双方とも徳と関係している。善であることは善をなすことである。双方とも自らの人格の利益であり、同時に他の人格の利益である。ベンサムの考えはフランスで影響力を持った。Maxime Simon は 1845 年に医師職業義務論に関する有名な著書を出版した。それは、医専門職はそのメンバーに対して厳しい道徳を課すことを詳細に記している[3]。医療は、その実践者に脳と心の結合を要求する「高貴な専門職」として提示されている。Simon は体系的に 3 つの義務の類型を論じている。(a) 医師自身と科学に対する医師の義務、(b) 患者に対する医師の義務、(c) 社会に対する医師の義務。Simon にとって医学倫理学の中枢は個々の医師の中にあった。もしわれわれが医学を改善または変えようとするなら、われわれは医師を改善することに焦点を合わせる必要がある。

規程において標準化された、準法律的な行為規則よりも、個人の徳に結びついた医師の義務としての職業義務論の強調は、少なくとも 20 世紀半ばまで欧州で優勢であった。1 つの理由は、専門職組合が米国と比較してかなり遅く設立され、最初のうちは医学倫理学が強調されていなかったからであ

---

*2 Jeremy Bentham (1983) Deontology: or Morality made easy (edited by Amnon Goldworth) In: J. R. Dinwiddy (ed.) The collected works of Jeremy Bentham. Clarendon Press: Oxford, pp. 117-281.
*3 Maxime Simon (1845) Deontologie medicale: ou des devoirs et des droits des medecins dans l'état actuel de civilisation [Medical deontology: or the duties and rights of physicians in present-day civilisation]. J. B. Baillière: Paris.

る。英国医師会（別の名称で 1832 年に設立された）は、倫理規程の認可にまったく成功しなかった。フランスでは 1845 年以降、多くの医師会（あるいは連合）が地方および行政区〔管区〕レベルで設立された。全国レベルの総会は 1858 年に、同様に医師シンジケートの全国連合（national union of medical syndicates）は 1881 年に形成された。いずれの全国組織も倫理規程を認可しなかったが、個々の医師は、医学倫理学のもろもろの論点について出版し、地方のシンジケートは、職業義務論の法規（statutes）を発展させた。ドイツの医師たちの一般感情は、有名な医科学者 Rudolf Virchow によって表明された。1885 年のベルリン医師会の公のスピーチで、彼はこの組織において倫理規程を作成する必要がなかったことを自ら誇りとすると宣言した。Virchow は誇り高く説明した。医師の義務を外的な規程に書き記す必要はない。それは皆内面化されている、と。

　専門職倫理学の発展の違いは異なる背景を持つ。医学教育の改善が AMA の当初の目的であった。教育はきわめて多様であり、その質は一致しておらず、医師たちは異なる方法で養成されていた。養成と教育におけるこの多様性ゆえに、医療業務はカオスであった。専門職のコミュニティを作るために、とりわけ医科学が急速に進歩を遂げていた時代に、統一的な振る舞いの基準と適切な業務のための規則が明らかに必要であった。欧州では同様の緊急性は存在しなかった。医学倫理学は有徳な医療従事者の重要性を強調し、彼らの義務を強調することが続けられていた。同時に、保険会社の出現、国家の干渉の増加、そして患者の行動主義が、医学倫理学の概念を拡大する新たな難問をもたらした。フランスやドイツのような国では、労働災害や医学的予知などの新たな論点によって、医師たちはますます社会福祉法制や相互扶助団体に直面するようになった。これらの現象は個々の医師が社会に対してもろもろの責務を有することを例証した。社会の変化というこの脈絡において、法典化が再評価された―専門職の連帯を創造するための、また増大する国家の影響力に抵抗する専門職倫理学を明確にするための手段として。フランス医師職業義務規程は、医師会と政府の合同の努力の成果として、1947 年についに認可された。規程には「同胞の義務」についての章が導入された。医師は同僚に対する義務を有する。専門職のメンバーに「道徳的支援」を提供する責務も有する。同様のアイディアは、「Esprit de Corps」（メンバー間での僚友関係）の共有精神として倫理学を強調するパーシヴァルによってすでに表明されていた。医学倫理学は同僚間で共有される専門職倫理学である。

　回顧すると、医学倫理学における法典化の努力は、比較的最近のことのように思われる。長い間、そして多くの国では、医学倫理学は、ある誓いを採用すること、あるいは義務論を受け入れることによる、個人的なコミットメントとみなされてきた。しかし時の経過とともに、この個人的なコミットメントは専門職倫理学に包含されるようになった。一定の徳や義務がその実践者によって内面化されることではもはや十分ではなく、医療業務の社会条件の変化によって、専門職行為に関する責務が行為規程に外面化される必要もあった。しかし強調される考えは常に同じであった。医学は単なる請負仕事（job）ではない。特殊な職業（occupation）である。すなわち倫理的枠組を要求する専門職である。「専門職（profession）」という語は、ラテン語の professio、公言あるいは約束に由来し、専門職のメンバーであること、特別な倫理的コミットメントを持つことを公然と宣言する活動を指す。専門職は、知識と技能の固有の組織体を持つがゆえに、医学は長い正規の教育を要求する。しかし医療は、健康や生命の保護のような重要な社会的価値にも焦点が合わされる。その専門的技術は、それゆ

え専門職の権威を認める社会によって評価される。専門職のメンバーは、高い水準の自律を享受する。彼らは、いかに実践するかを、そして実践する環境を決定する。何が介入の恩恵と害かを決定するのは専門職に委ねられる。それゆえ専門職は、自らの仕事の実質的内容を定め、新しいメンバーに免許を与え、同僚が平等に権限を共有する規律を持つという意味において規制する。これらの特権は保証される。なぜなら専門職は、一連の倫理的基準を受け入れているからである。彼らは他者への奉仕という理想に献身し、多くの場合、倫理的規程に表明される特別な責務を有する。

専門職倫理学に共通の特色

- 医学の実践〔医療業務〕に求められる個別特殊的な専門的技術
- 広範囲にわたる長期の正規教育
- 重要な社会的価値へのフォーカス
- 社会によって認められた専門職の権威
- 専門職の自律
- 自己規制
- 他者への奉仕という理想
- 特別な責務（倫理規程）

圧力下の医学倫理学

　専門職の徳、行為、義務を強調する医学倫理学の伝統的な概念は、第二次世界大戦後の数十年間にしだいに疑わしいものになった。3つの発展がその概念を圧力下に置いた。

1. 医専門職批判
　1960年代以降、専門職はその政治的および文化的影響力を監視されるようになった。彼らは主としてそのメンバーの特権と身分の保護に従事する独占的な組織とみなされた。彼らはその権力のためにも批判された。他者に奉仕するよりも、専門職はますます彼ら自身の利益に奉仕するメカニズムと考えられるようになった。とりわけ医専門職は不満を引き起こした。健康を促進する医学の役割は過大評価されていると論難されただけでなく、それ自体が人口集団と個人の健康を危険にさらしている、とさえ論じられた。日々の業務において、専門職の倫理学は自己利益によって制御されている。彼らは通常の生活や振る舞いのこれまで以上の領域を「医学化する」ことによって、単に彼らの権力を拡大したいだけである。医専門職は社会支配の重要な組織になった。医専門職は責めを負うべきである──疾患の新たな負担についての、無力な依存の増加についての、そして病気や苦痛にうまく対処する個人の能力をむしばむことについての。

医学化

　医師の権力組織は健康に対する重大な脅威になった。専門職ヘルスケアへの依存は、あらゆる社会関係に影響を及ぼす。……許容範囲を超えた専門職の、また医師主導のヘルスケア・システムは、3 つの理由から病的な徴候を呈している。すなわち、それは、その潜在的利益を上回る臨床上の損害を生むに違いない。また、必ずや政治状況をあいまいにし、社会を不健康にする。そしてそれは、自らを癒やし、自らの環境を形成する個人の力を奪い取る傾向がある[4]。

2.　科学技術力

　1950 年代と 60 年代は、医科学と医学の実践における空前の進歩を経験した。ファイバーグラス内視鏡検査や冠動脈対照放射線学（coronary contrast radiology）のような新しい診断技術が導入された。革新的な外科が、人工レンズ移植、股関節補綴術、そしてペースメーカーをもたらした。戦時中のペニシリン、すなわち最初の有効な抗菌薬の導入に続いて、経口避妊薬やコルチコステロイドのような薬物療法が使用できるようになった。これらの新たな介入は、医学の実践におけるドラスティックな変化へと導いた。しかしそれは倫理的問題をも引き起こした。1950 年代、後に集中治療室（ICU）の設置を導くことになる人工呼吸器が、急性灰白髄炎〔小児麻痺〕の患者の治療のために作られた。生命維持技術は新たな問いを生じた。正確にいつ人は死ぬのか。いつ臨界ケアが指示されるのか。もしその結果患者が息を引き取るような場合、それは中止され得るのか。1960 年に腎疾患患者を救命するために腎臓透析が初めて適用された。しかし機械はわずかしかなく、患者はあまりにも多かった。誰が生きることを許され、誰が死にゆくにまかされるのかが問われた。1967 年に最初の心臓移植が実施された。この介入は死の定義の再考へと導いた。害をなさない、そして個々の患者の利益を促進する伝統的倫理学は、1 人の患者に対するケアがもう 1 人を救うために終了させられるとき、もはや十分ではなかった。生と死の境界線がぼんやりさせられた―医師の義務がそうなったように。

　同時に、重要な変化が医学に生じた。さまざまなヒト主体のカテゴリーで試されたますます多くの新薬によって、臨床研究が急速に発展した。基礎科学における重要な進歩がなされた。1953 年にワトソンとクリックは DNA の構造を発見した。これは遺伝学の革命的な発展の扉を開いた。生命の起源と疾患のメカニズムにとって重要な生体分子のプロセスの知識の増大は、ヒトの生命自体が操作され変更され得る可能性を創造した。

3.　社会の変化

　医専門職への批判と増大する科学技術力への懸念は、変化する社会環境の内部で生じた。医師が権威を持ち、患者が受動的で従順であった伝統的な医学倫理学における不均衡な医師・患者関係はもは

---

*4　Ivan Illich（1975）Medical Nemesis. The expropriation of health. Calder & Boyars: London, p. 11.

や受け入れられず、医専門職はそのパターナリズムのゆえに批判され始めた。医学が非人格的になったことへのより根本的な批判もあった。医学知識は増大しているが、医学ケアは低下している。保健専門職は患者よりも疾患と介入に、より以上の関心を抱いている。メキシコの哲学者イヴァン・イリイチの言葉では、「患者は修理される客体に還元される。もはや癒やすことを手助けされる主体ではない」*5。このような風潮において、患者の権利の言語を用い、公的管理の新しいメカニズムを要求する新しいタイプの患者が出現しつつある。患者たちは〔伝統的束縛から〕解放されつつある。彼らは医師の徳や義務よりも、彼らの権利を強調する。医学倫理学は非難される―今日の市民たちは自己決定する人格であるのに、専門職の優越と権威を継続していることのゆえに。患者は苦しんでいる当事者であり、利害関係者であるから、彼らがコントロールすべきである。日常業務において、ヘルスケア専門職の倫理的理想と実際の振る舞いとの間にはギャップがある。医師は、患者には何らの感情移入もせずに、科学的知識と技術に御せられて研究に集中する。

連続性と非連続性

パーシヴァルは1803年に「医学倫理学」という語を導入した。しかし、いつ医学倫理学の歴史が始まったかは明らかでない。医学それ自体の開始時から、似たような倫理的関心事と連続していたと考えられる傾向がある。もしわれわれが、いつ医学倫理学がバイオエシックスに変容したかを決定しようとすれば、類似した難問が生じる。バイオエシックスは本当に新しいのか、あるいは古い論点の新たな仮装にすぎないのか。それは最初から医学を没頭させてきた標準的な一連の倫理的関心事を扱っているのか。はっきりしていることは、1960年代と70年代に医学倫理学の伝統的コンセプトから、倫理学の新たなコンセプトへの移行が生じたことである。この新たなコンセプトが出現した特定の瞬間をピンポイントで正確に指摘することは難しいが、この新たなコンセプトが伝統的なそれとは実質的に異なっていることもはっきりしている。

倫理学を広げる

医専門職の権威と力の疑問視は、医師への信頼の低下と関係がある。同時に、テクノロジーと科学の革新は、多くの新たな治療の可能性を生む。それはまた、専門職倫理学の射程を超える倫理的問いを議題に据える。医学研究と移植における新たな発展もまた、個々の患者の利益が必ずしも常に科学的および社会的利益を上回るわけではないことを示した。これらの革新技術の使用可能性に関する決定は、医師のみに委ねられることがあまりにも多い。同時に健康と生命を自分で引き受けようとする新しいタイプの患者が出現している。これらの患者はパターナリスティックな医師によって遂行されるヘルスケアの非人格化と非人間化を拒否し、人格的ケアと尊敬を要求する。

---

*5　This critique of the medical profession is from: Ivan Illich (1975) Medical Nemesis. The expropriation of health. Calder & Boyars: London, p. 70.

　このような状況を背景に、専門職倫理学のコンセプトはさまざまな方向で拡大されている。

a　包摂：ヘルスケア倫理学はもはや排他的に医療従事者に焦点を合わせることをしない。倫理的な異議申し立ては、本質的に患者の、そして現実には病者も健常者も、すべての者の関与を要求する。それは他のヘルスケア従事者、とりわけ看護師をも引き入れる。さらに法律、社会科学、人文科学、哲学、神学、政治科学、人間学および歴史学における他の専門職の積極的参与を必要とする。倫理学は医学の声のほかに、多くの声の言語でなければならない。

b　熟考（reflection）：伝統的な医学倫理学は静的である。それは主に 1 つの専門職世代から他の世代に伝えられる。それは年長の実践者をみながら、模範とロールモデルによって学ばれる。そこには通常、明示された教義は必要ない。新しい倫理学の論説は、価値と原則についての分析、討論、熟考を要求する。倫理学は権威よりも合理的な論証事項であるから、さまざまな行為者間での道徳的対話と討議が要請される。

c　全体論的アプローチ：新しい倫理学の論説は、健康が非医学的な多くの要因、すなわち栄養、住居、労働状態、ライフスタイル、衛生などに依存することを考慮する。人格はより大きな、社会、文化、環境の文脈の中で考察されるべきである。断片化、個別化、非人格化されたケアは個々の健康を促進するためにはもはや十分ではない。

d　人間的価値：誕生、苦痛、そして死は、単に医学的事実ではなく、価値に依拠する意味を持つ。科学技術の革新は、ヘルスケアにおいてますます利用可能になるが、それが適用されるべきか否かという倫理的な問いは、その価値に依拠する。生命と人の自然本性それ自体が科学的プロジェクトになった今、人間はこれらの革新技術がいかに、そして何の目的で使用されるかを決定しなければならない。そうでなければ科学技術は人間によって形成される道具であるよりも、むしろいかに人が形成されるかを決定することになる。科学の世界と人間的価値の世界とのギャップに架橋する必要がある。

移　行

　医学倫理学からバイオエシックスへの変容については、さまざまな時期と機会があげられてきた。重要な瞬間は、多くの場合、当惑させるような経験に関連している。

a　医学研究のスキャンダル：1966 年の Henry Beecher の告発記事の出版は、一部の学者にとってはバイオエシックス誕生の決定的瞬間である[6]。Beecher は明らかに非倫理的な 22 件の臨床研究を

＊6　Henry K. Beecher (1966) Ethics and clinical research. The New England Journal of Medicine, 274 (24): 1354-1360.

分析し、主要な医学ジャーナルにすべて公表した。いくつかの人体実験は、明らかに研究主体の権利を侵害し、彼らの健康と生命を危険にさらし、科学のために患者を犠牲にした。伝統的な医学倫理学は、これらの倫理的な逸脱（transgressions）を防げなかった。それは専門職の自己規制が不十分であり、新たな倫理的アプローチが必要とされることを示した。

　他の学者たちにとって、決定的な瞬間はそれよりも前にあった。専門職の自己規制および義務と徳への依拠は、戦時中の医学実験によって信用を傷つけられた。ニュルンベルグ医事裁判（Nuremberg Medical Trial）は実際に、科学の名において冒された残虐行為のためにドイツの医専門職に有罪判決を下した。1947年のニュルンベルグ規程〔綱領〕（Nuremberg Code）は研究主体〔被験者〕の権利を保護する最初の国際的な文書である。それは伝統的な医学倫理学の段階が終わったことを表明した。人権に基づく新しい倫理的枠組みが、それに取って代わるべきであった。

b　医科学技術への異議申し立て：人工蘇生、移植、集中治療室（ICU）などの新しい医科学技術の使用についての倫理的疑惑が、多くの場合、バイオエシックス誕生の原因として言及される。1960年は重要な時期である。動静脈シャントの発明が長期にわたる透析を可能にし、腎機能不全の最初の患者の生命を救った。しかし透析器の数は限られており、わずかな患者しか救助できなかった。患者を選択するために、医師以外の者による特別な委員会が設立された。これはメディアの大きな注目を集め、不足する資源の配分という道徳問題を公的な討論の中心に引き出した。このケースは医学倫理学の伝統的なアプローチの限界を示すものであり、バイオエシックスの始まりとなった。医師たちは初めて、生きるべきあるいは死ぬべき患者の選択という道徳問題を素人の委員会に委ねた。新たなテクノロジーが突きつけた倫理的な難問は、公的な討論と学究的な熟考も刺激した。最終的には、このケースは、医学倫理学がかつて直面したことのない問題を提起した。すなわち、不足する資源の配分は、医師・患者関係の文脈の中では解決され得ない。それは正義の考察、すなわち個々の患者の利益を、同じ慢性疾患患者の母集団における他の患者の利益と均衡させる〔釣り合いをとる〕ことを必要とする。

　バイオエシックスは医科学技術力についての熟考から出現した。しかし、その出現は漸次的であった。すなわち、優勢な医学倫理学のアプローチから、新しい、そしてより広範な倫理学の論説への緩慢な移行。バイオエシックスは実際、何度も誕生している。バイオエシックスの創始者の一人であるEdmund Pellegrinoは、この移行の時期を「始原的バイオエシックス（proto-bioethics）」[7]と呼んだ。1960年代および70年代には、医学の「脱人間化（dehumanization）」に対する懸念に駆り立てられて、人間的価値（human values）の言語が支配的であった。いくつかの欧州諸国では、いわゆる「人間学的（anthropological）」医学の擁護者の懸念もあった。彼らは現代医学における身体と心（body and mind）の明確な区別（demarcation）を拒否する。彼らの見方では、自然科学の方法論は人格

＊7　Edmund Pellegrino (1999) The origins and evolution of bioethics: Some personal reflections. Kennedy Institute of Ethics Journal, 9 (1): 73-88 (quote page 74).

（human person）を理解するためには不十分である。医学は人格の科学であって、それゆえ生命、疾患、苦痛について包括的な理解を用いるべきである。医学の注目を再び患者の主観性に集めることは、ヘルスケアの道徳的次元の新たな理解への道を開いた。

【本章の要約】

- 一般的には、医学と倫理学は最初から連続していたと考えられてきたが、「医学倫理学」という語が最初に使用されたのは 19 世紀である。
- 医学倫理学の伝統における中心は、諸徳、行為、あるいは義務の強調のゆえに、その実践者〔従業者〕である。
- 19 世紀に専門職組織が設立されたことによって、医学倫理学は専門職倫理学と解釈された。
- 以下によって、伝統的な医学倫理学は、1950 年代および 60 年代に疑わしいものになった。
  （a）専門職に対する批判的態度、（b）医科学技術力の増大、（c）新しいタイプの患者の出現に伴う社会の変化。
- 以下を強調する、新しい、より広範な倫理学の論説がしだいに出現した。
  ―包摂：患者中心かつ学際的アプローチ
  ―熟考：合理的論証と道徳的審議の利用
  ―健康とヘルスケアのより広い見方による全体論的アプローチ
  ―人間的価値

第3章 | バイオエシックスからグローバル・バイオエシックスへ

「バイオエシックス」という語はヴァン・レンセラー・ポッターの造語である*1。ポッターによると、人類の根本的な問題に対処するために、新しい学問分野を発展させる必要があった。それは通常の医学倫理学よりも広範なものであり、科学、とりわけ生命科学〔ライフ・サイエンス〕の知識を哲学と倫理学の専門知識と結合する必要があった。新語はただちに成功した。明らかに、それは過去数十年間に系統立てて定式化された変化に対する批判と必要性を要約するにふさわしいラベルであった。しかし新しい学問分野はポッターが構想した仕方では発展しなかったため、彼はそれを1988年に「グローバル・エシックス」と改名した。

ポッターの優先問題

ポッター（1911〜2001年）は化学と生物学の教育を受けた。彼はその職業生活のほとんどすべてを、1938年に生物化学の博士号を取得したウィスコンシン大学マディソン校で過ごした。〔博士号を授与された〕2年後、彼は新しいMcArdleがん研究所のスタッフに任命された。ポッターは熱心な研究者であった。彼は1960年代に、がん研究の当初の射程外の論点—人類の進歩の概念、科学と社会の相互関係、現代社会における個人の役割のような—について著作の発表を開始した。彼は自ら従事した研究課題によって、より広い論点に興味を持つようになった。がんは学際的共同研究を要求する複雑な現象である。科学者は個別的かつ医学的なパースペクティブのみに焦点を合わせることはできない。がんはライフスタイルと個人の行動、たとえば喫煙に関係するが、発がん物質による環境汚染にも関係する。医学研究が個人レベルに焦点を合わせるかぎり、それはたとえば苦痛を軽減し平均余命を延長し得る新しい化学療法によって、あるいは新しい外科的介入によって限定的な進歩をもたらし得るが、より賢明に生きようとする人々を教育する予防的プログラムによって、はるかにそれ以上の進歩が果たされ得る。彼の長年にわたるがん研究は、個人的かつ医学的なパースペクティブを超える、より広いアプローチが必要であることをポッターに確信させた。同時に、彼は、長期間がんに専念してきたことによって、より重要な論点に取り組むことが妨げられたことを遺憾とした。ポッターはこれらを、われわれの時代の優先問題と彼が呼ぶところの6つのPとして要約した。すなわち、

---

*1　The two main publications of Van Rensselaer Potter are: Bioethics: Bridge to the future (1971) Prentice Hall: Englewood Cliffs, NJ; and Global Bioethics: Building on the Leopold legacy (1988) Michigan State University Press: East Lansing.

- 人口（population）
- 平和（peace）
- 汚染（pollution）
- 貧困（poverty）
- 政治（politics）
- 進歩（progress）。

　ポッターによると、われわれがこれらの重大な問題に取り組まなければ、医科学が今後 10 年か 20 年の間に平均寿命を延長することに成功するかどうかは問題ではないことになる。なぜなら人類それ自体が生き残らないであろうから。人口増加は一つの問題である。世界の人口はそれを維持するのに利用可能な資源よりも速いスピードで増加しているからである。問題は平和そのものではなく、われわれがそれを実現し維持できないことである。戦争と暴力は人類の生き残りを危険にさらしている─とくに核戦争が現実的な脅威であったポッターの時代には。汚染は環境の悪化を引き起こすから、より重大な課題である。貧困は無数の人々を悲惨な状況のまま放置する。政策決定は通常、短期的な効果に焦点を合わせるから、政治は疑わしい。政府の変更を伴う民主主義政治システムにおいては、長期的なパースペクティブは概して拒否される。政治家は人類の生き残りに留意するゴール、最終目的地よりも、自身の再選のほうを心配する。最後に、進歩がポッターのリストにある。物事はより善くなることが、常に想定されるからである。しかし改善は「進歩」がどのように、そしてどの方向になされるかに依拠するであろう。「より以上」が必ずしも常に「より善い」わけではない。ポッターの分析では、基本的な問いは、われわれはいかにして、われわれの子どもたちと孫たちに未来があることを確信し得るか、である。われわれが上述のより重大な問題に取り組まなければ、未来の生活は耐えがたいものになり、人類が存在を続けることはないであろう。われわれが必要とするのは、生き残りの科学である。

ポッターによるバイオエシックス

　「人類は、人類の生き残りと QOL（生活の質）の改善のために、『知識をいかに使うかの知識』を提供する新たな知恵を緊急に必要としている。この活動の導きとしての知恵のコンセプトは……、生き残りの科学と呼ばれるかもしれない。……生き残りの科学は、単なる科学以上のものでなければならない。それゆえ私は、まさしく命がけで必要とされる新しい知恵の達成における 2 つのもっとも重要な構成要素、すなわち生物学の知識と人間的価値を強調するために、バイオエシックスという語を提案する」*2。

---

*2　Potter（1971）Bioethics: Bridge to the future. Prentice Hall: Englewood Cliffs, NJ, pp. 1-2.

新たなアプローチ：バイオエシックス

　ポッターにとって、伝統的な医学倫理学からの急速的な離脱が必要なことは明らかであった。人類の最優先問題を取り扱えるようになるためには、われわれは倫理学における革新的なアプローチを必要とする。生命体系の科学、あるいは生物学の知識（バイ・オ・）を、人間の価値体系と哲学の知識（エ・シ・ッ・ク・ス・）と結合するようなアプローチである。このアプローチは、道徳の伝統が、知識の成長に照らして再検討されることを要求する。しかしそれはまた、もろもろの論点を結合、統合、概括するよりもむしろ、分離、分析、特殊化する傾向を克服することも要求する。

　バイオエシックスの第一の特徴は、ポッターの見解においては、未来への方向づけである。これは彼の最初の著書のタイトル「バイオエシックス―未来への橋（Bioethics-Bridge to the future）」に典型的に示されている。バイオエシックスは現在と未来の間の橋であるべきである。なぜなら、人類が生き残るためには長期の利益と目標に焦点を合わせることが肝要だからである。核戦争や生態系破壊のような災厄を回避するために、われわれは未来の肯定的なビジョンを発展させる必要がある。かかるビジョンは、科学的手法においてのみ獲得され得る。それは、適切な情報と知識に基づく評価を行うが、可能性や有望性のある事柄についての知識も用いる。未来の可能性を決定することは、それゆえ科学と人文科学に由来する知識と方法論の結合を要求する。ポッターにとって、バイオエシックスが目指す最終目的地は、長期のグローバルな人類の生き残りである。このゴールは「生命の神聖性（SOL）」と「生活の質（QOL）」の間で、個人の利益と社会の善の間で、そして環境の質と商業的開発（あるいはポッターがいう「ドルの神聖性」）の間で、何とかして妥協を図ることによってのみ到達され得る。

　ポッターのバイオエシックス概念の第二の特徴は、学際性である。人類の問題は多次元的である。それらに取り組むことは、基礎生物学、社会科学および人文科学のように異なる学問分野に由来する、あらゆるカテゴリーの知識を結合することを要求する。通常のように、おのおのの専門家が自らの専門性で進めようとしても、いかなる解決ももたらさないであろう。われわれはさらなる技術的または個別特殊的な知識を必要としていない。ポッターによると、創造されるべきものは、新しい科学知識と古い知識を結合する新しいタイプの学問である。学際的なグループは新しいアイディアを交換し、新しい科学知識に照らして古いアイディアを検討すべきである。かかるアプローチは、頭上にアーチ形をなす、人類の生き残りという長期的なゴールのための基礎となる知恵を生み出すことができる。アイディアと知恵は、現代に典型的な2つのギャップ、すなわち科学と倫理学の間の分岐、および自然と文化の間のギャップを乗り越えることができるときにのみ、生み出されることになる。ポッターの分析では、未来が危機に瀕している理由の1つは、自然科学と人文科学がコミュニケートしていないからである。人類が直面している問題の共通のビジョンを持たない2つの分離した領域がある。事実の論説は、価値の論説からはるかに隔たっている。もう1つの理由は、生物学的進化についてのわれわれの知識を、文化的進化を導き管理するために用いていないことである。われわれは、われわれの種が生存を続けることを確信できない。自然選択は、即時的現在における自己保存と生殖に焦点が

合わされるから、絶滅へと導き得る。同時に、われわれの種は、進化のプロセスを知り、生き残りを保障する処置を取ることのできる唯一の種である。人間はその自然本性および進化のプロセスについての知識を、文化と社会における真の進歩をもたらすために用いることができ、またそうすべきである。自然と文化を切り離すのではなく、人間はその目標として、生き残りと発展を伴う文化を築くべきである。

　バイオエシックスの第三の特徴は、人間が自然の一部であるということである。われわれは環境を劣化させ、破壊し続けることはできない。バイオエシックスはその射程を広げ、ポッターの言葉では、「人間の社会を持続させる人間以外の生命の脆弱な網（fragile web）」[*3]をいかに保持するかという問いに焦点を合わせるべきである。1960年代に環境への懸念が増大した。レイチェル・カーソンは1962年に農薬が心身に害をもたらす影響力に関する本を出版した。1967年に超大型タンカー Torrey Canyon が英国の西海岸で難破し、最初の重大な油流出を引き起こした。1970年に米国の環境活動家が、環境問題についての意識を喚起するために全国的なアースデイを開催した。同年、米国政府は環境保護局を設立した。そして1971年、国連は国連アースデイ一周年の祝賀を宣言した。ポッターは環境への関心において、環境倫理学の創始者の一人アルド・レオポルドの感化を受けた。レオポルドの考えでは、人間は土地、水、植物、動物を包含する生態系の一部である。ポッターはバイオエシックスに関する彼の最初の著書を、バイオエシックスは環境への関心を包含すべきであるという強い信念においてレオポルドに捧げた。

橋としてのバイオエシックス

　ポッターによって提唱されたバイオエシックスは、橋としてもっともよく特徴づけられる。その主たる目的は結合の創造であるから、橋は単にあるエリアから別のエリアへの移動を容易にする一つの道具にすぎない。それは常に、それがつなぐものに人の注意を向けさせる「間（between）」である。メタファーとして、橋はコミュニケーションの象徴である。それは通行を許可するよう、ギャップを超えて到達するよう、分断、分離、障害物を克服するよう、そして緊密な空間的結合を創造するよう方向づける。橋はたいてい人の手による建造物である。橋を渡りたければ、われわれはそれを造らなければならない。それは文化の力と象徴の表現でもある（ローマ時代の水道橋、あるいは Mostar の橋のような）。バイオエシックスもそれと同じである。伝統的な医学倫理学の狭く孤立した焦点よりも、むしろ別の方向に手を伸ばして通常は分離されているものを結び合わせなければならない。ポッターにとっては、同時に4つの橋を造る必要がある。新しい学問分野は現代の問題に取り組むために、現在と未来、科学と価値、自然と文化、人と自然のギャップに橋を架けなければならない。この広いアウトリーチのみが、真に異なったアプローチを生むことになる。すでにレオポルドによって予言されたとおり、バイオエシックスは時代を超えて倫理学の発展の最終段階になるべきである。第一段階

---

*3　This reference is from Potter's article: Biocybernetics and survival. Zygon 1970 5 (3): 229–246 (quotation on page 243).

は個人と個人の関係を取り扱う。第二段階は個人と社会の関係に焦点を合わせる。第三段階はより広い射程、すなわち人間と環境の関係を扱うべきである。バイオエシックスは、ポッターの考えでは、この最終段階の実現でなければならない。

ポッターによる 4 つの橋としてのバイオエシックス

1. 現在と未来の間の橋
   バイオエシックスは、人類社会の生き残りを擁護する長期的な利益とゴールに焦点を合わせる新たなアプローチである。
2. 自然科学と価値の間の橋
   バイオエシックスは、生物学的知識と人間的価値体系の知識を結合する新しい学問分野である。
3. 自然と文化の間の橋
   バイオエシックスは、文化的な進化を遂げるために、生物学的現実と人間の自然本性についての科学的知識を応用することによって、未来に責任を持つ。
4. 人と自然の間の橋
   バイオエシックスは、生態学という新しい科学を考慮に入れ、また人間をその環境と相互に関係づけられたものとみなす新しい倫理学である。

バイオエシックスの大波

　バイオエシックスは1970年代以降、急速に発展した。ポッター自身、いかに迅速に「バイオエシックス」という新語が学究的な公的な討論で用いられたかをみて驚いた。米国を端緒に、専門の機関が設置され、同様に最初の専門職組合と最初の学術誌が発足した。重要な出来事は、1974年の生物医学と行動研究における被験者保護のための国家委員会の創設であった。それは、国家レベルの最初のバイオエシックス委員会とみなし得る。人体実験分野の規制に照準を定めた立法の帰結として、バイオエシックスは単に学術的な学問分野としてだけでなく、公共および政策にかかわる事象としても広がりをみせた。米国におけるバイオエシックスの成長に続いて、他国でも類似した成長が生じた。

バイオエシックスの初期の歴史におけるマイルストーン

1969　米国：社会、倫理学および生命科学研究所（ヘイスティングス・センター）（Institute of Society, Ethics and the Life Science : Hastings Center）

1970　米国：健康と人間的価値に関する学会（Society of Health and Human Values）

1971　米国：人の生殖とバイオエシックス研究のためのジョセフ＆ローズ・ケネディ研究所（ジョージタウン大学）（Joseph and Rose Kennedy Institute for the Study of Human Reproduction and Bioethics, at Georgetown University）

1971　米国：ヘイスティングス・センター・リポート（*Hastings Center Report*）第1号

1972　アルゼンチン：医学人文科学研究所（Institute of Medical Humanities）

1974　米国：生物医学と行動研究における被験者保護のための国家委員会（National Commission for the Protection of Human Subjects of Biomedical and Behavioral Research）

1974　オランダ：ヘルスケア倫理学部局（Department of Healthcare Ethics）、マーストリヒト

1974　ベルギー：ルーヴァン医学学校に倫理学委員会設置

1975　スペイン：バイオエシックス Borja 研究所（Institut Borja de Bioetica）、バルセロナ

1975　英国：医学倫理学誌（Journal of Medical Ethics）第1号

1976　カナダ：モントリオール・バイオエシックス・センター（Bioethics Centre in Montreal）

1978　米国：バイオエシックス事典（Encyclopedia of Bioethics）

1983　フランス：生命と保健科学のための国家諮問倫理委員会（National Consultative Ethics Committee for Life and Health Sciences）

1984　スウェーデン：医学倫理学国家評議会（National Council on Medical Ethics）

1985　医学倫理学センター欧州協会（European Association of Centres of Medical Ethics）

　人目を引く事件が、諸機関の功績を活気づけた。1972年に新聞はタスキギー事件を暴露した。1932年以降、梅毒に罹患した貧しい黒人たちは、政府の主催する研究に登録されていたが、研究主体であることをまったく伝えられていなかった。ペニシリンによる有効な治療が利用可能になっていたこともまったく知らされていなかった。この反倫理学的な研究に対する公衆の抗議は、医学研究の倫理的基準を設定し、政策を勧告する国家委員会の創設へと導いた。タスキギー事件は、専門職の自己規律が不十分であり、医学研究の厳格な監視が必要であることの公然たるサインであった。数年後、もう1つの事件が臨床医学における専門職の権威に異議を唱えた。カレン・アン・クインランは植物状態で生命を維持されていた。両親はカレンを死ぬにまかせるために人工呼吸器が継続されないことを要求した。医師らと病院は拒否した。ニュージャージー最高裁判所は1976年にカレンの代理としての両親の望みは尊重されるべきであるとの判決を下した。類似の事件が他の場所でも起こった。1973年、

一定の状況における患者の死は正当化され得ることを申し立てたポストマ事件における評決が、オランダにおける安楽死に関する激しい公的討論の始まりとなった。1978年、英国で体外受精の結果としてルイーズ・ブラウンが誕生したことは、世界的な倫理学の討論を引き起こした。人の生命に影響を与え、また創造さえする新しい生殖技術と生物科学の可能性に動機づけられて、フランスは1983年に、医学研究よりも広範な権限を委託された国家バイオエシックス委員会を設立した最初の国になった。

より包括的な射程

　医学研究とテクノロジーの成長に関連する倫理的問いに関する論争は、医学倫理学における2つの変化を明らかにした。第一に、倫理学の議論の焦点が、もはや専門職の振る舞いに合わされなくなった。多くの倫理的論点は、善行、義務、徳という通常の方向づけを超えていた。新しい倫理的問題は、死と死にゆくこと、治療の継続か差し控えか、生殖技術、そして欠乏する資源の分配に関連して出現した。それゆえ、医学倫理学の射程は、実質的に拡大された。第二に、倫理学の論争が、もはや医学の専門家の手を離れた。メディア、政策立案者、法律家、そして保健行政官が関与するが、まず第一に市民が倫理的論点の重要性を知るようになった。タスキギーやクインランのような事件は、専門職の自己規制が患者の権利の強調に取って代えられ、第三者、とくに裁判所や倫理委員会によって再検討される必要性があることを確認した。

　このような医学倫理学の拡大は、1960年代末から1970年代初頭に起こった。主導的役割を演じたのはワシントンDCのジョージタウン大学の新しい研究所であった。産科医アンドレ・ヘレガースの扇動で、「人の生殖とバイオエシックス研究のためのケネディ研究所」が1971年に創設された。とくにバイオエシックスに焦点を合わせた最初の大学研究所であった。基本的なアイディアは、医学とヘルスケアに出現する新しい問題を研究するために、科学と倫理学を結合する学際的な環境を準備することであった。バイオエシックス領域のさらなる発展のための風潮をもたらしたのは、この「ジョージタウン・モデル」であった。それからわずか3年後、「バイオエシックス」の語は広く用いられるようになった。

学問分野

　比較的短い期間に1つのビジョンとして構想されたバイオエシックスは、独立した学問分野になった。多くの学校で教育プログラムが誕生した。倫理委員会や倫理コンサルテーション・サービスがヘルスケア施設に設置され、研究プログラム、学術誌、テキスト、会議や協会が隆盛を極めた。新しいコンセプトが導入された（ex. 自律、正義、インフォームド・コンセント）。特有の方法論や理論が念入りに考察された（ex. 正義の原則、あるいは人格的自律の尊重の原則に基づいて）。最初の20年間は、哲学的な問いと言語がこの分野を支配した。バイオエシックスは現在、応用倫理学の一部門として自らの輪郭を描いている。その新しい学問分野は、「原則主義」のパラダイム、すなわちその倫理的

枠組みは原則に基づく、という確信によって統治される。この見解は、1978 年に出版されたバイオエシックス事典の中で示された定義において表明された。それは、新しい学問分野のもっとも影響力のある教科書である Beauchamp と Childress の「生物医学倫理学の諸原則（*Principles of Biomedical Ethics*）」において権威あるものとして承認されている。

原則主義のバイオエシックスのパラダイム

　バイオエシックスは、「生命科学とヘルスケアの分野における人間の行為の体系的研究である―その行為が、道徳的価値と原則に照らして吟味されるかぎりにおいて」[*4]。
　生物医学倫理学とは、「一般的なもろもろの倫理学的理論、原則、および規則を、治療業務、ヘルスケアの提供、および医学生物学研究の諸問題に応用することである」[*5]。

　この構想において、倫理学は 4 つの任務を果たしている。すなわち、コンセプトを明確にすること、論拠を分析し構築すること、選択肢を比較検討すること、好ましい活動方針を助言すること。これらの任務は研究において、臨床場面において、および政策立案において応用され得る。焦点は具体的なジレンマに合わされるから、バイオエシックスは哲学の理論を、諸事例の実践的な分析や政策指示の条項と結びつけることができる。

　原則主義のアプローチは、バイオエシックスの初期に必要とされた。国家委員会は、人の主体を巻き込む研究行為の基礎をなす基本的倫理原則を認定する権限を委譲された。その〔国家委員会の〕ベルモント・レポート（1978 年）において、三原則が識別された。すなわち、人格（または自律）の尊重（respect for persons, or autonomy）、善行（beneficence）、正義（justice）[*6]。Beauchamp と Childress はほかの 3 つに無危害原則（non-maleficence）を加え、四原則を提案した。諸原則の相対的重要性に対して不一致が生じ、他の学者たちはより少ない、またはより多くの原則主義の理論を周到に練り上げたが、その〔四原則の〕アプローチは魅力的であった。原則は理論と経験に開かれた道徳知識の 1 つの源を提供する。医専門職は、医学の実践〔医療業務〕の倫理規範は、もっぱら保健専門職自身によって認定され得る、と常に主張してきた。原則の強調は、この主張が誤りであることを示す。原則は通常、理性と経験によって誰にでも共有され、アクセスされ得る。さらに、原則は二重の意味を持つから規範倫理学にとっても魅力的である。原則は道徳的正当化のための出発点を指示する（ラ

＊4　Warren Reich (ed.) (1978) Encyclopedia of Bioethics. Free Press: New York, p. xix.

＊5　Tom L. Beauchamp and James F. Childress (1983) Principles of biomedical ethics. Oxford University Press, New York/Oxford, pp. ix-x.

＊6　National Commission for the Protection of Human Subjects of Biomedical and Behavioral Research (1979) The Belmont Report: Ethical principles and guidelines for the protection of human subjects of research. Federal Register 44 (76): 23191-7.

テン語における principium〔端緒、源〕として）が、また、行為のための第一の、もっとも重要な指令を定式化する（ラテン語における princeps〔第一の〕として）。

用語と起源をめぐる論争

　急速な発達を遂げた 20 年の間に、バイオエシックスは臨床倫理学、研究倫理学、公衆衛生倫理学、また政策助言のような専門〔分化された〕領域によって、学問分野としても専門職としても、堅固な確立を遂げた。しかし原則主義のパラダイムは、しだいに非難されるようになった。現象学的倫理学、解釈学的倫理学、物語的倫理学、決疑論、徳倫理学、ケア倫理学のような他の方法論と理論的アプローチが綿密に考案された。人間学者と社会学者は、バイオエシックス論説の社会的・文化的脈絡を研究調査した。バイオエシックスは実際には、普遍的・客観的なアプローチではなく、特定の価値体系に深く依拠していることが示された。歴史の分析からは、バイオエシックスは典型的な米国の発明として示される。それは、単に米国で発生したばかりでなく、個人主義、テクノロジー楽観主義および実用主義によって特徴づけられる米国精神（ethos）の表出でもある。それは、未来は常によりよくすることができる、そしてどの問題にも解答があるという信念を根深く浸透させてきた。

　これらの特徴は 1990 年代にバイオエシックスが世界の他の地域に前進したとき疑わしいものになった。より広い見方の必要性が、一見したところでは、2 つの小さな論争において認められる。第一は用語法（terminology）にかかわる。「バイオエシックス」という語は統一的に受容されなかった。米国においてさえ、多くの学者は「医学倫理学」について語り続けた。しかしそれは、より広い意味においてであって、もはや医師の倫理学（physician ethics）に言及するものではなかった。他の学者は「生物医学倫理学（biomedical ethics）」という観念を用いた。他の諸国では「ヘルスケア倫理学」がより一般的な用語であった。これは言語上の闘争以上のものである。それは、バイオエシックスが真に新しいアプローチか、それとも単にもう 1 つの伝統的な医学倫理学のアップデートされた形態における継続を表す名称かについての関心を反映している。バイオエシックスの論説の固有の役割をも問う。たとえばフランスでは、バイオエシックスの実用主義は評価されない。知識人、とくに哲学者は、バイオエシックスは 1 つの学問分野ではなく、何ら特別な専門知識を要求しないと論じる。それは第一に、どの市民も参加し得る健康、病気、医療そしてライフサイエンスに関する公衆の論説である。倫理学を担うスペシャリストからなる専門機関を確立することは危険である。それらの機関は、道徳的命令事項と禁止事項のカテキズム〔教理問答〕に帰結するであろう。そこでは、倫理学は科学の進歩についての社会の考察よりも、個人の生の実践的規則であることが示唆されるからである。ドイツでは 1990 年に同様の、しかしより急進的な見方が擁護された。ここではバイオエシックスそれ自体が疑わしい活動とみなされた。それは、ナチス時代に行われた反道徳的な科学を人々に想起させる、ハンディキャップを負った新生児の嬰児殺や議論の余地のある研究のような、疑わしい実務を正当化するための学術的な陰謀である。さらに、バイオエシックスは、とくに米国発の製薬ビジネスを想起させる商業的な利益のファシリテーターとして批判される。それは、扱いにくい人口集団に対して、陰謀術策を受容し得るものにするために、強力な利益集団によって用いられる油断ならない〔潜行性

の〕ソフトな抑圧手段〔懐柔〕である。かなり長い間、ドイツにおけるバイオエシックスの会議は、参加者よりも反対者によって激化された。

　第二の論争は、バイオエシックスの起源にかかわる。ポッターは、1970年秋に刊行物の中で「バイオエシックス」の語を使った最初の人であったが、彼の先行特許申請権は、その言葉がほぼ同時期にケネディ研究所の創設者によってすでに使われていたという論拠によって弱められる。「2地点同時存在的」誕生を発議することは、それゆえ、バイオエシックスの異なった構想に同等の先任権を付与する。バイオエシックスは欧州の発明であり、その用語は実は運動や学問分野としてのバイオエシックスが出現するはるか以前に造り出された、という主張によって、物語はさらに複雑になる。ドイツの牧師フリッツ・ヤール（Fritz Jahr）は新しいドイツ語「BioEthik」を1926年に刊行物で紹介した。彼のバイオエシックスの観念は広く、同時代人アルベルト・シュヴァイツァーによって唱道された生命の尊重に類似した、人間と宇宙の他の生物の双方への尊重に基づいている。どのような主張であれ、バイオエシックス誕生の物語は、医学倫理学の狭い射程への不満と、新しい学際的アプローチの必要性が突然の出来事ではなかったことを示している。しかし用語とその起源についての議論の背後に、より大きな疑問がある。バイオエシックスとしてラベルづけされる運動と学問分野は、いかにして特徴づけられるか。バイオエシックスはどのような種類の学問分野であるべきか。

ヤールによるバイオエシックス

　バイオエシックスは「……人に対するだけでなく、あらゆる形態の生命に対する道徳的責務の引き受けである。現実に、バイオ・エシックス（bio-ethics）は単に現代の発見物ではない。〔……〕われわれの行為の指導規則は、バイオ・エシカル（bio-ethical）な要求であり得る。どの生き物（living being）も道徳的見地から、本質的にそれ自体を目的として尊重し、可能であればそのようなものとして扱え」*7。

単にもう1つの医学倫理学にすぎないのか

　ポッターにとって解答ははっきりしている。1975年に彼はバイオエシックスという語が流行したことを指摘した*8。しかし彼は落胆した。それは単に古い事柄のための新語にすぎなかった。彼が思い描いたビジョンは、医学の問題と医科学技術に限定されてしまった。ジョージタウンのバイオエシッ

＊7　Fritz Jahr (1927) Bio-Ethik: eine Umschau über die ethischen Beziehungen des Menschen zu Tier und Pflanze (Bio-ethics: a panorama of ethical relations of man toward the animal and the plant) Kosmos. 24 (quotations on page 2 and 4).

＊8　Van Rensselaer Potter (1975) Humility with responsibility-A bioethic for oncologists: Presidential address. Cancer Research 35: 2297-2306.

クスの解釈は、核心において「再定義された医学倫理学」である。それは新しいアプローチを生み出さず、単に伝統的アプローチを一連の新しい問題に応用するのみである。ここでバイオエシックスと呼ばれているものは、ポッターにとっては「医学倫理学の派生物」である。このような理由から、彼は彼自身のより広いビジョンとの違いを明確に画するために、ジョージタウンのバイオエシックスに「メディカル・バイオエシックス」の名称を付することを選択する。第一に、メディカル・バイオエシックスは、主として個々の患者のパースペクティブに関心を持つ。彼らの生命は医科学技術の応用によってどのように増強され、維持され、延長され得るのか。根本的な問題は、ポッターの考えでは、メディカル・バイオエシックスが個人と個人の関係の倫理学を構築し続けることである。それは真に新しい倫理学的アプローチではない。第二に、メディカル・バイオエシックスは、医科学技術的介入の短期的結果や、われわれの現在の個人的現存（existence）の延長にもっぱら関心を持つ。第三に、それは人の生命の社会的、文化的、政治的および環境的な決定子に言及しない。最後に、それは学際的でない。それは、哲学者や神学者を引き入れるが、科学者、とりわけ生物学者の決定的な役割を認めない。

　ポッターは、メディカル・バイオエシックスが伝統的医学倫理学よりもいくらか広いアプローチを持つことを認める。それは、たとえば、とくに難解な倫理学的疑問を生じる生殖医療の領域における新たなテクノロジーに焦点を合わせる。しかし、彼の見解では、人類の生き残りを脅かしている今日の根本的かつ緊急の倫理問題に取り組むには、それはなお狭すぎる。これらの問題に対処するためには、もっと広いビジョンが必要である。「バイオエシックス」という用語は、慣習的な医学の手法で用いられているから、より包括的なアプローチ、新しいパースペクティブ、新しいジンテーゼの必要性をもはや喚起しない。ポッターは専門用語の意味を限定することによって、人類の未来についての懸念を再び強調することを欲している。メディカル・バイオエシックスは、生態学バイオエシックスや農学倫理学のような人の生命にかかわる他の形態の倫理学とも結合される必要がある。バイオエシックスにおけるこれらすべてのアプローチは、ポッターが現在「グローバル・バイオエシックス」と呼ぶ新たな総合的かつ学際的なアプローチに合流されるべきである。

ポッターのバイオエシックス批判

バイオエシックスは、

- 新しい名称の下での医学倫理学である。医学応用に限定されている。個人の生き残りに焦点が合わされている。短期的な見解と解決に関心を持つ。
- 社会の善ではなく個人の自律を強調する。
- 特殊専門分化されたものであり、総合的なパースペクティブを提示しない。
- 応用倫理学であり、新しい学際的アプローチではない。
- グローバルなパースペクティブを持たない。焦点は先進国に固有の問題に合わされており、世界の他の地域における健康の問題を無視する。

拡大するバイオエシックス

　バイオエシックスを新しい名称以上のものに変容させるには、その領域をさまざまな方向に拡張する必要がある。バイオエシックスは今や、伝統的な医学倫理学よりもいくぶん広い範囲を持つ——保健専門職以外の人々を包含することで、また研究エリアをカバーすることで、また規制や監視を提供することで。しかしそれは、十分広いものではない。その論点や関心事はかなり限定的である。〔第一に〕バイオエシックスはそれ自体の領域に限界を画してきた。それ自体において１つの実体になり、橋としての機能を失った。もはや環境倫理学に関心を持たない。人間を、人以外の生命や生物圏の保護や保存に責任を持つ者とみなさない。〔第二に〕バイオエシックスは、農学倫理学に関心を持たない。持続可能な食料生産や健康的な消費の問題に取り組んでいない。〔第三に〕バイオエシックスは、社会倫理学に関心がない。継続的な成長のための集合的な活力、市場の拡大、そして最大限の利益によって生み出される問題を検討しない。〔第四に〕バイオエシックスはさらに、世界の他の地域における健康の問題を無視して、主に豊かな先進国に固有の問題に焦点を合わせる。また、これらの国において誕生し成熟したバイオエシックスの論説が、簡単にすべての国に適用される普遍的枠組みとして輸入され得ると仮定する。

　橋としてのバイオエシックスのコンセプトは、２つの付加的な意味合いを持つ。第一に、それは、人間は孤立した自己統治するモナド〔単一体〕ではなく、本質的に結びつけられており、結びついていることを公準とする。彼らは他者につながろうとする橋の建設者である。人を関係的存在としてとらえるこの見方は、バイオエシックスにおいて一般に優勢な見方——社会の利益、社会の責任、共通善よりも個人の自律を強調する見方——とは異なるパースペクティブを提示する。第二に、ダイナミックである。もろもろのコンセプトもまた橋のようである。それらは、最初に世界を提示しないが、何かへと導く。われわれを１つの経験からもう１つの経験へと導く。倫理学にとって、哲学的な分析は十分ではない。それゆえ、〔哲学的〕熟考は行動主義によって補完されるべきである。

グローバル・バイオエシックス

　「グローバル・バイオエシックス」という観念は、ポッターが1988年に出版した２冊目の著書の中で導入された。それは、新たなビジョンを明確に示した。すなわち、われわれは、人と自然界との間でよりバランスのとれた、また社会的、文化的、環境的事象に対する医学的事象に関してより広い射程〔対象領域〕を持つ倫理学を必要とする。形容詞「グローバル」は新たにされるべきものをはっきりと表示する。それは「射程において世界的」であること、および「統一された包括的」なものであることを意味する。

グローバル・バイオエシックス

「われわれはもはや、グローバルな尺度で、生態科学とより大きな社会問題を考慮することなしに、医学的オプションを検討し得ない。これを認めるときが来た……」。「グローバル・バイオエシックスはそれゆえ、メディカル・バイオエシックスと生態学バイオエシックスの統合体である」。2つの分枝は、グローバルという語の2つの意味にアクセントを置きつつ、うまくグローバル・バイオエシックスと名づけることのできる、合意された見方において調和、統一される必要がある。倫理学の体系は、一方では、それが統一された包括的なものであるときにグローバルであるが、より一般的な意味では、その射程が世界的であるときにグローバルである[*9]。

バイオエシックスが世界的な倫理学であるという事実は、2つの意味を持ち得る。すなわち、国際的な倫理学、または惑星〔地球〕的な倫理学。バイオエシックスの論点と関心は国境を越えた。しかしグローバル・バイオエシックスは、国際的なバイオエシックス以上のものである。単に境界を越えるのみにとどまらず、全体としての惑星にかかわる。バイオエシックスは今日、すべての国にとって重要であり、人がどこにいても、その宗教や文化的信条がどのようなものでも、すべての人の関心事を考慮する。バイオエシックスは西洋諸国に出現したが、グローバルに広がった。単に国家、地域、大陸の集合にとどまらない、バイオエシックスの論説に積極的に参与している新たな社交スペースがある。この新たなスペースは、今日の倫理的な問題が、グローバルであるから出現した。ポッターにとってインスピレーションの重要な源泉は、この点においてピエール・テイヤール・ド・シャルダン、フランスの哲学者であり地質学者の業績であった。1940年および50年代の著作で、テイヤールは、われわれが今日「グローバル化」と呼んでいるものを先取りしていた。「惑星的圧縮（planetary compression）」（経済のネットワークをとおして増強されたコミュニケーション、旅、交換）のプロセスおよび「精神的な相互浸透」（つながりの増大と万人共通の連帯感の成長）によって、人類は否応なしの統合のプロセスに巻き込まれることになる。人間は相互依存と共通の運命をますます知るようになってきている。世界の人口は増大しているが、地球の表面は同一のままである。それゆえ人々は、いっそう熱心に協力せざるを得ない。

ポッターの「グローバル」の第二の意味は、伝統的な専門職（医師および看護師）の倫理学を生態学的事象やより重大な社会および文化の問題と結合する、より包摂的で包括的なものとしてのバイオエシックスにかかわる。1976年のイタリアのSeveroの災害（何千もの人や動物が化学製品ダイオキシンで汚染された）や、1984年のインドのBhopalの災害（毒ガスによって2万人以上の死を引き起こした労働災害）のような、彼の時代の出来事は、健康と環境とのかかわりを彼に確信させた。ポッターにとってグローバル・バイオエシックスは、メディカル・バイオエシックスと生態学バイオエ

---

*9　Van Rensselaer Potter (1988) Global bioethics, pp. 2, 76, 78.

シックスが最終的にそこに合流しなければならないメインストリームである。グローバル・バイオエシックスを真摯に受け止めることは、レオポルドによって予言されたような、さらなる倫理学の進化を含意することになる。焦点を合わせる場所を、個人と個人の関係から、個人と社会の関係へ、そして最後に人間と環境の関係へ。ヘルスケアの脈絡における倫理学の進展は、このパターンを反映している。医学倫理学からバイオエシックス、ヘルスケア倫理学、あるいは生物医学倫理学へと発展させつつ、われわれは今日、グローバル・バイオエシックスの出現に立ち会っている。

【本章の要約】

- 医学倫理学へのより広いアプローチとしての「バイオエシックス」という言葉は、1970年にヴァン・レンセラー・ポッターの科学論文に導入された。
- 環境破壊や貧困のような根本的な問題が人類の生き残りを脅かしている。これらの問題にうまく対処するためにはライフサイエンスと倫理学を結合する必要がある。
- ポッターにとって、バイオエシックスは新しい学際的アプローチであり、現在と未来、科学と価値、自然と文化、人と自然をつなぐ橋である。
- バイオエシックスは1970年代以降、急速に発達した。最初に米国で、その後他の国々で。それは単独の学問分野として制度化される。それは応用倫理学の一分野として、個別的な生物医学の諸問題に取り組むために、原則主義の方法論を用いた。
- ポッターにとって、発達を遂げたバイオエシックスは、真に新しいより広いアプローチのものではない、別の名称の下での単なる医学倫理学にすぎない。それは、医学の、個人の、短期の関心事を強調し続けている。それは、社会的および環境的論点を無視している。その射程と議題は制限されている。
- その限界を克服するために、1988年にポッターは「グローバル・バイオエシックス」というコンセプトを導入した。それは2つの主たる側面を持つ。
  ―世界的射程、および
  ―包括的アプローチ

第4章 | バイオエシックスのグローバル化

　長い間ポッターのアイディアは影響力を持たなかった。彼の著作はほとんど読まれず、彼はバイオエシックスのコミュニティに認められなかった。たとえば、ポッターの役割は「バイオエシックス事典」の第1版では認知されなかった。事態は1990年代に変化し始めた。彼の業績はとくに米国外で、コロンビア、クロアチア、イタリア、そして日本のようなさまざまな国で知られ始めた。1988年にグローバル・バイオエシックス誌がイタリア・フィレンツェ大学の人間学教授 Brunetto Chiarelli によって刊行された。彼はその1年前に、イタリア・バイオエシックス協会（Italian Association of Bioethics）を創設していた。生物科学と人文科学的理解の統合を目指して、雑誌は当初イタリア語で刊行されたが、1994年以降、すべての論文が英語で出版されるようになった。2000年にポッターはスペインのヒホン〔スペイン北西部の港湾市〕における会合で、バイオエシックス国際学会（International Society of Bioethics）初のバイオエシックス賞を授与された。本章は、バイオエシックスがどのようにしてグローバルな活動として発展したかを紹介する。中心的な問いは、ポッターの新しい「グローバル・バイオエシックス」のラベルを用いつつ、バイオエシックスへのより広いアプローチがどのようにして徐々に出現したか、である。

グローバル化

　この問いに対する短い解答は、バイオエシックスの文脈が、バイオエシックスそれ自体を変容しつつ著しく変化した、というものである。この変化のキーワードは「グローバル化」である。グローバル化は、過去20年の間、著しく人間存在の状態を変化させてきた複雑な現象である。この現象をいかに正確に記述、定義、解釈すべきか、学者たちの間に合意はない。しかしコミュニケーションのパターンが新たなテクノロジーの到来によって変化したことは確かである。コンピュータ、携帯電話、インターネット、e-mail、ソーシャル・メディアは人の相互作用を容易にし、世界的なつながりを創造する。地球を横断しての、より強度の相互依存も、地理的な境界を越える活動、たとえばニュース・メディア、国境を越える法人、国際的研究機関の活動によって促進される。国連（UN）や国境なき医師団（MSF）のようなグローバルな組織は重要性を増している。グローバル化は単一のプロセスではなく、複合的な次元を持つ一連のプロセスとしてもっともよく理解され得る。

> グローバル化
>
> 　「グローバル化は、世界的な社会的相互依存を創造し、繁殖させ、拡張し、増強するが、同時に人々が地域と遠隔地とのつながりの深化をますます知るようになることを促進する、多次元的な一連の社会的プロセスを指す」*1。

グローバル化の次元

　グローバル化の主要な次元は以下のとおりである。

1　<u>経済的</u>：グローバル化は世界を単一市場とみなす新しい経済秩序の出現にかかわる。自由貿易を促進するために、現存する貿易の障壁が排除されてきた。多くの国民国家よりも強力な国境を越えた企業とともに、新たな商業形態と新たな財政上のインフラ〔社会的生産基盤〕が出現している。

2　<u>政治的</u>：グローバル化は、国民国家、政治、および統治がますます「脱領土化」される政治的プロジェクトである。人、金、技術の流動は、国民国家をあまり強力でないものにする。政府間組織は増大する役割を担う。しかし同時に、自由貿易を容易にするために、経済のグローバル化は多くの政治的介入を要求する。

3　<u>環境的</u>：グローバル化は、コンシューマリズム〔健全な経済の基礎として消費拡大を唱える〕の諸価値によって支配される。それは物質的所有の蓄積と、経済的福利の増加を可能にする。しかし同時に、持続的成長は惑星〔地球〕の生態系を危機にさらす。グローバルな相互依存は、環境の崩壊が境界を越えてインパクトを持ち得ることを含意する。汚染、生物多様性の破壊、地球温暖化は、今や世界的現象である。

4　<u>文化的</u>：グローバル化は、文化交流のプロセスである。ある文化の所産は、ほとんど即時に他の文化で利用することができる。これは文化の多様性のより高い評価を導くかもしれないが、ある文化が押しつけられることに対するおそれを招く結果にもなり得る。たとえば科学的出版物とインターネット通信においては、英語が支配的になった。目下現存する多くの言語は消滅しつつある。

5　<u>イデオロギー〔観念論〕的</u>：グローバル化は、さまざまな仕方で可能である。しかしそれは、「グローバリズム〔世界化推進政策〕（globalisms）」と呼ばれるもの—当然のものとされる固有の考え、規範、および価値—によってしばしば導かれる。〔現在普及している〕支配的グローバリズムは、少なくともグローバル化の初期段階においては新自由主義である。それは市場が自己規制するメカニズムであることを当然のこととして想定する。そのゴールは、自由競争に向けていかなる拘束も取り去ることである。

---

*1　Manfred Steger（2003）Globalization, A very short introduction. Oxford University Press: Oxford/New York, p. 13.

　これらの次元は、グローバル化のプロセスが肯定的と否定的双方の様相を持つことを示している。それらは、コミュニケーションのための莫大な可能性を創造するが、同時に言語と文化の均質化のリスクをも創造する。それらは、より多くの経済的財を利用可能にするが、環境破壊の危険も伴う。ヘルスケアと医科学における世界規模のつながりは、バイオエシックスに反映される新たな機会と難問を生むことになる。

バイオエシックスのグローバル化

　グローバル化の文脈の変化による、バイオエシックスからグローバル・バイオエシックスへの変容は、漸次的なプロセスであった。4つの段階を区別することができる。

1.　より広い射程

　第一段階において、バイオエシックスの支配的パラダイムがますます批判されるようになった。焦点は、個人の自律のコンセプトに合わされる。このコンセプトは共通善、公共の利益、コミュニティのような観念の相対的な無視を含意するからである。バイオエシックスの論説の個人主義は、資源の配分、技術評価、ヘルスケアの目的、正義といった論点を検討することを難しくする。ヘイスティングス・センターの創設者 Daniel Callahan は、1981 年以来繰り返し、「ミニマリズム〔芸術においてできるかぎり少数の単純な要素を用いて最大の効果を達成することを目指す考え方〕の倫理学」として広く流布しているアプローチを批判してきた[*2]。ミニマリズム倫理学の主たる関心事は、行為が自由に選択されること、および他者への害が回避されることである。さらなる道徳的な判断は不可能である。決定が自律的個人によって自由になされるかぎり、その決定の実質的な内容は道徳的に査定され得ない。この薄い倫理学（thin ethics）は2つの帰結を持つ。第一に、公共道徳が私的道徳から分離される。それは任意の契約と約束の基盤上にのみ存在する。公共の利益は個人の利益の集合の総計である。それゆえ道徳の語彙は率直でわかりやすいが貧困でもある。第二に、バイオエシックスの議題は限定的である。道徳的自律を首位に据えることは、多くの選択を私的な、道徳的でない選択に変える。何がわれわれにとって社会として善か、あるいは何が医学の進歩のしかるべきゴールか、というような問いは、もはやなされない。社会学者 Renée Fox は、この批判を支持する。彼によれば、バイオエシックスは社会的責任や社会正義を犠牲にして、個人の権利、自己決定、およびプライバシーの複合的な価値に集中する[*3]。1990 年代以降、多くのさらなる声がより強い社会的パースペクティブに賛同する議論をすることになった。個人の自律の薄い倫理学は、臨床医学と医科学技術についての患者問題に伝統的にかかわってきたが、医学の選択の社会的および組織的文脈に適切に取り組むことはできない。バイオエシックスはそれゆえ、健康は単にヘルスケアによる以上に、社会・経済的要因に

＊2　See: Daniel Callahan (1981) Minimalist ethics. On the pacification of morality, in Arthur L. Caplan and Daniel Callahan (eds) Ethics in hard times. Plenum Press: New York and London, pp. 261-281.

＊3　Renée C. Fox (1989) The sociology of medicine: A participant observer's view. Prentice Hall: Englewood Cliffs, NJ.

よっても決定されるという知識の増大に鑑みて、その議題を広げるべきである。それは、より包摂的な意味において、グローバルになるべきである。

ミニマリズム倫理学

「……アクションの、あるいは生活の全体的な仕方の道徳の唯一のテキストは、それが他者への害を回避するか否かである。もしそのミニマリズムの標準に適合し得るのであれば、そこにはもはや、個人や共同社会にとっての道徳的な善と最終目的地を判断するための、他者を賞讃または非難するための、あるいは自己またはコミュニティに対するより高い道徳的責務について他者を教育するための、それ以上の基礎はない」[4]。

---

2. グローバルな論点

次の段階は、グローバル化に付随する一連の新しい問題に、バイオエシックスが直面する段階である。1980年代初期に新たな致死的な疾患として HIV/AIDS を認識したことは、バイオエシックスに現行の倫理的枠組みの限界を認識させた。感染性疾患〔感染症〕はもはや健康への最大の脅威ではないことが一般に承認された。1979年に WHO は、かつてもっとも致命的な感染性疾患であった天然痘が根絶されたことを公式に宣言した。HIV/AIDS のパンデミック〔世界的流行〕は、公衆衛生と共通善の重要性を際立たせた。パンデミックは、疾患の転移〔普及〕に対する社会・経済的脈絡の重要性を立証した。それは、いくつかのグループを他よりも傷つきやすいものにすることによって、社会的な不平等と貧困の役割をも明るみに出した。とくに資源の乏しいアフリカの国々は、甚大な打撃を受けた。文脈それ自体が、差別、疎外、汚名を着せるなどの社会現象をとおして、害を被った人々の状況を著しく悪化させる可能性があった。さらに、HIV/AIDS は、グローバルな問題として印象づけられた。有効な予防と治療のプログラムは、世界規模の実施と協調を要求した。国連は、疾患がグローバルな非常事態、すなわち人類の生き残りへの脅威であることを認識した。しかしグローバルなガバナンスのメカニズムは弱かった。グローバル化に伴う問題は、個々の国では対処され得ないことがしだいに認知されるようになると、バイオエシックスにおける新たなアプローチや考え方に反映される。その一例は、人権のさらなる強調である。もう1つはグローバルな正義、薬物療法へのユニバーサルなアクセス、そして破局的な疾患との戦いの際に資源の乏しい国を支援する必要性についての論争である。このすべてがバイオエシックスの論争を少しずつ広げることに貢献した。初期に設定されたバイオエシックスの境界は、拡張される必要があった。公衆衛生の問題を考慮に入れて、バイオエシックスの個人主義的な方向づけ、個人的な医学ケアへの集中、および洗練された介入とテクノロジーを超える、新たなビジョンが求められた。1990年代に別のグローバルな問題がバイオエシックス

---

*4　Daniel Callahan (1981) Minimalist ethics, p. 265.

の議題に登場することになる。臓器取引、ヘルスケア・ワーカーの頭脳流出、および国境を越える企業の行為である。これらの道徳的論点は、バイオエシックスはもはや個人と個人の関係のみに焦点を合わせることはできない、というポッターの要点を反復するものであった。

3.　グローバルな拡張：国際化と文化横断的な研究

　バイオエシックスをグローバルな努力に変容させる第三段階は、国際活動と協力の増殖である。1990年代は、バイオエシックスがグローバルな活動として可視的になった10年間であった。世界の全地域において、協力のための専門職組合やプラットフォームを樹立するための、新たなジャーナルを創刊するための、また会議を開催するためのイニシアティブが取られた。ユネスコやWHOのような国際政治機関は、バイオエシックスがグローバルな事象になったことを示す公式のプログラムと活動を開始した。国際協力の最大の機動力は、ヒトゲノム・プロジェクトであった。1990年の開始時には、年次予算額の5%がヒトゲノムの倫理的、法的、社会的関連事項の調査に配分された。1991年、EUは調査領域の一つとして、バイオエシックスを含む生物医学と健康調査プログラムを開始した。資金供給に先行する必要条件は国際協力であった。プログラムには、たとえば機密性について、および社会に対する研究のインパクトについて懸念のある医科学または生物科学技術も含まれていた。

グローバル・バイオエシックスにおける国際活動（開始時期）

1987　医学とヘルスケアの哲学のための欧州学会(European Society for Philosophy of Medicine and Healthcare)

1991　ラテン・アメリカ・バイオエシックス研究所協会（Latin American Association of Bioethics Institutions）

1991　バイオテクノロジーの倫理的含意に関する欧州委員会顧問団（Group of Advisors to the European Commission on the Ethical Implications of Biotechnology）

1992　国際バイオエシックス協会（International Association of Bioethics）

1992　ユネスコ国際バイオエシックス委員会（International Bioethics Committee, UNESCO）

1992　欧州評議会・バイオエシックス運営委員会（Steering Committee on Bioethics, Council of Europe）

1993　ユネスコ・バイオエシックス・ユニット（Bioethics Unit of UNESCO）

1994　汎アメリカ保健機構・バイオエシックス地域プログラム（Pan American Health Organization's Regional Program on Bioethics）

1996　国際バイオエシックス学会（International Society of Bioethics）

1997　アジア・バイオエシックス協会（Asian Bioethics Association）

2001　汎アフリカ・バイオエシックス・イニシアティブ（Pan African Bioethics Initia-

---

tive)
2002 WHO・倫理学および保健イニシアティブ (Ethics and Health Initiative of WHO)
2003 アラブ・バイオエシックスおよびバイオテクノロジー委員会 （Arab Committee on Bioethics and Biotechnology)

　1990 年代は、バイオエシックスにおける文化横断的研究の爆発的急増を目撃した 10 年でもあった。数を増す出版物は、国、地方、文化あるいは宗教固有のバイオエシックスのアプローチを強調した。もろもろの提案が、典型的にアジア、カトリック、あるいは地中海沿岸のバイオエシックスに向けて発信された。西洋のバイオエシックスを、とりわけ日本やフィリピンのバイオエシックスと対比する比較研究が隆盛を極めた。文化的多様性と多元主義へのこの突然の集中は、2 つの知的源泉に触発されていた。1 つは多元主義に関する哲学的討論である。Charles Taylor や Will Kymlicka のような哲学者は、文化的相違の尊重は、単なる寛容ではなく、それ以上に承認と、時には特別な保護を含意する、と論じた*5。リベラルな社会においては、すべての個人が類似した基本権とニーズを持つ。しかし民族性、人種、ジェンダー、あるいは宗教に基づく別の文化的アイデンティティを持つ者もいる。彼らは疎外され、不利な立場に置かれることが多い。彼らはいかにして多元的社会において平等を認められ得るか。バイオエシックスは人間の共通のニーズと利益を、そして、かくして彼ら全員に等しく適用する原則を強調する普遍的な論説として出現した。相違の尊重および個別特殊的な文化的アイデンティティと結びついている固有の道徳的見解の承認は、いかにしてかかる論説と調和し得るのか。他者性の知覚、および共通であり当然とされることと見慣れない珍しいこととの不一致が、第二の源泉、すなわち社会科学、とくに医学人間学からバイオエシックスに導入された。異文化における倫理的論点の比較研究は、アプローチとビジョン〔視界〕における類似性についての広範な知識をもたらした。しかしより多くの場合、道徳の風景は多様で異質なものとして提示される。それは、文化の彼岸では問題が異なることを示すばかりではなく、道徳的ビジョンとパースペクティブ〔眺望〕が実質的に異なり得ることさえをも示す。たとえば日本では、医学的な決定をなすにあたって、家族のメンバーの役割は、米国におけるよりもはるかに重要である。患者に末期がんの診断を告知することは、通常行われない。多くのアフリカ諸国における Ubuntu の世界観によると（第 8 章参照）、人間 (human being) は依存的である。人格 (person) は他の人格との関係とコミュニティをとおしてのみ存在する。このような世界観において、自律的個人 (autonomous individual) は異質な観念である。

4. グローバル・セオリー：普遍的枠組みの作成
　最後に、バイオエシックスのアプローチのグローバルな相違の承認は、何らかの共有された、または共通の倫理原則や価値はあり得るのかという問いを提起する。究極的に、グローバル化のプロセス

---

*5　See: Charles Taylor (1992) The ethics of authenticity. Harvard University Press: Boston; Will Kymlicka (1996) Multicultural citizenship: A liberal theory of minority rights. Clarendon Press: Oxford.

は、人類を類似した問題、すなわち、特殊な文化に限定されない、協力をとおしてのみ適切に対処し得る問題に直面させる。文化横断的研究は、異なったバイオエシックスのビジョンの記述的分析と解釈を提供し得るが、問題は結局のところ、人類を深刻な危機にさらす貧困、パンデミックそして気候変動のようなグローバルな問題への解答を見出すために何がなされるべきか、である。それゆえ第四段階は、新たな難問を提起する。これまでメインストリームのバイオエシックスは、1970年代におけるその始まりから発展したように、限られたパラダイムで機能し、個人の自律にプライオリティを与えるわずかばかりの一連の原則に集中している、との内部批判に直面している。それは現在、外部批判—そのパラダイムと一連の原則は、西洋文化に典型的なものであり、多くの他の文化には共有されない（少なくとも同じ優先順序においてではない）—にも直面している。バイオエシックスがグローバル化のプロセスにおいて生み出された道徳の問題に取り組もうとするのであれば、これまでどおりに前進を続け、これまで発展させてきた原則を他の文化に応用することはできない。それは固有の文化環境の内部に出現したものであり、その状況にふさわしい道徳的アプローチを、簡単に別の文化に移行させることはできないことを認めるべきである。グローバルであるためには、バイオエシックスはグローバル化によって生み出される論点や問題のタイプを考慮に入れた、より広い射程を必要とするだけでなく、より広範な倫理的枠組みを必要とするであろう。これは多文化的な挑戦である。相違が賞讃され、同時に共通の属性（commonalities）が表明されるような、より広いアプローチのフレームを作ることは可能であろうか。この問いは、グローバル・バイオエシックスのより広い枠組みを明確に定めようとする多くの努力の背景をなす。1997年に欧州評議会で採用され、これまでに35の欧州諸国が署名した人権と生物医学に関する欧州条約（オビエド条約とも呼ばれる）は、バイオエシックスにおけるきわめて大きなステップであった。それは、類似するグローバル政策文書の起草を触発した。条約は国際人権法の伝統に位置づけられ、したがってグローバル・バイオエシックス、生物医学、人権に関連づけられる。もし多様な欧州諸国がバイオエシックスの共通の枠組みに同意し得るのであれば、なぜ世界全体で基本的なバイオエシックス原則について、類似した合意を取り決めようとしないのか。これは、ユネスコ加盟国が、組織に対してバイオエシックス領域における基本原則の宣言を起草するよう要求したとき、その論理的根拠でなければならなかった。2005年、加盟国は満場一致でバイオエシックスと人権に関する世界宣言（UDBHR）を採択した。バイオエシックスのグローバルな枠組みを定式化する最初の国際法の文書である。

グローバル・バイオエシックスの成熟

ポッターはその名称を1988年に導入したが、「グローバル・バイオエシックス」の成熟には時間がかかった。同様のことは、その語が1970年に造られて以来、バイオエシックスにとっても真実であった。Edmund Pellegrino にとって、哲学倫理学としてのバイオエシックスの時代は、現在のグローバル・バイオエシックスの時代が始まった1985年に終わった。しかしこの意味における「グローバル」は、第一に「包摂する」ものとして使用されている。グローバル・バイオエシックスは哲学的バイオエシックスを超えた。それは専門職および臨床上の一連の論点を包含するが、そのほかに社会政策、

および組織的、社会学的、経済学的関心事、そしてまた法的、宗教的問いも包含する。1990 年代に「グローバル」はますます「世界中」を指すようになった。HIV/AIDS のパンデミックによって、グローバルな論点がバイオエシックスの議題に登場した。このグローバルな射程は、「バイオエシックス事典（*Encyclopedia of Bioethics*）」の改訂版（1995 年）に反映された。バイオエシックスの国際的および異文化間的な次元にいっそうの注意が払われた。第二世代のバイオエシックスは、社会的、環境的およびグローバルな論点を包含すべきであることが議論された。それは単により広く理解された医学倫理学にとどまることはできない。バイオエシックスにおける「バイオ」は、もはや生物医学と人間のみに制限されるべきではなく、あらゆる形態の生命を承認すべきである。今日では、実質的に異なったアプローチが必要である。世界横断的に変化する倫理的パースペクティブを分析することによって、またバイオエシックスにおける相違をグローバルに認識することによって、全人類にとっての類似した関心事、価値と原則を明示する包括的なバイオエシックスの枠組みの可能性が浮上してくる。この意味において「グローバル」は「統合される」こと、すなわち地球上の全員によって一般に共有されることを指す。この意味におけるグローバル・バイオエシックスは、2005 年にユネスコ宣言によって考案された。

　1988 年から 2005 年までの間、グローバル・バイオエシックスの成熟のプロセスのハイライトは、いくつかの重要な事例によって彩られた。1970 年代に一連の研究スキャンダルや議論の余地のある臨床事例をとおしてバイオエシックスが誕生し、維持されたように、グローバル・バイオエシックスの論説は、繰り返し再発する、激しい討論を導き出す論点によって育まれた。1 つの象徴的な事例は、女性器切断（FGM）である（第 11 章参照）。それは多くの国で、さまざまな理由で、伝統的に実施されている儀式である。傷害と医学的合併症のゆえに、そのプラクティスはほとんどの西洋諸国において、公衆衛生の論点とみなされるようになり、米国などのいくつかの国は、それを禁じる法律を承認した。女性を傷つけることも人権侵害とみなされた。1997 年、WHO は他の国連機関とともに、その予防と根絶を支持する声明を発した*6。他方、人類学者たちは、文化的慣習は尊重されるべきであると論じた。部外者たちは何を根拠に、自分たちの文化の規範を押しつけることなしに、古代の伝統とさまざまな歴史的および文化的環境に根ざしたこれらの慣習を非難し得るのか。

　いっそう辛辣な議論が、発展途上国での臨床試験〔治験〕におけるプラセボの使用に関して、1997 年に研究倫理学において出現した。先進国におけるケアの基準は、新薬を、目下使用できる薬物療法と比較することである。米国政府がスポンサーになった、アフリカおよびアジアでの HIV/AIDS の〔臨床〕試験において、プラセボ（偽薬）を投与する対照群が用いられた。その薬物療法は世界のこれらの地域では高価すぎるからケアの基準は無治療だ、との議論がなされた。この議論は批判された。ケアの二重基準を導入するからである。1 つは先進国におけるより高い、より制限された基準、もう1 つは他の諸国におけるより厳格でない基準。どのようにしてある国で非倫理学的と考えられている研究が、他の国で実施され得るのか。ケアの基準の討論は、医学研究がグローバルな事業になったこ

---

*6　For the 1997 WHO statement on FGM, see: www.un.org/womenwatch/daw/csw/csw52/statements_missions/ Interagency_Statement_on_Eliminating_FGM.pdf (accessed 5 August 2015).

とをはっきりと証明した。それは、バイオエシックスの議論に問いを加えた。すなわち、かかるグローバルな活動のための倫理的枠組みはどのようであるべきか。

　第三の典型的な事件は、世界最大の製薬会社を巻き込んでナイジェリアで起きた。政府の委員会は、治験を調査し、非合法的かつ非倫理的と結論づけた。緊急的な状況と両親の絶望のゆえに、深刻な疾患に対する無料の治療を提示して、両親を〔被験者名簿に〕登録することは簡単であった。しかし委員会の報告書は公にされなかった。2002 年にナイジェリア人の家族がニューヨークのファイザー社を以下の理由で告訴した。〔実地に立証されていない〕無試験の薬物が重大な傷害を引き起こしたこと（11 人の子どもが死亡し、200 人が永続的な障害を負った）、およびインフォームド・コンセントの手続きが遵守されなかったこと。ナイジェリアでの出来事は、米国司法権の管轄外である。訴えは却下された。2006 年、ワシントン・ポスト紙は、ナイジェリアの報告書がリークされた後、ストーリーを伝えた。いわく、国際ルールが破られ、アフリカの子どもたちがモルモットとして使用された。報告書の公表は、国際的な不法行為の物議をかもした。

　公表に次いで、新たなナイジェリア専門家委員会が、〔臨床〕試験を審査した。試験は倫理委員会の承認を得ておらず、承認状は偽造されたものと思われた。ナイジェリアのいくつかの州と連邦当局は、ファイザー社に対して訴訟を提起したが、2009 年に最終的に解決した。同年、米国上訴裁判所は初期の却下を破棄した。裁判所は、インフォームド・コンセントの要求は、普遍的に承認された国際慣習法の規範であると述べた。

Trovan 事件

　ナイジェリアの第二の都市 Kano は、1996 年初期に髄膜炎の流行に襲われた。数千人の子どもが、MSF の支援を受けた設備の整っていない病院施設で治療されている間に、製薬会社ファイザーが新しい抗生物質 Trovafloxacin を試験するためにやってきた。薬はそれまで、子どもに経口投与されたことはなかった。親たちは、多くの場合、子どもが臨床試験に算入されていることを知らなかった。薬を試す許可が求められていないケースがほとんどであった。ファイザー社は、親たちは識字能力がなかったので、インフォームド・コンセントを得ることはできなかったと主張した。

　Trovan 事件は、3 つの理由からグローバル・バイオエシックスの発展における重要なマイルストーンとなった。第一に、グローバルな倫理学的枠組みが発展しつつあることが承認される結果になった。少なくともインフォームド・コンセントが、普遍的規範とみなされ得る国際人権法に十分に受け入れられた。第二に、それはグローバル化によって激化させられた搾取や傷つきやすさのような、比較的新しいヘルスケアの次元に注意を集めた。第三に、この事件は、たとえグローバルな倫理学的枠組みについて合意があるとしても、とくにバイオエシックスのインフラ（倫理委員会、倫理的に重要な法

制、倫理教育）が不十分な国においては、適用と履行に際して最大の努力が注がれるべきことを示した。最後に、差別的な倫理的アプローチは、逆の効果を持ち得る。ナイジェリアの事件がもたらした不信は、人口集団〔住民〕を毒する西欧の共謀であると主張するムスリムの指導者たちによって、ワクチン・ボイコット運動を導いた。プログラムは、ワクチンがインドネシアから輸入可能になるまで、中止されなければならなかった。

グローバル・バイオエシックスのさまざまなバージョン

　バイオエシックスが今日、グローバル化を被っており、より広い文脈の中で機能していることについては合意が得られている。しかし、バイオエシックスそれ自体に及ぼすグローバル化のインパクトについての意見は異なる。それは、グローバル化のプロセスによって、現在の議題には他の論点があることを容認しつつも、グローバル・バイオエシックスが存在することを認めない。グローバル・バイオエシックスは、バイオエシックスのグローバル化を示す単なる便宜的な速記法かもしれない。もしグローバル・バイオエシックスがあるとしても、それは、国際比較に焦点を合わせる、バイオエシックスという学問分野の下位区分—臨床バイオエシックス、研究バイオエシックス、公衆衛生倫理学のような—であると主張する者もある。新しい名称は必要ない、と主張する者さえあるだろう。グローバル化は何ら新しいものではないから、それは人を誤解へと導くものである。そこには古い問題の新しい定式化があるだけである。「グローバル・バイオエシックス」の用語が真に意味するところは、はっきりしない。バイオエシックスの文脈が拡大しつつあることの指標であるのか、あるいは別の種類のバイオエシックスの宣言であるのか。実際、グローバル・バイオエシックスの薄いバージョンから厚いバージョンまで、変動するビジョンのスペクトルがある。解答は多様である。

a. 薄いバージョン
　これらのバージョンは、グローバル・バイオエシックスという語が、新たな発展を示すために正確に使用され得ることに同意する。しかし、その語が別の種類のバイオエシックスを意味する、という考えを拒絶する。少なくとも4つのバージョンを区別することができる。

　第一のバージョンは、関連する論点の道徳的配列が実質的に変化したことを強調する。それは、バイオエシックスが今日、第1章における例によって実証されたように、新しいトピックの広がりに直面していることを意味する。これらのトピックは、増大する相互のつながりのゆえに議題に上っている。メディカル・スクールと保健専門職養成プログラムとの国際交換は、保健専門職の国際移動と同様、著しく増加している。研究とヘルスケアにおける国際協力は、今日では不可避である。薬剤や機器などの保健資源は、グローバル時代におけるほとんどの商品と同様、多くの国で生産される。グローバル化は、生産物と人を世界中に移動させることを容易にする。これは肯定的および否定的影響を持つ。それは、バイオエシックスにおいて取り扱う必要のある倫理的な問いをも生む。このバージョンにおいては、「グローバル・バイオエシックス」について語ることは、せいぜいこのより広い議題に言及するにとどまる。

　もう１つのバージョンは、バイオエシックスの射程が拡大したことを強調する。国際交換と協力によって、考察すべきより多くの論点があるだけでなく、それらの重要性には相違がある。今日のバイオエシックスの討論は、ほとんど西洋諸国における、比較的健康で、よく心配する人々にとっての、魅惑的で洗練された論点に焦点が合わされている。彼らはクローニングやエンハンスメントのような論点を気にかけるが、その一方で、世界の大多数の人々にとっては、薬物療法〔へのアクセス〕、水、十分な栄養、あるいは基本的な公衆衛生へのアクセスのような、他の日常的な事柄が差し迫っているであろう。このバージョンにおけるグローバル・バイオエシックスは、議題に上っている論点のうち、バイオエシックスをより多くの人に対して重要なものにしている論点が優先されるべきであることを意味する。それは、「日常のバイオエシックス」（「フロンティアのバイオエシックス」の代わりに）、あるいは「下からのバイオエシックス」になるべきである。しかしなお、この強調点の変化は、真に新しい、あるいは別の種類のバイオエシックスを意味しない。

　第三のバージョンは、現代のバイオエシックスは包摂的であるから、その方法論もより包括的であると主張する。それは、可能なかぎり多くの状況に関連する価値、コンセプト、方法論を組み込むからグローバルである。世界が１つになりつつあり、境界が不適切〔見当違い〕なものである今日、さまざまな倫理学的体系や世界観をよりよく比較することができる。人は地中海沿岸の、中国の、あるいはイスラムのバイオエシックスから学び、その倫理的アプローチの違いと共通点を分析することができる。文化的能力は、異なる倫理的見解に対して敏感であることを求められる。グローバル・バイオエシックスは、これらの多様性のすべてを倫理的世界観に引き入れる便利なラベルであるが、しかしまた、本質的に新しいものではない。

　第四の薄いバージョンは、広範囲にわたるまとまりのない活動を強調する。文化横断的対話と討論は、グローバルに関連する倫理的枠組みに向かう前進への唯一の道である。かかる枠組みは存在しないが、人は対話をとおして、他のパースペクティブを特徴づけるものだけではなく、自分自身のパースペクティブにとって典型的なものを学習する。グローバル・バイオエシックスはそれゆえ、道徳的多元主義を賞讃する。それは、原則主義の支配的なパラダイムそれ自体が特殊な文化的環境の表現であり、このパラダイムを他の倫理学的世界観を持つ他の環境に押しつけることはできないことを承認する。しかしながら、それはほかに選択し得るパースペクティブを提示してこなかった。

b. 厚いバージョン

　他の学者たちにとって、グローバル・バイオエシックスは新しい論点や方法論のためのコンテナ〔容器〕用語以上のものであり、また手続き論以上のものである。それは世界中で有意義な倫理的視点を明示する、実体的で包括的なバイオエシックスである。グローバルな論点を扱う共有された道徳の言語が存在するため、薄いバージョンは間違いである。出現するであろう共通の価値や原則、あるいは希望がただ単に必要であるというだけでなく、たとえどの価値や原則が優勢かについて一致しなくとも、それらは実際に利用することができる。薄いバージョンは不十分でもある。現在のバイオエシックスの問題のグローバルな性質は、グローバルな解答を要求するからである。われわれは多くの世界に住んでいるのではなく、１つの世界に住んでいる。もし今日の道徳的な難問がグローバルな倫

理的枠組みの内部で扱われないのであれば、バイオエシックスはグローバル化のうちに作用している社会的、経済的、政治的な力を反復し、補強するのみの周縁的な〔欄外の〕論説であることになる。グローバル・バイオエシックスはそれゆえ、グローバルな価値とグローバルな責任を強調する新たな論説である。グローバル・バイオエシックスにはいくつかの厚いバージョンがある。

　第一のバージョンは、バイオエシックスにおける、あるアプローチの強さと不可謬性を当然の前提として想定し、それを普遍的適切性を持つものとみなす。この同化のアプローチは、原則主義の全盛期においては有意義とされるのが常であった。他の倫理的見解は、最終的に、支配的アプローチの価値と原則を受容することになる。今日、バイオエシックスにおける少数の学者たちがそれを擁護している。それは実際、宗教的または政治的原理主義に、より典型的にみられる。同時に、このバージョンは、倫理的アプローチが強要されることを提案するグローバル・バイオエシックスの批判者たちによって、頻繁に使用される。

　より一般的であるのは、世界主義のさまざまなタイプを含む第二の厚いバージョンである。それは、グローバルな道徳的コミュニティが存在するというアイディアから出発する。すべての人は共通の価値と責任を共有する世界市民であり、このコミュニティのメンバーである。グローバル・バイオエシックスにおいて、少なくとも4つの影響力のある世界主義の理論を区別できる。そのすべてが、人は理性の能力を共有することを強調する。グローバル・バイオエシックスはそれゆえ、合理的で規範的な論拠に基づくべきである。

- 功利主義理論は、唯一の倫理的基準があることを想定する。誰にとっても最善の結果になるようなことが、なすべき正しいことである。Peter Singer にとっては、グローバル倫理学のみが不確実性、貧困、気候変動のような地球全体に影響を及ぼす問題への解答を提供し得る[7]。このように明確な倫理的基準があるのだから、道徳的相対主義は拒絶されるべきである。われわれは、西洋文化が知恵に関する独占権を持たないことを承認すべきであるが、同時に、他文化への尊敬は相対主義を含意すべきではない。Singer は、われわれはどの文化からも独立した、そしてわれわれ自身の文化の境界を越えた、合理的論拠を用いるべきであると主張する。

- Amartya Sen と Martha Nussbaum によって提出された未発達能力アプローチは、人の生命と繁栄に必要なもの、すなわち食物、衣服、避難所、健康、そして教育は、どこでも同じであると論じる[8]。グローバルな正義は、人々が彼らの未発達能力を実現し得るような、選択し活動する実質的な自由または機会を持つときにのみ達成される。彼らがそれをなし得るかどうかは個人の性格に依存するが、政治的、社会的、経済的条件にも依存する。未発達能力はオプションである。それは個人に対して自由のゾーンを供給するが、何が選択されるか（個別特殊的機能）は変動し得る。Nussbaum によると、人間の尊厳にふさわしい生に不可欠の中心的な未発達能力（身体的健康や身体的完

---

*7　Peter Singer (2003) One world: The ethics of globalization. Yale University Press: New Haven & London.
*8　Martha C. Nussbaum (2011) Creating capabilities: The human development approach. The Belknap Press of Harvard University Press: Cambridge (MA) and London (UK); Amartya Sen (1999) Commodities and capabilities. Oxford University Press: Oxford.

全性のような）がある。すべての個人は、核心部にあるこれらの機会を持つべきである。人間的な
繁栄に必要なものは、地球横断的に同一であるから、同一の基準がどこでも適用されるべきである。

未発達能力

　「問われるべき重要な問いは、……『各人は何をなすことができ、何であり得るか』である
と思われる。言い換えると、このアプローチは、単に総合的または平均的な福利〔幸福〕に
ついて問うのではなく、各人にとって利用し得る機会について問いながら、各人を目的と
して受け入れる。決定的によい社会は、その社会の人々に対して、活動において行使すること
ができ、または行使しないことができる一連の機会、あるいは実質的な自由を促進すべきで
あると考えられるから、焦点は選択または自由に合わせる。選択は彼らのものである。……
このアプローチは断固として価値について多元論的である。人々にとって中心的なものであ
る未発達能力の成就は、単に量的に異なるだけでなく、質的に異なると思われる……」[*9]。

- 人権に基づくアプローチは、すべての人は彼らの生来的な尊厳と平等のゆえに一定の普遍的な権利
を有すると論じる。人権はそれゆえ、グローバル・バイオエシックスの問題を解決する共通語を提
供する。この言語は、患者と専門職従事者との個人的相互作用はもとより、健康と人間的繁栄の社
会的前提条件に焦点を合わせる。それは、医学的関心事を社会的、環境的関心事と関係づける理想
的なグローバルな論説である。それは、個人、コミュニティ、人口集団、政府に向けられている。
人権とバイオエシックスは、ナチスの強制収容所で囚人を用いて犯罪的実験を実施した医師らの裁
判の結果もたらされた 1947 年のニュルンベルグ規程において、最初に結びつけられた。人権に基づ
いたアプローチは、とくに HIV/AIDS のパンデミックの脈絡において、Jonathan Mann、WHO の
AIDS に関するグローバル・プログラムの最初のディレクターによって明確に表現された。彼は、
グローバル政策は医学、人権、倫理学、そして健康の明確な結合を要求すると論じた[*10]。
- 契約主義者の理論は、社会的規則と取り決め、とりわけグローバルな問題がその内部で生じるグ
ローバルな制度に焦点を合わせる。これらの制度は、基本的な必需品へのアクセスを人間に供給す
べきである。高収入の国々では、富裕、健康、予測寿命が増加する一方であるのに、貧困、飢餓、
不十分な避難所で、そして基本的なヘルスケアなしに生きている多くの人々との不平等の浸透を目
の当たりにして、いかにしてグローバルな正義が達成され得るかが問われる。科学、テクノロジー、
経済における、そして道徳規範においてもきわめて大きな進歩がある一方で、なぜグローバルなレ

＊9　Martha Nussbaum (2011) Creating capabilities. The human development approach. The Belknap Press of Har-
　　vard University Press: Cambridge (MA) and London (UK), pp. 18-19.
＊10　Jonathan Mann (1997) Medicine and public health, ethics and human rights. Hastings Center Report 37 (3):
　　6-13.

ベルで窮状が存在し続けるのか。Thomas Pogge はグローバルな制度的な取り決めを批判的に分析することによって、この問いに答える*11。富裕な社会の市民と政府は、グローバルな貧困の予防を怠っている。彼らはより多くをなすことができた。しかし主たる失態は、彼らはこのグローバルな状況に対して道徳的に責任がないと決め込んでいることである。Pogge は論じる。彼らは事実、活発にグローバルな貧困を引き起こしている、なぜなら彼らはグローバルな貧民を実際に害しているグローバルな制度的秩序に責任を有するからである、と。グローバル化は、人々の生活条件にインパクトを与える相互依存を生む。多くの人々に対して貧困と不平等を永続させるグローバルな秩序は、富裕な国々で人々に恩恵を与えている。制度的な取り決めは、誰に対しても公正なグローバルな正義という普遍的ビジョンによって査定される必要がある。

グローバルな道徳秩序

「現代世界において、人の生命は自国以外のもろもろの社会制度に深く影響されている。……そのようなグローバルな制度について、少なくとも、われわれは意見を異にすることに同意することはできない。というのも、それはいつでもただ1つの仕方で構築され得るからである。もしそれらの制度を世界のあらゆる地域の人々に対して正当化することを可能にすべきであるなら、また新たな経験や情況の変化に照らしていかにそれらが調整され、修正されるべきかについて合意に達することを可能にすべきであるなら、われわれは、単一の、普遍的な正義の基準—すべての人と民族がグローバルな秩序についての、また、他の社会制度についての道徳判断の基礎として受容し得る、実質的な国際的な根拠となるような効力を有する正義の基準—を切望しなければならない」*12。

---

c. 中間バージョン

グローバル・バイオエシックスの厚いバージョンは、2つのパースペクティブから批判される。

リバタリアニズムは、道徳的多元主義を克服する道はないと論じる。われわれは皆道徳的よそ者である。人々は同じ道徳的概念を共有すらしない。西洋において、バイオエシックスは概念の体系であるが、アジアにおいては、むしろ生き方とみなされている。家族とコミュニティは個人の自律よりも道徳的にいっそう重要である。グローバル・バイオエシックスを構築する共通の基礎はまったくない。薄いバージョンは、自己の特殊な価値体系を世界の残余に普及させるための努力である。

コミュニタリアニズムは、倫理的価値は、価値、歴史、伝統を共有する特定のコミュニティに常に

---

*11 Thomas Pogge (2013) World poverty and human rights: Cosmopolitan responsibilities and reforms. Polity Press: Cambridge (UK) and Malden (MA), 2nd edition.
*12 Thomas Pogge (2008) World poverty and human rights, p. 39.

関係することを強調する。グローバルなレベルでは、所属、同定、あるいは連帯は意味を持たないから、グローバル・コミュニティというアイディアは撞着語法である。実際、多くの種類のコミュニティがある。すべてのコミュニティは境界を画されている。コミュニティの境界を越えて共有される属性〔共通点〕はない。基本的価値として、普遍性と個人主義を当然の前提とするグローバル・バイオエシックスの厚いバージョンは、西洋のコミュニティの表現である。

　これらの批判に応えて、グローバル・バイオエシックスの中間バージョンが周到に準備された。それらはグローバル化の投げかける難問への応答において、世界主義の理想を断念せずに、グローバル・バイオエシックスは完成品ではなくメインストリームのバイオエシックスにおける原則主義に匹敵する、まだ統一された規範的アプローチに帰結していないプロジェクトであることを強調する。もろもろの中間バージョンは、共通して２つの仮説を持つ。相違の収斂および承認である。

● 多様性の世界においては、一般に共有される価値への収斂がある。現時点では、グローバル・バイオエシックスは世界主義の倫理学ではないが、まさにグローバル化のプロセスの影響として、かかる倫理学への発展がみられる。特定のバイオエシックスのアプローチはグローバル化されるから、それらは綿密に吟味、分析、討論、応用、修正、再解釈される。それらは世界の残余〔の地域〕に押しつけられずに、変形される。バイオエシックスはローカルな文化にかかわりなく押しつけられ、使用され得る産物ではない。それは、それ自体が文化の一部であるから、交換は順応と修正、そしてしばしば拒絶を意味する。この雑多な文化的交換のプロセスにおいて、包括的なアプローチの上に、コンセンサスがしだいに出現することになる。グローバル化は同化よりも仲裁を含意する。グローバルな責任と普遍的な価値がはっきり表現されることになる。それは、たとえ普遍的に受容されなくても、すべての人に、彼らがどこにいても、適用され得る。なぜならそれは、理性と共通の利益に基づいて正当化し得るからである。

● 第二の共通観念は、相違の承認である。人はグローバルな道徳コミュニティの存在に同意しないことができる。おそらくそれは単なるメタファー〔隠喩〕である。しかし増加しつつあるグローバルなつながりは、生活の多くの位相においてグローバルなコミュニティを養いつつある。気候変動やパンデミックのようなグローバルな脅威に直面することはグローバルな意識を増強し、共通のアプローチの探求を促進する。バイオエシックスにおいても、多くの価値、規範、原則が共有されることを当然のこととして想定することは不合理ではない。まさに、バイオエシックスの支配的パラダイムと西洋の起源が他の文化における限界に直面していることの知覚は、さらなるパースペクティブを考慮に入れ、より豊かでより包括的な倫理的枠組みを発展させる必要性を奨励する。しかしかかる枠組みの出現は、バイオエシックスの単一栽培へと導くべきではない。グローバル・バイオエシックスの厚いバージョンは、最終的に相違が消滅するように、支配的枠組みへの順応あるいは統合を強調すべきではない。あるいはそれら〔厚いバージョン〕は、新たな支配的パースペクティブが他のアプローチを排除することになる、と主張すべきでもない。取り組むべき難問は、一方で同時にグローバル・バイオエシックスの倫理的枠組みが出現しつつあるときに、受容し得る相違と受容し得ない相違とをどのように区別するか、である。

中間バージョンは、この難問は収斂と相違を結びつけることによって対処され得ると論じる。グローバル・バイオエシックス批判は、多くの場合、極度に単純化されたグローバル化の理解を前提とする。世界的な相互のつながりが、遠方と近隣との隔たりを架橋する一方で、多文化主義は道徳的よそ者と友人または家族のラディカルなコントラストを当然のこととして想定する。しかしグローバル化が均一性か多彩性のいずれかを生むということは正しくない。それは双方を生み出す。現代人は複合的な文化の一部である。そのルーツが正確にどこであるのかははっきりしない。彼らは自分自身を、同時にオランダ人であり、欧州人であり、世界市民であると考えている。同じことは、文化それ自体の観念にとっても真である。どの文化も、今日、モノリシック〔一枚岩的〕で純粋ではない。すべての文化的伝統は動的である。それらは変化しており、また変化し得る。それらは必然的に異なった構成要素の混合物である。相違は、共通の核があることを排除しない。「異文化間性（interculturality）」という語が、それゆえ、より適切である。それは同時に普遍的価値を主張する一方で、相違を認めるからである（第8章参照）。多文化が相違、個人の自由、平等な扱いの尊重を強調する一方で、異文化間性は、相互作用、対話、参加、そして協力といった道徳的な語彙を導入する。相互作用とコミュニケーションをとおして、共通の土地が耕される必要がある。収斂は与えられるのではなく、進行中の活動の結果である。

　中間バージョンにおけるグローバル・バイオエシックスは、最終的に二重のパースペクティブによって特徴づけられる。それは、（異文化間の対話とコンセンサスの結果として）普遍的倫理的枠組みを想定する、という意味でグローバルである。またそれは同時に、この枠組みが必然的に異なった文化的環境において応用される、という意味でローカルである。この二重性は不可避である。もし射程において普遍的なバイオエシックスの価値と原則があるのなら、それらがそこで生じる論点や問題に応用される前に、それらの意味が個別特殊的文脈において特定されなければならない。グローバル世界の世界市民であり、同時に特定の世界内部の市民同士である現代人にとって真であることは、普遍性と特殊性を結合する道徳的論説としてのバイオエシックスにとってもまた真である。

グローバル・バイオエシックスの必要性

　ヘルスケア、生命科学および研究におけるグローバルな論点を適切に扱うためには、グローバル・バイオエシックスの薄いバージョン以上のものが要求されるであろう。その理由は、これらの論点の性質のうちに見出される。バイオエシックスが科学技術の進歩に伴う問題に直面し続けていることは確かである。第1章で議論されたMuñoz事件は、これを例証する。それにもかかわらず、他の例が証明するように、多くの問題が今日、〔以前とは〕異なったものになっている。それらはグローバル化のプロセスの帰結として、バイオエシックスの議題に上っている。それらは支配的な新自由主義のイデオロギーの結果である。金と商業利益の力は、むしろ科学技術の力以上に今日のバイオエシックスの難問の多くを生み出している。

　1970年以降発達したメインストリームのバイオエシックスは、「金持ちの倫理学」*13 として批判される。それは、たいていの場合、医科学関連企業それ自体について批判的な問いを発することのない

科学の進歩の侍女である。それは、弱者や無力な者の権利を保護するよりも、科学、ビジネスのコミュニティを喜ばせることにより焦点を合わせる。それは、ハイテク医学を公衆と政策立案者にとってより受容可能なものにする手段として、容易に感知される。それは、第一に医学の進歩に関連する価値に関心を持つが、進歩それ自体についてはほとんど問題にしない。こうした状況を背景に、グローバル・バイオエシックスは、その薄いバージョンが提案するようなバイオエシックスの拡張のようなものにとどまることはできない。それは、別のものである必要がある。一方的なグローバル化の効果を、ヘルスケアの内部のみでなく、より広いスケールで、環境、社会正義、平等、科学研究、そして民主的参加とのかかわりにおいて、批判的に明示できなければならない。グローバル・バイオエシックスは、健康や社会の福祉よりも経済成長に、また傷つきやすい人口集団の保護よりも政府支出の削減にプライオリティを与えるグローバル組織や超国家的企業の政策を詳細に吟味すべきである。無力な者と抑圧されている者に味方すべきである。結論は、グローバル化はバイオエシックスの新たな方向づけや拡大以上のものを要求する、ということである。メインストリームのバイオエシックスの「再生」は、グローバルな論点に取り組むために十分な規範論を伝えることはないであろう。求められているのは、別の種類のバイオエシックスである。それは、ほとんどすべてのものを包含するほど包摂的であるべきではない。グローバル・バイオエシックスは「バイオ」に焦点を合わせる。それは、倫理学、健康、生命、科学の交差点で、そしてこの固有の交差点で生じる諸問題に関して機能している。一般的な倫理学の理論を用いる厚いバージョンは、バイオエシックスを一般的なグローバル・エシックスと一致させる。グローバル・バイオエシックスは、健康と生命科学とのつながりにおいて、世界主義の理想を実践的応用と結合すべきである。それゆえ、個人的、社会的、環境的関心事を計算に入れ、また普遍的および個別特殊的パースペクティブを統合する中間バージョンが望ましい。

　本書で紹介するグローバル・バイオエシックスの中間バージョンは、厚いバージョンとは異なり、グローバル・バイオエシックスを、さまざまな環境において応用する準備のできた、周到に大成された理論を持つ、完成した産物とはみなさない。また、薄いバージョンとは異なり、グローバル・バイオエシックスを、異なった種々のアプローチにつける単なるラベル、あるいはたぶんいつか実現されるであろうユートピアの期待とはみなさない。反対に、グローバル・バイオエシックスは動的である。それは進行中の活動としてイメージされる。まだ建築中であるが、他方では同時に、増加する世界中のステークホルダー間での継続的な対話において発展しつつあり、多くの個別特殊的論点においては相違しているものの、しだいに共有される基本的価値や一般原則に収斂しつつある。

＊13　Erich Loewy (2002) Bioethics: Past, present, and an open future. Cambridge Quarterly of Healthcare Ethics 11: 388-397 (quotation on p. 396).

【本章の要約】

- グローバル化の経済的、政治的、環境的、文化的、および観念論的なプロセスは、バイオエシックスの脈絡を著しく変えた。
- バイオエシックスは4つの段階においてグローバル化される。
  ―より広い射程
  ―議題に上るグローバルな論点
  ―国際化と文化横断的研究における拡大
  ―グローバルな理論
- ポッターは1988年に「グローバル・バイオエシックス」という語を導入した。1990年代に3つの象徴的な事例がこの領域の成熟を示した。女性器切断、発展途上国での臨床試験におけるプラセボ、ナイジェリアにおける Trovan 事件。
- バイオエシックスのグローバル化が新種のバイオエシックスに帰結したかどうかは議論の余地がある。グローバル・バイオエシックスの3つのバージョンを区別することができる。
  ―薄いバージョン
    □グローバル・バイオエシックスは、一連の新しいトピックのための名称である。
    □グローバル・バイオエシックスは、より広い射程の指標である。
    □グローバル・バイオエシックスは、多様な倫理的世界観をカバーする包摂的方法論のためのラベルである。
    □グローバル・バイオエシックスは、道徳的多元主義を承認する広範囲にわたるまとまりのない活動である。
  ―厚いバージョン
    □グローバル・バイオエシックスは、支配的な枠組みへの同化である。
    □グローバル・バイオエシックスは、世界主義の理論である。
      ■功利主義的アプローチ
      ■未発達能力アプローチ
      ■人権アプローチ
      ■契約主義的アプローチ
  ―中間バージョンは、相違の収斂および承認を強調する。
- グローバル・バイオエシックスの中間バージョンが必要である。なぜならグローバル化の社会的、経済的、環境的影響は、普遍的および個別特殊的パースペクティブを結合する批判的分析を要求するからである。

第5章 | グローバル・バイオエシックスの問題

　バイオエシックスのパノラマは、今日、第1章における実例が示すように、著しく拡大された。ヘルスケアにおける科学技術の進歩にかかわる伝統的なバイオエシックスの問題も相変わらず存在するが、グローバル化のプロセスによって、新しいさまざまな論点が出現した。グローバル・バイオエシックスは、これらのプロセスの理論的および実践的な難問への応答において、おそらく間違いなく発展しつつあるといってよい。それはポッターが論証したことであった。すなわち、新しいタイプの問題であるから、新しいアプローチが必要である。グローバル・バイオエシックスをよりよく理解するために、これらの難問の性質を検討する必要がある。

グローバルな問題

　グローバル化にかかわる現象は、グローバルな問題と同一ではない。すべての論点が問題を含むのではなく、すべての論点がグローバルであるのでもない。地球温暖化というテーマについて語ることは、世界中の気温の上昇というグローバルな問題を暴露することとは異なる。同様の相違が、グローバル・ヘルスと、健康格差というグローバルな問題との間に存在する。グローバル・バイオエシックスの問題を議論するにあたって、2つの問いが区別される必要がある。1つは、何がある論点をバイオエシックスの問題にするのか、もう1つは、何がある問題をグローバルな問題にするのか。第二の問いから始めよう。

何がある問題をグローバルな問題にするのか

　「国際的」または「超国家的」な出来事は、国家の中心的役割を当然のこととして想定する。それらはたいてい1つまたはそれ以上の国に触れるか、あるいは国境を横断する現象に言及する。たとえば移民は、人々が1つの地域から他の地域に移動するから、いくつかの国々の問題だと考えられる。他方で、「グローバルな」出来事は、もはや世界における基本的な単位としての国家に言及しないから、これとは異なっている。グローバル化は、複合的な次元を伴う、一連の複雑なプロセスである（第4章参照）。それは、時間と空間の観念を変容させた。「グローバル」は、われわれがもはや、中心部と周縁部を持つ二次元的空間もはっきりした境界も、当然のものとして想定できないことを意味する。その語〔グローバル〕は、移動する部分空間を伴う無限の〔四次元以上の〕超空間を指す。キーワードは、「脱領土化」である。空港、遊園地、病院のようなグローバルな空間は、ローカルな関連事項から分離される。われわれが長いフライトの後、飛行機から降りるとき、シンガポール、アトランタ、あるいはアムステルダムを想起させるものは何もない。おそらくわれわれが標示をみるか、または言

語を聞くまで。しかし旅行ビジネスにおいては、（娯楽や医学と同様）共通言語はほとんどの場合英語であるから、それさえももはや助けにはならないであろう。

　問題のグローバルな性質は、以下の側面によって決定される。

1　<u>世界的スケール</u>　問題は、特定の空間や場所に地理学的に位置づけられるのではない。国境を越える問題というよりも、むしろグローバルな問題としての移民は、それがもはや単に限られた数の国のみにかかわる現象ではないことを意味する。それは地球全体に及ぶ。したがって、特定の場所に位置づけられない効果を持つ。

2　<u>相互のつながり</u>　1つのグローバルな論点は、たいてい他の論点と関連する。人口の増加は高い幼児死亡率、食糧不足、環境破壊、および移民とリンクしている。さもなければインパクトと問題の起源との間に断絶がある。グローバルな問題は一定の地域に現れるが、それらが引き起こされるのは他の地域である。地球横断的な気温上昇は、主に、先進世界における裕福で汚染をもたらすライフスタイルの結果である。それは、水面上昇の結果を招き、はるか遠くの国々を浸水の危険にさらし、概して貧しい人々の生を危うくする。グローバルな問題がマクロレベルで創造される一方で、個々人はミクロレベルで影響を受ける。もろもろの問題が相互に関連していることは、次のことを意味する。すなわち、1つの問題を解決することは、他の問題に注意を向けることなくしては困難なものになり、1つの問題のみに焦点を合わせることは、時として別の問題を悪化させることになることを。

3　<u>持続性</u>　グローバルな問題は、時間を超えて展開されてきたから、容易には消滅しないであろう。それらはたいていの場合、体系的な性格を有する。それらに注意を向けることは、ポッターによって唱道されたように、長期的な展望を要求する。論点は相互に関連しており、それに取り組むことのできる圧倒的な権威も存在しないから、このタイプの問題は、グローバルな政策を発展させるための持続的な協力を要求するであろう。

4　<u>総合的な射程</u>　グローバルな問題は限定されていない。それは誰かの問題でも、あるいは限られた数の人々の問題でもなく、全員の問題である。これは、少数の国における、医師、患者および政策立案者の比較的小さなグループにとって関連のある新しいテクノロジーが喚起する難問に焦点を合わせる、メインストリームのバイオエシックスとの相違である。

5　<u>グローバルなアクションの必要性</u>　問題は、独立した双務的アクション〔調停、仲裁、訴訟などの法的措置を含む〕によって解決され得ないのであれば、グローバルである。1つの国家または機関は、グローバルな問題を効果的に解決できない。協力する必要がある。グローバルな問題は個々の行為者の力も超えている。それらはただ集団的アクションをとおしてのみ対処され得る。この種の問題は、新しい思考様式を要求する。というのは、それらに「グローバル」のラベルをつけることは、それらが共通の脅威を提出していることを意味するからであり、かかる共通の脅威は、共通と連帯の意識によって駆り立てられる限りない応答によってのみ対抗され得るからである。グローバルな協力は、少なくとも相互の尊敬と、共有された一連の価値が存在するときにのみ成功することになる。

グローバル・バイオエシックスの問題の一覧

- 生物多様性の損失
- 生物学的有毒兵器
- 生物特許権侵害（bio-piracy）
- 頭脳流出〔外国・競争会社などへの〕およびケアの流出、ヘルスワーカーの人口移動
- 気候変動
- 研究、医学、倫理再調査の商業化
- 腐敗〔汚職、違法行為〕
- 二重使用。バイオ・テロリズム、バイオ・セキュリティ
- 傷つけられやすい人口集団の搾取
- 食の安全と保障
- 健康格差（WHO の 10/90 の格差）
- ヘルス・ツーリズム
- 人道支援と災害援助
- 治療とケアへの不衡平なアクセス
- 清廉、利益の衝突〔利益相反〕
- 知的所有権制度
- 世界的流行病〔パンデミック〕および感染性疾患の発生
- 貧困
- 出版の倫理、欺瞞、ゴースト・ライティング〔代作〕
- 難民、移動
- 取引（ヒトの臓器、組織、身体の一部）
- 戦争と暴力、抑圧
- 水不足

何が論点をバイオエシックスの問題にするのか

　前節では、論点をグローバルなものに変えるもろもろの側面を論じた。しかし、もしある論点がグローバルなものと確認されても、その論点が必然的に問題であることにはならない。ツーリズムは今日、グローバルな現象であるが、一般に問題とはみなされない。もし旅行者たちがパンデミックをもたらす感染性の微生物を家に持ち帰るなら、あるいは患者が貧しい売主から臓器を買うために海外を旅行するとき、それは問題のあるものになる。発展途上国に臨床試験を外注することは、研究プロセスと、結果的に新薬承認の可能性をスピードアップすることができる。しかし、別の倫理的基準が適用されるために恩恵を得ることのない、あるいは害を被る可能性のある傷つきやすい〔攻撃されやすい〕人口集団をターゲットにするのであれば、それは問題のあるものになる。これらの例から、次の

ようにいうことができる。バイオエシックスのパースペクティブから、もしある論点が固有の関連性を持ち、規範的な難題を提出するのであれば、それは問題へと形態を変える。

1 　固有の関連性　気候変動は長い間、バイオエシックスに関連する問題とはみなされなかった。それは、データがしだいに健康とヘルスケアに与える気温上昇のインパクトを示すようになったときに変化した。2008 年以降、WHO は気候変動と人の健康に関する固有の作業計画を有しており、2014 年以降、このトピックについて世界会議を開催している。それゆえ、グローバルな論点が否定的に健康と人の生命にインパクトを与えるとき、それは問題のあるものとなる。気候変動と健康との関連性が含意するのは、問題への取り組みが生命科学、ヘルスケア、保健研究およびバイオテクノロジーからの貢献を必要とすることである。それゆえ、バイオエシックスの問題であるための最初の判断基準は、論点が健康と人の生命に関係しているかどうかである。しかしこの判断基準は、まず第一に倫理的側面ではなく、生物学的次元を同定する。

2 　規範的な難題　グローバルな論点は、それが義憤の道徳感情を喚起するとき、あるいは道徳原則、価値または権利の違反とみなされるとき、問題のあるものになる。たとえば、ウクライナで死亡した人々から、彼らの家族に伝えることなしに、また他の国々での商業的加工処分のために身体の一部を取り去ることは、組織取引に関するグローバルなバイオエシックスの問題の一例である。あるいは米国で要求されるのと同じ患者の権利の尊重なしに、ナイジェリアの子どもを用いて研究を行うことは、もしそれが同一の規範的基準をグローバルに用いないのであれば、研究倫理に問題があるといえる。これらの実例は、不正義、不平等な扱い、および搾取を含んでいるから、バイオエシックスの問題を提起する。それらはアクションをも動機づける。それらについて何かをなさなければならない、挑戦的な難題を提起する。これらのグローバルな論点は、単に記述、分析、説明のみが重要なのではなく、論点が含んでいるものを理解するために重要である。しかし、とくにバイオエシックスの問題として、それらは、少なくとも一見したところでは、受け入れがたい出来事を引き合いに出す。それらは規範的分析と介入を要請する。もちろんグローバルな問題を規範的な難題として想定することは、グローバル・バイオエシックスが自由に用いることのできる規範的枠組みを持ち、このタイプの問題に取り組むことに関与し得るということである。

　しかしながら、何が問題を特徴づけるかは、なおはっきりしない。上述した 2 つの判断基準は、なぜグローバルな問題がバイオエシックスの問題なのかを説明する。それらは、これらの論点と関心事をそもそも問題にするものが何であるかを明らかにしない（図 5.1 参照）。

問題は何か

　哲学者たちはよく、問題に直面することが意味することの固有の質を分析する。問題の 3 つの特性は、グローバル・バイオエシックスの問題のポイントをさらに解明することを助け得る。

a 　あいまいさ　問題というものは、疑い、不確かさ、あるいは当惑によって特徴づけられる。それ

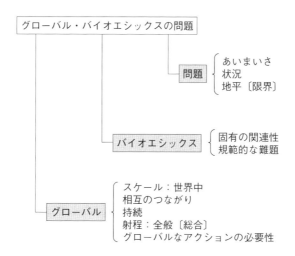

図 5.1 グローバル・バイオエシックスの問題

は、意見が異なる、人々が一致しない、あるいはまったく意見がない論点にかかわる。このあいまいな、当惑させるような性質は、アリストテレスが「アポリア〔論理的難点、難問〕」と呼んだものを指す。何が問題の性質と原因であるかも、あるいはどのようなタイプの解決や行為過程が適当なのかもはっきりしない。というのも、さまざまな価値や解釈が関係しているからである。しかし、このために、問題は常に推理と議論の始まりである。それは探究するプロセスの引き金を引く。

b 状況　人々は問題において合意に達しない。薬物濫用は、たとえば米国のような国においては、多くのバイオエシシストにとって法律的な問題であって、倫理的な問題ではない。他方、いくつかの欧州諸国では、まず第一に倫理的な問題とみなされる。同様にヘルスケアへのアクセスの不足について、多くはこれをバイオエシックスの問題よりもむしろ経済的あるいは政治的論点とみなす。この基本的な不一致は、問題は見出され、発見され、あるいは気づかれ得る、単に外面的な現実ではないことを示している。問題は、特殊な文脈の中で、主体と客体との間の活発な相互関係の結果として生じる。米国の哲学者 John Dewey は問題のこの中心的な特徴に言及するために「状況」という語を用いている。孤立した単一の対象や出来事であるよりも、問題は常に、Dewey が「取り巻く世界（environing world）」*1 と呼ぶものの一部または局面である。問題はただそこにあるだけでなく、われわれに対処されるのを待っている。認知する主体（knowing subject）は、問題を確認する受動的な傍観者ではない。そうではなくて、彼は能動的であるよう挑戦されている。なぜなら状況それ自体が人を煩わせる、混乱した、不確定なものだからである。それ〔状況〕は、熟考、審議、仮説の設定、介入、操作、そして実験を生じさせる。認知〔知ること〕における進歩

---

*1　See: John Dewey (1981) The later works, 1925-1953. Volume One, 1925: Experience and Nature. Edited by Jo Ann Boydston. Southern Illinois University Press: Carbondale, p. 184.

は、すべて疑わしい状況によって誘発された活動の結果である。活動の焦点は、問題を解決された状況へと変化させることに合わされる。問題を「不確定の状況」として強調することは、主体と客体を結びつけるだけでなく、認知することと行動することをも結びつける[*2]。Dewey にとって、問題というものは、将来を見通した前向きのものである。それは、その帰結によって定義される。たとえばバイオエシックスにおける問題は、生じるべきことに立脚する規範的アクションに帰結する。もし薬物濫用が法的問題として定義されるなら、それに対する応答は抑圧と犯罪化であることになる。しかしグローバルなパースペクティブにおいて、かかる応答は不適切である（法体系が異なるから）。それは、問題を増幅するようにもみえる（薬物取引をより魅力的で収益の多いものにするから）。これらの帰結は、問題の別の定義づけを誘発することになる。したがって、問題は、知識とアクションへと導く。なぜならわれわれは、疑わしい状況から疑問を解かれた状況へと移動したいのだから。倫理への挑戦もこれと異ならない。問題は、不確実と衝突によって特徴づけられる道徳的状況の一部である。何が適当で正当なアプローチかははっきりしない。もろもろの道徳原則は、Dewey のパースペクティブにおいては、道徳的状況を分析するためのツールである。

c　地平〔視界〕（horizon）　問題が位置している時間的空間は、単に前向きであるだけではない。問題は、「先例」あるいは「前例」に基づいている。背景にある知識、経験、そして価値なしに、個別特殊的な現象を問題のあるものと考えることは不可能であろう。現象学哲学者たちは、「地平」の観念によって、問題のこの側面を明らかにした[*3]。過去の経験は、前景におけるある論点が、「問題」として受容され解釈されることになるかどうかを決定する背景を提供する。この先行する一般的な意味の枠組みは、知識、価値および経験の所与の構造であり、それが、その内側で、ある論点が疑わしいものとして概念化される地平を提供する。問題は、それゆえ、可能な帰結だけでなく、前例とも結びつけられる。状況と地平とのこのつながりのゆえに、問題を識別することは、知的なプロセスである。利用可能な知識と経験は、問題とみなされることになるものを決定する。問題のある状況それ自体が、新しい知識と経験を生み、その結果、地平は未来の問題に対応するために変化し、適合させられることになる。どの論点がグローバルな問題として解釈されるかを説明するために、グローバル・バイオエシックスの認識および価値構造を理解する必要がある。

地平の観念

現象学における「地平」は３つの次元を持つ。

a．それは、現象が自らを明示することを可能にする、また現象がその意味を獲得する、一

---

*2　The quotation about the problematic situation is from: Larry A. Hickman and Thomas M. Alexander (eds) (1998) The essential Dewey. Volume 2: Ethics, Logics, Psychology. Indiana University Press: Bloomington and Indianapolis, p. 140.

*3　Saulius Geniusas (2012) The origins of the horizon in Husserl's phenomenology. Springer: Dordrecht.

　　般的枠組みである。
　ｂ．それは、反転性の〔変わりやすい〕、しかし超えることのできない限界である。
　ｃ．それは、われわれの境遇に関連しているから、変更され拡張され得る。

　　「地平は、主題と関係のない仕方で、人が意識していることを包囲するということができる。地平は、それ自体は主題とは無関係のまま、どの主題の出現にも空間を開く。地平は、どの現象も皆その内側に現れる視界の輪郭をあらかじめ描く、限定の構造である」[*4]。

バイオエシックスの地平

　ポッターは、バイオエシックスは主として個人にかかわるのではなく、あらゆる生物の集団にかかわる新しいタイプの問題に直面しているから、包括的なアプローチが必要とされている、なぜならそれらの問題は人類の生き残りを危険にさらすからである、と論じた。さらに、これらの問題は、科学技術の応用によって生み出されるのではない。かえって科学知識と技術革新は、問題に取り組むことのできる新しい手段を持つ倫理学を提供するかもしれない。ポッターのこのような見解は、問題のある状況がバイオエシックスの熟考と活動をその内側で触発する地平を明らかにするための、いくらかの手がかりを与える。

　なぜある論点はメインストリームのバイオエシックスにとって問題のあるものになったのであろうか。新しい学門分野の最初の数十年間、道徳問題の源は２つあった。第一に、科学技術の進歩のパワフルな挑戦。第二に、広く一般に普及していた医師のパターナリズムに示されていた専門職のパワー。最初から、バイオエシックスの支配的なパラダイムは個人主義的であった。それゆえ、科学技術の進歩と、ヘルスケア専門職の行為がそこで問題を生じるかもしれない地平は、個人の権利と価値、自己決定とプライバシーに焦点を合わせることによって定められる。論点、出来事、活動、そして介入がバイオエシックスの問題に変容するのは、それらが個人の自律と患者の権利という価値と、少なくとも最初に衝突するからである。メインストリームのバイオエシックスの焦点は、それゆえ、新しい医学技術とヘルスケアの知識が、ヘルスケア提供者と患者との関係内部で適用される〔場所である〕、臨床医学と医学研究の脈絡において生じる諸問題に合わされる。このことは、Marlise Muñoz の事件において例証された（第１章参照）。この事件は、母、家族、そして胎児の権利について激しい議論を引き起こした。医師、病院、国家は、家族の願いを無視したことを非難された。倫理学の論争は、生命維持処置を辞退する個人の権利対胎児の利益に集中した。個人の自律という価値が、その事件を問題のあるものとして浮上させる地平を決定した。もう１つの側面は、脳死を決定するのに必要な、洗練された医学技術の利用可能性である。最近まで、「生命維持処置」によって脳死の妊婦を維持することは不可能であった。危篤患者の集中治療管理（critical care management）の延長は、生育能力のある

＊4　Geniusas (2012) The origins of the horizon in Husserl's phenomenology. p. 7.

健康な子を分娩するために、患者の生命機能の維持にも胎児のサポートにも必要である。好結果を保証するためには、新生児学、集中治療医学、産科学、神経外科学、および麻酔学の専門家が協力する必要がある。これらの前提が与えられ、全世界でかろうじて30に満たない症例が、1982年以降、科学文献に報告された。わずか12人の生育能力のある子が生まれた─が、そのほとんどはそのために必要な技術能力を有する少数の国においてであった。Muñoz事件に対するメディアの異常な注目は、それゆえ、問題の一般的な普及ではなく、むしろその象徴的なステータス〔威信〕を反映している。すなわち、医学と国家の干渉に直面する個人の権利を際立たせると同時に、医学技術の潜在能力を実例として示している。この事件が公共および専門職の討論における重要な倫理的問題になったという事実は、メインストリームのバイオエシックスの地平を明確に示している。2012年に地球上で19,000人の5歳以下の子どもが毎日死亡しているという報告に対して、ほとんど何の注意も払われない。その2/3は感染症が原因であり、ほとんどすべてが洗練された技術なしに予防可能である。

　グローバル・バイオエシックスの地平は何か。すでにポッターによって明確に示されたように、2つの特徴が際立つ。1つは、焦点が個々の人格のみに合わされるのではなく、人格相互間の、コミュニティとの、自然との、他の生命形態との、環境との関係に合わされることである。これは、初期に言明された相互のつながりとグローバルな射程の側面に関連している。第二は、喚起される課題は、まず第一に科学技術の進歩によって生み出されるのではなく、グローバル化のうちに機能している社会的、経済的、政治的パワーの結果である。バイオエシックスの論点は、それゆえ、個人の自律が欠如しているから問題として出現する（メインストリームのバイオエシックスにおけるように）のではなく、社会状況が不正義で、人に汚名を着せ、非人道的なものであるから、問題として出現するのである。多くの疾患は、貧困と、貧困から生じる衛生の欠如、不十分な栄養、環境汚染などの結果である。それらはまた、経済と政治プロセスの結果でもあり得る。一例は、グローバルヘルス研究における10/90の格差である。

10/90の格差

　グローバル・ヘルスにおける研究費は、急速に増している。しかし2000年に、保健研究のための世界フォーラム（Global Forum for Health Research）は、保健研究にグローバルに支出されている550億ドルのうち、グローバルな疾患に苦しむ人々の90%の原因をなす疾患または病気にあてられているのは10%以下、と見積もった。たとえば、世界で病気に苦しむ者の20%と評価される肺炎、下痢、結核、マラリアは、保健研究のための公的および私的ファンドの1%以下しか受け取っていない。この不均衡は、経済および政策決定の結果である。費用を負担することのできない貧しい人口集団のための新薬開発は、収益にならない。これらの人口集団は、通例、政策立案者にいかなる圧力もかけることができないから、緊急要請もない。

　治療とケアへの限られたアクセスは、グローバル・バイオエシックスの問題である。有効な薬物療法は、研究優先のために利用できないからである。薬物療法を利用し得るときでさえ、人口集団全体は、必要不可欠な介入を奪い取られている。これは、Thomas Pogge が論じるように[5]、個人の相互作用の結果ではなく、薬事研究の経済構造の帰結である。薬を発明する創薬会社に彼らの発明品についての一時的な専売〔独占〕権を与える特許規則の現行制度は、とくに発展途上世界における多くの人口集団にとって、新薬を高すぎるものにしている。経済界の規則は、とくに貧しい人々からマラリア、結核、肺炎のような、治癒可能な病気の治療を剥奪している。その結果、無数の人々が治癒可能な医学的症状で、毎年死亡している。治療経過にかかわる問題は、個々の人格において表明されるが、その問題が生み出されるのは、彼らが生活するより広い脈絡においてである。もう 1 つの例が自殺である。インドは世界でもっとも自殺率が高い国の一つである。世界全体の自殺の 1/5 がそこで起こる。自殺のもっとも一般的な方法は農薬の経口摂取である。農業地域では、その率は都会の 2 倍である——とりわけ小さな土地所有で重い負債を持つ限界収益点の農民の間で。この公衆衛生問題は阻止し得る。少なくとも経済政策と土地改革によって、軽減し得る。しかし、生命と尊厳に対する尊重と社会正義が顕著に出現しない国内および国際政策によって、人々は見捨てられている[6]。

　グローバル・バイオエシックスの地平のこの 2 つの特色は、単に規模と射程によって特徴づけられるのではないことを断言する。それは単にすべての国とすべての人を包含する世界的で包括的な事象であるだけではない。もし事実がそのようであれば、問題はグローバル化されるであろうが、真にグローバルではない。たとえば第 1 章で示された商業代理母は、インド（法的に許されている）においては問題ではない。それは、フランスと他の諸国（禁止されている）においては道徳の問題である。グローバルなパースペクティブから、商業代理母はどこでも同一の難問ではない。それは 1 つの問題として、個別特殊的地域に限定された特定の倫理的枠組みに拘束される。人がなし得る唯一のことは、これらの枠組みを比較することであって、グローバルな問題について語ることに意味はない。要するに、バイオエシックスの問題は、単に地方または全国規模からグローバルな規模に移動することのみによって、あるいはただ単に射程をシフトしてより包括的になることのみによって、グローバルな問題になるわけではない。グローバル・バイオエシックスの問題を把握するためには、グローバル化に固有の他の 2 つの特徴を探究する必要がある。

グローバルな状況

　問題は常に文脈（「situated〔位置づけられた〕」）の一部である、という Dewey の考えは、グローバルな状況の特異性を明らかにする助けとなり得る。先にこの章において、グローバルな問題の典型

＊5　Thomas Pogge (2013) World poverty and human rights: Cosmopolitan responsibilities and reforms. Polity Press: Cambridge (UK) and Malden (MA), 2nd edition.

＊6　Jonathan Kennedy and Lawrence King (2014) The political economy of farmers'suicides in India: Indebted cash-crop farmers with marginal landholdings explain state-level variation in suicide rates. Globalization and Health 2014; 10: 16; doi: 10.1186/1744-8603-10-16.

的な特色として、相互のつながりに言及した。それは関連のあるグローバル化の2つの次元を引き合いに出す。可動性と相互依存性である。

1 可動性は、グローバル化のプロセスの質を定義するものの1つである。これはヘルスケアの領域において明白である。保健学の学生と教師は、ますます国際交流に参加するようになる。医学生組合国際連盟（International Federation of Medical Students' Associations）は、毎年世界中で1万人の医学生が交換に参加していると公言している[7]。別の仕方で、医学教育における距離が取り除かれる。ますます多くのプログラムが、オンライン・ティーチング・コースを包含している。保健専門職は移住している。米国で実務を行っている医師のほぼ25％は外国で訓練を受けている。ニュージーランドや英国のような国では、全医師の1/3以上が他国で教育されている。とりわけ発展途上国におけるヘルスケア専門職は、より発展した世界に移動する。たとえばリベリア、アンゴラ、タンザニアで訓練された医師の半数以上は移住している。患者は移住し、外国で治療を探している。ヘルス・ツーリズムの現象は、先進国から訪れる富裕な患者に医学的介入のパッケージを提供するいくつかの国によって積極的に促進されている。ツーリズムの特殊形態もある。移植、生殖、あるいは幹細胞ツーリズム。医学研究も移動している。目下、臨床試験の40〜65％が米国外で実施されている。薬物や装置などの保健衛生資源は、可動的なものになった。今日ではインドは、ジェネリック医薬品の最大生産者である。薬剤は西洋の慈善団体とNGOによってインドに持ち込まれ、アフリカの国々に輸出される。

ヘルス・ツーリズム

　タイ、シンガポール、インドはメディカル・ツーリズムの目的地としてプロモーションを図る。「医療トラベル」あるいは「健康関連トラベル」についてではなく、「ツーリズム」について語ることは、中立的ではない。というのは、この「ツーリズム」には、レジャーよりもむしろ医学的な必要性がかかわっているからである。その現象は、産業政策の結果である。商業的な5つ星病院が、国境を越えて富裕な患者に対するサービスをアグレッシブにマーケティングしている。患者が旅行しているのは、治療が自国では利用できないから、コストが5〜10倍も高いから、あるいは彼らが必要とする処置のための長いウェイティング・リストがあるからである。ヘルス・ツーリズムはマイナーな現象ではない。タイの5つの私立病院は、2010年に医療収益において1億8,000万米ドルを生む104,000件以上の医療ツーリストを扱った。同時に、ツーリストに提供されたハイテク・ケアは、たいていの場合、当該国の住民の大多数は利用できない。

---

*7 See: www.amsa.org/members/career/international-exchanges/ (accessed 5 August 2015).

　グローバル化のトレードマークとしての動向は、単に人、サービス、商品のみならず、アイディア、文化、価値の可動性もあることを含意する。さらに脅威と好機、恩恵と害が動いている。ある場所で有利なものは、ほかでは不利かもしれない。このグローバルな状況は、領土あるいは空間が、もはや弁別的な〔他との区別を示す〕ものではないことを意味する。問題は、一定の場所に位置づけられるものではなく動的であり、固定されるのではなく展開し変容しており、孤立したものではなく相互に関係する。それはグローバルなアプローチをとおしてのみ適切に対応され得る。最後に、グローバルな問題の可動性は、アクティブな倫理的応答を必要とする。これらのフロー〔流れ〕を観察するだけでは不十分である。グローバル・バイオエシックスは、熟考とアクションの動的な組み合わせでなければならない。

2　グローバル化の根本的次元としての相互依存性は、さまざまな仕方で示される。人々はますます相互に関係づけられる。それは単にインターネットや国外旅行がグローバルなつながりを容易にするというだけでなく、人々が今日、自分たちが相関のネットワークの中に組み込まれていることにいっそう気づいていることをも意味する。この相互依存の経験は、人間についてのより関係的なパースペクティブをもたらすかもしれない。人間と環境の間についても同じことがいえる。気候変動、環境破壊、災害、そして新しい感染症の出現のようなグローバルな現象は、相互的な傷つきやすさの感覚を生じさせた。それらは、人間の振る舞いは周囲の自然や動物と、また生物圏の多様性と親密に結びついていることを示す。グローバルな現象は、人々に気づかせる。もし彼らが他の生き物や環境との調和的な関係を無視し続ければ、人類の生き残りそれ自体が危うくされるであろうことを。この相互依存の経験は、個人の自律という限られた関心を超えて、未来世代と生物圏の保護を考慮する別の倫理的ビジョンをも生じさせるかもしれない。グローバル化は人々に気づかせる。彼らは同じ運命を共有していることを。なぜなら地球は１つしかないのだから。

　相互依存の経験は、次章で論じるように、われわれがグローバルな問題を扱う方法にとって重要であろう。しかしそれらは、極度に単純化されたグローバル化の視界にも警戒させる。「グローバル」は「ローカル」に対立させられることもある。かくしてグローバル化のプロセスは、固有の習慣をどこでも同じ、より広い不定形のパターンのうちに呑み込む、ローカルな文化や伝統に対する脅威とみなされる。グローバル・バイオエシックスは他の国々に押しつけられる（「モラル・コロニアリズム〔道徳植民地主義〕」）という批判は、同様のおそれを表す。本章の初めに、領土と空間は、ほとんど他との区別を示す特有なものではなくなったことを論じた。「グローバル」はたいてい、文脈から解放された、すなわち「脱文脈化されたもの」と考えられる。グローバルな現象はさまざまな社会および文化状況を横断し、個別特殊的な文脈によって拘束されない。同時に、人間の経験と存在はすべてローカルである。われわれは特定の土地の内部で生きる。物質的実体（substance）としてのわれわれの身体は一定の場所に配置される。いずれの生命においても、グローバルとローカルの間に対立はない。グローバルはローカルの内部で明示され、たいていローカルなレベルで生み出される。この結びつきは、HIV/AIDS に関する最近の書物の副題にうまく表現されている。「グローバルな疾患─ローカルな痛

み（*Global disease-local pain*）」*8。グローバルな現象はローカル化される。ローカルな属性はグローバル化される。グローバルなプロセスはローカルな状況を変容させ得るから、たとえば「グローバルな都市」について語ることができるのである。言い換えると、グローバルとローカルは対立するのではなく、緊密に結びついており、相互作用している。グローバル化は決して抽象的な一連のプロセスではなく、常に根拠づけられている。それはローカルな状況の内部に生み出され、論議される。このグローバルとローカルの相互関係は、グローバル化についてのわれわれの理解にいくつかの含意を持つ。

第一の含意は、伝統的な国境を越える新しい地理学が起こり得ることである。国境を越えたアクターやエージェンシーの作用のための、そしてまた新しい法的管理体制のための（たとえば現在グローバルに課されている知的所有権の管理体制、第8章参照）新たな空間が出現している。グローバル化は場所のない新たなネットワークを創造する（インターネット、金融システム、およびサーベイランス〔監視〕・システムが立証するように）。国際的な人権運動やグローバル環境説〔個人、社会の発達は遺伝的素質よりも、むしろ環境によって規定されるとする説〕のような新たな動向が、国家のテリトリーを越えて出現する。それでもなお、行為者たちは常に特定の地域に配属されるから、彼らは同定されることができ、説明義務のある状態に保たれ得る。グローバル化はどの空間や場所も超える匿名のシステムではない。

第二の含意は、二項対立のイメージは十分ではないことである。たとえば中心と周縁部の区別は消滅しつつある。グローバル化のプロセスは、多中心主義的である。複合的な活動の中心があり、それらは継続的に移動している。グローバル・バイオエシックスは、それゆえ、メインストリームのバイオエシックスの中心部から周縁部への拡散ではあり得ない。〔メインストリームのバイオエシックスの拡散という〕この解釈は、活動の覇権主義的中心を持つ国際的または国境を越えたパースペクティブにおいては、十分であろう。しかしグローバルなパースペクティブは、もろもろの活動が多様な場所で発展するのと同時に、バイオエシカルな四次元以上の超空間を当然に想定する。他の二元的区別もまた、より複雑になる。多くの中間的カテゴリーがある―たとえばよそ者と友人、市民と外国人、遠方の人々と近隣の人々の間のような。

第三の含意は、重点が文化からアイデンティティにシフトしていることである。多数の人々が自分の生まれた国の外に住んでいる。彼らはたいてい近隣にいる他の人々と同じ文化を共有していない。文化それ自体が相互につながり、ハイブリッドになっている。多くの人々は、部分的な、重複するアイデンティティを有する。

最後に、グローバルとローカルの相互関係は、境界の観念がさまざまに変化することを含意する。「国境を越える」という意味における「グローバル」は、単に、地域、領土、あるいは国家の境界のみに言及するのではない。実際、交差する複合的な境界線がある。このことは、さまざまなタイプの橋が要求されることになるポッターの提案を解明する。

---

*8　Hakan Seckinelgin (2008) International politics of HIV/AIDS: Global disease-local pain. Routledge: Abingdon (UK).

グローバルな問題の源

　問題が起こるグローバルな状況は、なぜわれわれを煩わせているのか。かかる問題は、なぜバイオエシックスの関心事なのか。簡潔に答えれば、可動性と相互依存性は均等に釣り合っていないからである。グローバル化は原則として、すべての人を利する可能性を持つ。しかし実際問題として、増大する不平等と排除を伴う。たいていの場合、移動の不均衡がある。労働と自然資源は、あまり発展していない国からより発展している国に流れる。医師や看護師は、発展途上国で教育を受け、その後先進国に移住する。富裕な患者は貧しい国に旅行する。一方で、臓器や身体の一部〔組織、細胞など〕は逆方向に流れる。相互依存性についても同じことがいえる。工業化された国で生産された温室効果ガスは、気候変動の一因となり、その結果、海面が上昇し、発展途上国—基本的な問題にほとんど何も寄与しなかったが、それにもかかわらず、そのインパクトのほとんどを被っている—に深刻な問題を引き起こしている。新しい薬物療法は、たいてい資源に乏しい国で、通常、ヘルスケアにアクセスすることのない傷つきやすい人口集団に試みられる。彼らは医学研究において害されるかもしれない被験者である。しかし恩恵は、たいてい有効なヘルスケア・システムを持つ資源の豊富な国の人々にもたらされる。

　グローバル・バイオエシックスの問題を理解するためには、これらの問題がいかに生み出されるかを検討することが重要である。もしそれらがグローバルな状況における、一様でない発展と関連するのであれば、より詳細に問題の源を分析することが必要であろう。これまでの章で、グローバル・バイオエシックスにおける問題の源は、メインストリームのバイオエシックスにおける問題の源とは異なることを論証した。

市場のメタファー（隠喩）

　この源は、単にグローバル化ではない。それはどちらかというと、1980年代以降グローバル化のプロセスを強力に推進してきた、独特の一方的な解釈である。きわめて広範かつ複雑な現象としてのグローバル化がいくつかの次元を有することは、先に論証した（第4章参照）。しかし支配的な政策とプラクティスにおいては、それはたいてい、まず第一に、世界は単一のグローバル市場になった、というビジョンに基づく経済のプロセスとみなされる。しかし「市場」という観念は、単に経済学上の観念ではない。それはユートピア的なビジョンとして頻繁に使用されてきた—とくに政治学者 Friedrich von Hayek[9]、哲学者 Ayn Rand そして経済学者 Milton Friedman によって。彼らは「市場」を社会生活の組織のメタファーとして用いた。社会組織のあらゆる形態のうち、市場はもっとも公正（fair）で効率のよい形態である。それは、個人の自由と自主独立（liberty and freedom）が繁栄し得る唯一の枠組みともみなされる。自己規制する力として、市場は、自己実現する個人に場所を与えることになる。そのような個人の生産性と創造性は全員の恩恵のために作用することになる。保護や規

---

*9　David Harvey（2005）A brief history of neoliberalism. Oxford University Press: Oxford, New York.

律は必要ない。いっさいが商品あるいはサービスに変容させられるべきであり、市場で処理されるべきである。競争は核心的な徳（the core virtue）である。各個人はケアを含めて、自らのアクションについて責任および説明義務を持つ。それゆえ、自由市場は世界の問題のための処方箋である。グローバル化の他の次元は、この自由市場のユートピア的なビジョンによって矮小なものになる。

社会組織の原理としての競争

「自由主義の議論は、物事をあるがままのものとして放置するための論拠としてではなく、人間の努力を調整する手段として、競争力を可能なかぎり最善に使用するためのものである。それは、有効な競争が生じ得る点で、他の何よりも個人の努力を導くよい方法である、との確信に基づく。

過去において文明の成長を可能にしたのは、非人格的な市場の力への服従であった。文明は、これなくしては発展しなかったであろう……」[10]。

新自由主義の政治

市場のユートピアは、1980年代以降グローバル化のプロセスを支配した独特の論説と一連のプラクティスを生んだ。これらはたいてい「新自由主義」のラベルの下で要約される。このラベルは、一連の経済的および政治的見解のみならず、政治、社会関係、および日常生活に浸透する影響力を持つ政策のプラクティスをもカバーする。それは、首尾一貫した一様な哲学ではない。それは同時に、イデオロギー、布教的信仰（missionary faith）、あるいは社会・文化的論理とみなされる。それは、グローバル化の発展の多くを駆り立て、しばしば自明の規範的枠組みとして当然視され、批判の余地をほとんど残さない。

新自由主義は、自由市場競争における束縛の排除を強調し、民営化、規制撤廃、公的支出の削減、税制改革、および所有権保護を奨励する。このイデオロギーにおけるグローバル化は、基本的に自由主義化と同義語である。グローバル市場が自由であるとき、これは個人の自由と人間の福利を促進することになる。国家の役割は制限されるべきである。その第一の任務は、自由貿易と私的所有権を保障する制度上の枠組みを作ることである。政府の力は、規制を撤廃し、商品の流れを減じる束縛と社会政策を排除するために行使されるべきである。国による社会的支援や保護は、市場における適切な機能を防げるから、差し控えるべきである。公益事業や公共機関は、社会福祉設備と同様、民営化されるべきである。人の生活のどの領域も、個々の市民が欲するものを自ら自由に選択するために、市場取引（transactions）に開かれるべきである。治療的介入だけでなく、遺伝子検査や予防策も、消費財である。ヘルスケアは競争と効率という風潮において繁栄するビジネスである。医学研究は、グ

＊10　Friedrich Hayek (1944) The road to serfdom. University of Chicago Press: Chicago, pp. 36 and 204.

ローバル市場で機能すれば大いに成長し得る。そのときにのみ、それは個々人に対して、薬物と介入について、かつてないほど広い選択の範囲を提供し得ることになる。新自由主義のもう1つの主張は、グローバル化は不可避であるという主張である。自由市場原理の普及は、自然力のごとくである。そのうえ、誰も責任を負わない。グローバル化のプロセスは、説明義務のある主たるエージェントやリーダーを持たない。それは、フィンランドの哲学者 Georg Henrik von Wright が「匿名の力」および「みえざるアクター（invisible actors）」と呼んだものによって操縦される[11]。最後に、新自由主義の主張は、少なくとも長い目でみれば誰もが恩恵を得る、というものである。恩恵は「下方にゆっくり移動する（trickle down）」〔トリクル・ダウン：米国経済学の用語。経済に流入する資金、とくに政府からの資金は福祉事業や公共事業よりも企業に分配するほうが経済成長を刺激するという理論に基づく〕。傷つきやすい〔攻撃されやすい〕人口集団に対する不平等とネガティブなインパクトは、単に過渡的かつ一時的なものであることになる。経済の自由主義化は、最後には人間存在の脆弱さ（frailties）から自由な個人を解放することになる。

新自由主義

「新自由主義は、……以下のことを提唱する政治経済の実践理論である。すなわち、人間の福利は、強い私的所有権、自由市場、および自由貿易によって特徴づけられる制度的枠組みをもって、個人企業家の自由とスキルを自由に作用させることによって、もっともよく前進させることができる。……さらに、もし市場が存在しないなら（土地、水、教育、ヘルスケア、社会保障のような領域に）、そのときは、もし必要であれば国家のアクションによって、市場が創出されなければならない。しかし国家はこれらの任務を超えて、投機的事業に着手すべきではない」[12]。

　このイデオロギーのネガティブな影響は、目下ますます明確に知覚されている。それは、傷つきやすい人をグローバルな規模で増加させた。社会的不平等を増した。ほとんどの国で公的ヘルスケアのような基本的サービスの劣化を引き起こした。上位1%の人々のみに恩恵を与えた。人口集団の大多数にとって、実存（existence）は、より不安定で脆弱な（fragile）ものになった。仕事はその土台を侵食され、臨時的なものになった。社会保障は破綻した。実存的な不安が増した。環境は顧みられず、退化している。グローバル化のプロセスは、増大する不正義、社会の分裂、および進行する排除と結びついている。新自由主義のグローバル化の市場についての考えによると、人格はまず第一にホモ・

＊11　Von Wright is quoted by Zygmunt Bauman (1998) Globalization: The human consequences. Columbia University Press: New York, p. 57.

＊12　David Harvey (2005) A brief history of neoliberalism, p. 2.

エコノミクス、すなわち出費を最小化し、自身の利得を最大化することに動機づけられた合理的で利己的な個人である。彼は第一に、自己利益へのインセンティブによって行為へと促される。市場の交換をとおしてのみ他者と関係する。この見解は、個人の選択に基づいており、コミュニティは欠如している。市場の論理は、それゆえ経済活動を社会的関係性から分離する。協力よりも競争が、社会相互作用の好ましい様式である。最近数十年にわたる新自由主義政策の広く浸透した影響力は、拡大する不平等、貧困、政府の負債を超える変容を創造した。今日、われわれは不可逆的な破壊と侵食に直面している。土地と水の広い範囲が死滅するか数世紀にわたって毒に侵されている。熱帯と亜熱帯の森林は急速に消滅している。水産資源も枯渇している。同時に、追放された人々の数は驚異的であり、投獄率も上昇している。一方で、より富裕な国々においてもますます多くの人口集団が、基本サービスからも、仕事からも放逐されている。人間の生命はあらゆる場所で、搾取、抜き取り、排除の力学によってインパクトを受けている。社会学者 Saskia Sassen は、もっぱら「解放的な利益追求と環境への無関心」にのみ焦点を合わせる、「略奪〔捕食〕の構造（predatory formations）」が作用しているのをみる*13。人の生の社会的文脈を縮小、変容させることは、それが個人の善を自由にすることになると決めてかかる、まさに新自由主義のイデオロギーの目的である。

合理的エゴイズム

　「基本的な社会原則……は、まさに生命はそれ自体における目的である、というものであるから、生きているどの人間も、彼自身において目的であり、他者の目的や幸福の手段ではない。―そして、それゆえ、人は他者のために自分を犠牲にするのでも、自分のために他者を犠牲にするのでもなく、自分自身のために生きなければならない。
　取引の原則は、人格的および社会的、私的および公的、精神的および物質的なすべての人間関係の、唯一の合理的な倫理原則である。それは正義の原則である」*14。

　新自由主義のイデオロギーの今日の支配が、政治と法によって助長されていることは明らかである。取引の自由主義化、社会の規制撤廃、および中央集権的政治権力の制限は、自由市場の力学によってではなく、むしろ重い政治的な支配によって達成された。市場の力のみえざる手の代わりに、グローバル化のプロセスを指揮しているのは、しばしば政府と国際組織（世界銀行、世界貿易機関［WTO］、および IMF）のみえる手である。経済学者 Joseph Stiglitz が論じるように、市場はもろもろの法、規則および機関によって形成される*15。新自由主義は、自由放任主義（レッセフェール）よ

＊13　Saskia Sasssen (2014) Expulsions: Brutality and complexity in the global economy. The Belknap Press of Harvard University Press: Cambridge (Mass) and London (England), p. 215.

＊14　Ayn Rand (1964) The virtue of selfishness: A new concept of egoism. Signet/Penguin: New York, pp. 27, 31 and 80.

りも、かえって規制の増加を含意する。これは官僚主義の桁外れの成長において、とくに EU におい
て明白である。かつて連帯とコミュニティの観念に基づく理想的なプロジェクトとして開始したもの
が、今や民営化と、いわゆる規制撤廃を目的としたハードコアの新自由主義的メカニズムになってし
まった。自由市場は介入と干渉をとおして、多くの場合、共同一致の政治的アクションをとおして創
造された。同様の共同一致のアクションは、ビジネス管理に由来する規範、規則、手順および手続き
を、今日の社会のあらゆる次元に行き渡らせた（そこでは「ターゲット〔達成目標〕」と「ベンチマー
ク〔標準値〕」が日常生活を決定する）。教育、研究、ヘルスケア、文化、環境保護、安全と防衛は、
すべて頭上にアーチ形をなす市場論理の枠組みに服従させられるが、それは市場のイデオロギーがお
のずから自然に拡張しているからではなく、福祉と保護の社会構造を解体するために故意に促進され
ているからである。政治と法はそれゆえ、グローバル化が独特の新自由主義的市場政策において繁栄
し得る条件を創出してきたのである。これらの政策は、人間は、利己的な、合理的な個人であるとい
う仮定に基づいている。実際、最近の数十年間、国内および国際政策は、世界中の人々の生活に影響
を及ぼす特殊な規範的枠組みを体系的に促進してきた。

新自由主義のインパクト

　グローバル・バイオエシックスは、新自由主義政策によって生み出された倫理的問題への応答とし
て出現した。この応答は、あらゆる人の健康ニーズに注意が向けられるべきであり、また、恵まれた
立場にある人だけでなく、すべての人が科学技術の進歩から恩恵を受けるべきであるという道徳的関
心から生じる。それは、有害で不正な構造と政策によってたびたび危うくされる、人間の福利に再び
焦点を合わせる望みを表す。それはまた、健康は経済的な幸福と同じではなく、社会文化の状況およ
び環境の状況に依存するという見解も表明する。グローバル・バイオエシックスの議題に関する問題
の多くは、一方的な、観念論的に強引に推し進められたグローバル化のプロセスの帰結である。

　ヘルス・ツーリズムは、新自由主義政策のインパクトを例証する[16]。もろもろの国際組織の圧力に
よって、インドやタイのような国は、1990 年代以降、グローバルな医学市場における商品として私的
ヘルスケアを精力的に促進した。メディカル・ツーリズムは実際に、「バイオエコノミー」の建築用資
材である。その論拠は、市場主導のヘルスケアは、経済成長を刺激し、外貨を生み、ヘルスケアの基
準を引き上げ、国内におけるケアへのアクセスにおける衡平を増すであろうということである。しか
し「トリクル・ダウンの恩恵」は、深刻な否定的効果によって翳らされる。健康のための公的支出は
減じられ、社会福祉のインフラは削減される。総合的な効果は、人口集団の多数のためのヘルスケ
ア・サービスの質と供給が減少し、他方で高価な私的ケアがエリートのために利用可能になることで

---

*15　Joseph Stiglitz (2012) The price of inequality: How today's divided society endangers our future. W.W. Norton & Company: London/New York.

*16　See, for example, Chen, Y.Y. Brandon and Flood, Colleen M. (2013) Medical tourism's impact on health care equity and access in low- and middle-income countries: Making the case for regulation. Journal of Law, Medicine & Ethics 41 (1): 286-300; Smith, Kristen (2012) The problematization of medical tourism: A critique of neoliberalism. Developing World Bioethics 12 (1): 1-8.

ある。そのうえ、ヘルスケアの民営化は、頭脳の流出も引き起こした。公的機関で教育を受けた医師たちは、より高い給料が得られる私的環境に移動する。インドは目下、世界でもっとも高度に民営化されたヘルスケア・システムの一つを持つ。同時に、人口集団のほぼ25％は、負債または貧困のためにいかなる医療処置も受けない。人口の80％が農村地帯に居住する一方で、医師の75％以上と公的資金が投入された病床の70％以上が市街地の施設にある。新自由主義政策は、それゆえ、プライオリティのひずみを生むことになる。私的ヘルスケアと公的ヘルスケアの拡大しつつある格差は、何度も繰り返し富者と貧者を分割する。富者に対する一流のケアと、貧者に対する質の劣る公的資金のケアという、二層のヘルスケア・システムが出現した。ヘルスケアにおける新自由主義政策は、それゆえ、不正義を増強した。公的資金は私的ケアに移行するから、インドのような国の限られた資源は、先進国から来る患者を治療するコストを助成するために使われる。先進国におけるヘルスケアの供給不足、たとえば英国におけるメディカル・サービスの慢性的な人手不足による長いウェイティング・リストは、他の場所でケアを探すよう患者を誘導する。別のアプローチが可能であることは、ヘルス・ツーリズムを促進した最初の国の一つであるキューバが例証する。「海、太陽、手術」を宣伝しつつ、キューバはメディカル・ツーリストを誘致し、キューバ市民対象の無料の公的ヘルスケア・システムのために支払わせる。メディカル・ツーリズムはエリートに利益を与えるのではなく、人口集団〔キューバ市民〕全体に恩恵を与える。

　新自由主義政策のもっとも有害な影響は、1980年代以降の多くの発展途上国におけるヘルスケア・システムの崩壊である[17]。保健および社会サービスのための政府支出の削減、保健サービスの民営化、ヘルスワーカーの給料の引き下げ、受益者負担金の導入は、多くの国でヘルスケアに劇的な否定的影響を与えた。人口集団の多数について、ヘルスケアへのアクセスが低下しただけでなく、多くの保健に関する指標が悪化した。たとえば、マダガスカルでは1980年から1985年の間に幼児死亡率が53.5％に増加した。ガーナでは、公的保健部門で働く医師の多数が1987年までに国を去った。タンザニアにおける平均寿命は、1992年の50.1歳から2002年の43.1歳に低下した。ラテンアメリカでは、新自由主義保健改革はケアの質を改善せず、不衡平と非効率を増した。改革の主たる受益者は患者や保健専門職ではなく、病院団体、国際的な民間保険会社、およびコンサルタント業者であった。

グローバル・バイオエシックスの含意

　グローバル・バイオエシックスの問題の特徴と、その新自由主義的なグローバル化の文脈における出現とを理解することは、どのようにしてこれらの問題がもっともよく対処されるかを決定する（第6章参照）。グローバル・バイオエシックスについてのこの理解の含意は、以後、本書で詳述されることになる。

　ここまでの議論は以下のようであった。メインストリームのバイオエシックスは、科学技術力の不

---

*17　For the negative impact of neoliberal policies on healthcare, see: Sara E. Davies (2010) Global politics of health. Polity Press: Cambridge (UK) and Malden (USA).

都合な効果のゆえに発生した。今日のグローバル・バイオエシックスは、今度は、新自由主義政策ともろもろのプラクティスという、逆方向に作用する効果によって燃料補給される。バイオエシックスが今日、ネガティブな帰結と同じく、ポジティブな帰結をも持ち得るグローバル化の文脈に位置していることは、単に事実であるというだけにとどまらない。というよりも、今日バイオエシックスの問題の温床となっているのは、グローバル化の一方的な支配的プロセスである。このプロセスは、自由市場によって決定されるような個人と社会のユートピア的なビジョンによって導かれる。それは、回避不能かつ制御不能な政策、哲学、実務〔プラクティス〕の組み合わせによって決定されるものとして、自らを表現する。グローバル・バイオエシックスの問題の源は、グローバル化それ自体よりもむしろ、グローバル化の新自由主義的イデオロギーの内部にある。しかしこの診断が含む根本的な意味は、たいてい認められない。

　それゆえ、第一に、バイオエシックスは、問題が発生し、それが維持され、あるいは悪化させられる文脈の根本的な分析に従事すべきである。これは、別のバイオエシックスの論説を要求するであろう。メインストリームのバイオエシックスの倫理的枠組みは、個人の自律、合理的意思決定、インフォームド・コンセント、身体の所有権、および個人の責任の強調によって、新自由主義のイデオロギーの主要な教義を模倣し、それらをヘルスケアの場面で応用する。たとえば、次のことが論じられるときに、〔新自由主義のイデオロギーと〕類似した基本的仮定が使用される。―研究における個人や人口集団の傷つきやすさは、個々の意思決定者を保護し、公的権限を付与することをとおして縮小され得ることが論じられるときに。―研究主体〔被験者〕の搾取は、彼らの暮らし向きをよりよくするかぎりでは悪くないことが論じられるときに。―個人はその選択が自発的で自由であるかぎり、彼らの身体の一部を売却する自由を持つべきであることが論じられるときに。―あるいは、ヘルス・ツーリズムは個人の福利のための選択の範囲を拡大するから賞讃に値することが論じられるときに。人の相互作用の第一原則として、取引と同様、合理的で利己的な個人という、新自由主義の論説におけるのと同じアイディアが、ここバイオエシックスの論説の内部で作用している。ポイントは、バイオエシックスが新自由主義の枠組みの上に設計されるかぎり、それは決して現代のバイオエシックスの問題の源に注意を向けることはできないであろう、ということである。人間存在の社会的次元から引き離された個人に焦点を合わせること、および社会生活に対する市場のメカニズムのインパクトを軽視することは、バイオエシックスが、グローバルなバイオエシックスの問題を生じる状況や文脈を吟味することを不可能にするであろう。それは、たとえば傷つきやすさを人格的自律の欠損とみなし続けるであろう。また、個人についてのみならず、人のグループ全体についても、傷つきやすさを生む状況に焦点を合わせることをしないであろう。それは、次のことを認めることができないであろう。―臓器の売主は、彼らが貧困や負債の悲惨な状況に生きているとき、真に選択しているのではないことを。―あるいは、富裕なメディカル・ツーリストのための選択は、それらの私的サービスを提供している国における人口集団の多数のための保健サービスの悪化や不平等に依拠していることを。〔かかる主張の〕論拠は単に、バイオエシックスの論説は必然的に基本的なメカニズムを無視して〔症状として現れた〕徴候に集中するから、問題の根本原因に注意を向けない、その意味で表面的なものにとどまる、というだけではない。新自由主義とバイオエシックスの論説の類似性は、―多くの問題の根

新自由主義	バイオエシックス
ホモ・エコノミクス：	自律的個人：
―自分自身のためにコストを最小化し、収益を最大化することによって動機づけられる合理的な個人	―合理的な意思決定者
	―ケアは個人的事柄
―市場の交換と契約をとおして他者と関係する	―身体の所有権
	―契約としてのインフォームド・コンセント
―個人責任第一主義	
―社会と共同体は存在しないか、無関係である	―社会的、経済的、および政治的条件に対する無責任

図5.2　新自由主義とバイオエシックス

底にある条件や背景の事情がその論説の射程外にあることを当然のこととして想定することによって―、バイオエシックスそれ自体がイデオロギーの役割を演じるようになるリスクを生む可能性がある（図5.2参照）。

　第二に、バイオエシックスは、本当に今日のグローバルな問題に注意を向けたいのであれば、支配的な倫理的枠組みに対する救済策と代案を検討すべきである。メインストリームのバイオエシックスの原則主義、または他の理論的アプローチをグローバルな問題に拡張すること、または応用することでは十分ではないであろう。新しいコンセプト、方法論、そしてプラクティスを伴う、別のタイプのバイオエシックスが必要とされる。たとえば、グローバルな問題は相互につながっているから、バイオエシックスそれ自体がつながりを作るべきである。これは、生命科学と哲学だけでなく、社会科学、政治科学、国際法、グローバル研究および比較に関係する学問分野を参画させる、より広い学際的アプローチを要求するであろう。それはまた、グローバルな論点に対処する、アカデミー内部および外部の多くのエリアから知識とプラクティスを1つにまとめる包括的なパースペクティブを発展させることをとおして学際性を超えることも要求する。ポッターによって導入された橋のメタファーは、以前よりもいっそう適切なものになる。グローバル・バイオエシックスは、より広い社会的および文化的空間に存在する問題に注意を向けることができるよう、境界を越えるそれ自体のパースペクティブを発展させることがさらに必要になるであろう。グローバルな現象を批評し得るグローバルな道徳秩序やコミュニティがあり得るかという問いに取り組まなければならない。同時に、グローバル・バイオエシックスは独立性を必要とする。その論説は、より強力な論説やイデオロギーに取り込まれるべきではなく、支配されるべきでもない。医学と生命科学に関しては、独立した声を保つことが重要であるが、政治と経済についても同様である。批判的分析と熟考が必要である。支配的な規範的枠組みを精査するには、メインストリームのバイオエシックスにおけるように単にヘルスケア内部の力関係だけでなく、今日では医学、ケア、そして社会の文脈内部の力関係にも焦点を合わせることが要求されることになる。かくしてバイオエシックスとバイオポリティクスの通常の区別は抹消されることになる。グローバル・バイオエシックスはさらに、実践的な活動であり続けるであろう。それはアカデ

ミックな研究に携わるであろうが、しかしそれは、今日ではたいてい、研究が新自由主義のイデオロギーと密接にかかわっており、勢力のあるアクターによって「命じられている（commissioned）」ことを承知したうえで、である。グローバル・バイオエシックスは、メインストリームのバイオエシックス以上に、政策立案、公共討論、アドボカシー、そして社会的行動主義に頻繁に関与するであろう。しかし実践的な焦点と戦略的な焦点は区別されなければならない[18]。前者は現存する構造の内部で作用し、可能なかぎり人々が生きるより広い文脈の内部で個人の利益を促進するであろう。他方、戦略的な焦点は、いかにして構造と社会関係が変更され得るかを探究する狙いをもって、現存の秩序を明快に問いただすであろう。グローバル・バイオエシックスの注意力は、一方で理論的および実践的な焦点を持ち続けながら、この戦略的な焦点に向かって動くであろう。最後に、グローバル・バイオエシックスにおける重要なコンセプトは協力である。もしグローバル化のプロセスが制御されなければ、問題は増大し、人類の生き残りに対する脅威は増すであろう。しかし制御は必然的に、可能なかぎり多くのアクターの協力を要求する。協力は、相互の尊敬と共有された価値に基づいてのみ実行し得る。それは倫理原則の応用の結果ではなく、どの原則が共有されるかについての交渉の結果である。グローバルな脅威に立ち向かうために、集団的な応答が不可欠であろう。しかしそのためには、共有される属性〔共通点〕（commonaly）のエリアが決定されなければならない。これはどのように達成され得るのか。グローバル・バイオエシックスの主たる概念と手段は、以後の章で詳述する。

【本章の要約】

- 本章はグローバル・バイオエシックスの問題を三段階で明らかにする。
  - 一問題は、以下の特徴ゆえにグローバルである。
  - 1）世界的規模、2）相互のつながり、3）持続性、4）総合的射程、5）グローバルなアクションの必要性
  - 一問題は、以下の場合はバイオエシックスの問題である。
  - 1）健康と人命に固有の重要性を持つとき、2）規範的課題を提出するとき
  - 一問題は、一般に以下の3つの特徴を持つ。
    - □あいまいさ
    - □状況
    - □地平
- なぜ、ある論点がグローバル・バイオエシックスの問題として出現するのかを説明するために、グローバル・バイオエシックスの地平と状況が探究される。
  - 一グローバル・バイオエシックスの地平は2つの要点を持つ。

---

[18]　See Maxine Molyneux (1985) Mobilization without emancipation? Women's interests, the state, and revolution in Nicaragua. Feminist Studies 11 (2): 227-254.

□個人の関係に焦点を合わせること

　　□社会的、政治的および経済的勢力の重要性を考慮すること

　—グローバル・バイオエシックスの状況は 2 つの次元を持つ。

　　□可動性

　　□相互依存性

- グローバル・バイオエシックスの問題の源は、自由市場のイデオロギーと、1980 年代以降、グローバル化のプロセスを支配してきた新自由主義政策に関係する。

- グローバル・バイオエシックスの問題が、いかに、そしてなぜ生じるかを理解することは、バイオエシックスと密接にかかわる。適切な応答を定式化するためには、新たな概念、方法論、そしてプラクティスを伴うグローバル・バイオエシックスが要求されることになる。

第6章 | グローバルな応答

　グローバル・バイオエシックスは、固有かつ新しいタイプの問題を生み出しているグローバル化のプロセスへの応答において発展する。どのような種類の応答がグローバル・バイオエシックスを提供し得るのか。前章における分析は、応答は少なくとも3つの特質を持つべきことを強調した。第一に、それらの応答は、問題の規模と射程をターゲットにすべきである。バイオエシックスは、世界的かつ包括的なパースペクティブを持つときにのみグローバルな問題に適切に取り組むことができる。第二に、問題の源がターゲットにされる必要がある。バイオエシックスは、今日のグローバル時代における日常生活と政治的な意思決定を駆動する、新自由主義のロジックを詳細に吟味すべきである。このロジックは広く一般に普及している、たいていの場合は暗黙の規範的枠組み――競争、効率、利己的理性、そして社会的および文化的束縛から解放された個人の自由という枠組み――の基盤上で作用する。そうでなければ、バイオエシックスの問題が今日どのように生じ、勢いを増しているか理解し得ない。第三に、グローバルとローカルは対立するのではなく相互に関連するから、時間と空間はあまり重要ではなくなる。グローバルな応答は常にローカルである。それはローカル化されるときにのみ、応用され得る。同時に、それは動的である。ひとたび場所を占めると、他の空間に移動し、グローバル化される。最後に、それは多様な形態を持つ。威信あるセンターや組織において明示される支配的なパラダイムを欠いた、多くの中心を持つ一連の活動が、雑多なネットワークによって使用される。こうした状況を背景に、グローバル・バイオエシックスそれ自体は、最近の新しい学問分野のように、単なる時宜にかなった新局面にとどまらない。グローバル・バイオエシックスは、むしろ新たな段階、すなわち、初期のアプローチの単なる拡張にとどまらない特質とアプローチを備えた「超空間」の性格を持つ。

　しかし、ではグローバル・バイオエシックスは、何らの解答も提供し得ないのではないか、との異議が唱えられる。それは単に、世界中のさまざまな倫理的アプローチを集めるためのラベルにすぎない、と論じる者もある。グローバル・バイオエシックスは、グローバルな解答を提供することはできないし、すべきでもない。本章は、これらの異議に取り組むことから始める。これらの異議は、たいていグローバル化についての狭い、または一方的な理解を前提にしている。本章は、グローバルな応答を発展させることは可能であり、必要でさえあることを論証することになる―少なくとも、もし支配的な新自由主義のイデオロギーから脱出することを、そしてグローバルな問題の不可避性に不本意のまま黙従しないことを欲するのであれば。これらの応答は可能である。なぜならグローバル・バイオエシックスは、前述のように、個人の自己実現競争を超える、人間存在のパースペクティブに焦点を合わせる別の地平を前提としているからである。最後に、本章は、グローバル・バイオエシックスの問題に以下のa）～d）の4種類の応答を提供することができることを論証する。a）支配的な倫理

的枠組みに代わるものとして、グローバルな倫理的枠組み、b) グローバルな問題を統治する別の手段、c) 包括的なグローバル・プラクティス、および d) 独立した批判的論説と戦略的実践〔プラクティス〕。これらは後続する章において、さらに詳述、説明する。

解答のないグローバル・バイオエシックス

　グローバル・バイオエシックスが、グローバル・バイオエシックスの問題に応答する可能性を有する、という考えに対しては、さまざまな論拠をもって異議が唱えられる。

- 新しいものはない　この経験的な見地におけるグローバル・バイオエシックスは、より広い規模で応用された「古い」バイオエシックスである。現実に、新しいものは何もない。「グローバル・バイオエシックス」について語る代わりに、「バイオエシックスのグローバル化」について語るべきである。厳密にいうと、それが意味するのは、まさに西洋のバイオエシックスが地球全体に広がったことである。このことは、英語圏の国がバイオエシックスの指導的な国際ジャーナルを支配しており、したがってバイオエシックスの討論の議題は、明らかに地理学によって決定されているという事実によって例証される。グローバル・バイオエシックスのこの薄いバージョンが含意するのは、次のいずれかである。解答はそこにある（メインストリームのバイオエシックスからの）、または解答はローカルな環境の内部で提供される。この見方の問題は、グローバル化の根本的なインパクトを認めないことである。それは、中心部と周縁部が分離されており、それゆえメインストリームのバイオエシックスは、中心部（西洋）からしだいに広められ得ることを想定している。この想定は、グローバル化のプロセスによって時代遅れになった。これらのプロセスの原動力と相互のつながり、そして新しいグローバルな問題の出現は、バイオエシックスを必然的に、その西洋のルーツ、概念、および方法論を超える、1つのアプローチまたは学問分野に変形した。指導的なジャーナルにおける出版物がそのような変化を反映していないことは、驚きではない。新たなジャーナルの発展には時間がかかるが、最近、グローバルな方向性を持ついくつかのジャーナルが出現し始めた。また、世界の人口の6%のみが英語のネイティブ・スピーカーである。グローバル・バイオエシックスの現状を評価するには、英語出版物よりも多くのパラメータを考慮に入れる必要がある。

- 不可能である　グローバル・バイオエシックスは、この合理主義的な見地においては不可能である。人間の状態は、道徳的多様性によって定められる。哲学者トリストラム・エンゲルハートは、すべての倫理的論点について不一致があると論じる―中絶や安楽死のような、単に個別特殊的な論点についてのみならず、世界観や倫理学それ自体についても。これらの不一致は常に存在した。それらは持続性のある、多年生のものである。そのうえ、合理的な議論をとおしてこれらの論点に決着がつけられる可能性はない。道徳の根拠は論争の余地があるからである。かくしてグローバル・バイオエシックスは、不合理で失敗したプロジェクトである。多数のバイオエシックスがある。グローバルなコンセンサスによるいかなる企ても、水泡に帰するであろう。それは倫理学よりも政治

である。グローバルな問題に応答することは、エンゲルハートが名づけるように、「競合する解答の不協和音」を顕在化させるであろう[*1]。「グローバル・バイオエシックス」という用語の使用が唯一正当化されるのは、バイオエシックスの個別特殊的なアプローチがそのなかで平和に協力し得る空の枠（empty frame）としてである。

エンゲルハートによるグローバル・バイオエシックス

「……グローバル・バイオエシックスは、せいぜい薄い道徳的枠組み―すなわち、個人と道徳コミュニティが平和に多様な道徳性の理解を追求する空間―と、限られた民主主義の内部とグローバル市場の内部で通用する、バイオエシックスを提供し得るのみである。かかるバイオエシックスは、権利、善、徳の満足な理解、あるいは人間の繁栄を提供することはできない」[*2]。

グローバル・バイオエシックスが不可能であるというエンゲルハートの議論は、著しく静的である。数十年の間、驚異的に人間の状態を深く変容してきたグローバル化のプロセスは、驚くべきことに、道徳の議論にまったく影響を持たない。道徳的論点の増大はあるが、道徳的見地、考え、議論における変化はない。道徳的進歩は存在しない。支配するのは合理性であって、道徳的想像力ではない。グローバルな問題に直面して、人間は素手であり〔必要なものを何も持っておらず〕、道徳的に無力である。どの解答も、個別特殊的であろう。人はそれらを分析し、議論し続けることはできるが、他者を納得させ、あるいは合意に達し続けることはできない。唯一の目的は、道徳的他者が、市場におけるように平和な仕方で意見を交換することを可能にするような、協力の手続き的メカニズムを自発的に創造することである。根本的には、市場のイデオロギーによって生み出されるグローバルな問題に取り組むことは、バイオエシックスそれ自体が市場になることを必要とする。

バイオエシックスがグローバルな問題への解答を提供し得ないと論じる別の視点が強調するのは、バイオエシックスは原則主義と、個人に対するテクノロジーの位置づけに焦点を合わせることにあまりにも支配されているので、改革できないということである。主要な難問が、権力と不平等のグローバルな進行にかかわる今日、バイオエシックスはグローバル・バイオエシックスに移行することはできない。決してグローバル化され得ない抽象的で無能な論説にとどまることを運命づけられている。バイオエシックスを超える別の規範的アプローチ、すなわちバイオポリティクスが必要である。この見方は、初期の批判、たとえば Dan Callahan の、バイオエシックスは医科学技術によって引き起こさ

＊1　H. Tristram Engelhardt (ed.) (2006) Global bioethics: The collapse of consensus. M & M Scrivener Press, Salem, p. 15.

＊2　H. Tristram Engelhardt (2006) Global bioethics, p. 40.

れる問題を正当化することに奉仕する「融通の利く侍女」である、という批判[*3]の上に築かれる。しかし Callahan の結論は、バイオエシックスを拒絶することではなく、それを拡大することである。

- 望ましくない　人間学的および社会学的研究において頻繁に提出される見方は、グローバル化は実際には西洋化である、という見方である。道徳的価値は常に文化に依存するから、それらは個別特殊的な文化的環境においてのみ適切かつ適用可能であり得る。このような背景に対して、グローバル・バイオエシックスは、ローカルな倫理学の個別特殊的形態を不当に課するものである。グローバル・バイオエシックスが普遍的であることの承認を求めるとき、それは実際には、その限定された西洋的な見方を世界の他の地域に押しつけているのである。批判は次のようなものである。すなわち、ある道徳的価値が「普遍的」であり、すべての理性的存在によって承認される必要があると論じることは、伝統的な帝国主義以上に巧妙な入植形態である。それは、「上位の」価値を強制する力の支配によって働くことはないが、結果は同じであるから、巧妙である。

バイオエシックスの帝国主義

　「いわゆるグローバル・バイオエシックスは、現存するバイオエシックスからある道徳のカノン〔正典、根本原理〕を借用するかもしれないし、何か新しいものを発明するかもしれない。実際には、西洋のバイオエシックスが世界で優勢である。したがって、新たに明確に表現されるグローバル・バイオエシックスは西洋文化の強い色彩で染色されているかもしれないし、または単に、……グローバル・バイオエシックスの衣服をまとった西洋のバイオエシックスの別のバージョンかもしれない。これが非西洋コミュニティまたは西洋文化内部の異教徒のコミュニティに強制されるとき、それは倫理的帝国主義となる」[*4]。

　バイオエシックスは米国の創案であるという主張は、現在、グローバル・バイオエシックスの主張に対する反発を引き起こしつつある。もしバイオエシックスが個別特殊的文化によって特徴づけられ、また個別特殊的文化に固有のものであるなら、それは、他の異なる文化における適用を排除するだけでなく、バイオエシックスの帝国主義の危険を際立たせる。たとえば、エンゲルハートは、道徳的コンセンサスとグローバルな宣言の探求を、個別特殊的バイオエシックスを促進し、世界の残余に輸出することとみなす。グローバル・バイオエシックスに関するもろもろの宣言は、さまざまな人々

---

　*3　Callahan's critique of bioethics as 'handmaiden' is made in: Daniel Callahan (1996) Bioethics, our crowd, and ideology. Hastings Center Report 26 (6): 3-4.
　*4　Renzong Qiu: The tension between biomedical technology and Confucian values. In: J. Tao (ed.) (2002) Cross-cultural perspectives on the (im) possibility of global bioethics. Kluwer Academic Publishers, Dordrecht/Boston/London, pp. 71-88.

の集団間での恣意的な同意にすぎない。しかし、この批判が、実際に何に反対しているかは明らかではない。グローバル・バイオエシックスというアイディア自体をそのようなものとして拒絶するのか、それともグローバル化されたバイオエシックスの一つのタイプを拒絶するのか。

- 必要ではない　実用的な見地からすると、グローバルな問題に対処するために、一連の共通の価値や原則としてのグローバル・バイオエシックスを是認する必要はない。人は、臨床倫理学におけるように、根底にある原則についての合意が欠けているとき、いかにして問題のある事例に倫理的に取り組むかについて合意し得る。事例の解決は、それを適用することの理論的正当性についての合意なしに、同意された道徳原則の基礎に立脚して追求することもできる。多くは、これらの原則が適用される周囲の情況に依拠するであろう。これらの原則は、臨床倫理委員会の場で通常なされるように、注意深い事例検討において比較衡量されなければならない。かくして道徳的不一致は、熟議された基礎に立脚する実用的なアプローチによって克服され得る。道徳的実践において、さまざまな文化出身の人々は、特定の論点について和解し、同意することができる。倫理学は単に理論であるだけでなく、具体的な文脈における慣習でもある。この見方の問題は、バイオエシックスはグローバルなアプローチを諦めてしまったかもしれないが、経済的、社会的、政治的組織はそうではなかったことである。断片的な、そして事例に基づく分析は、趨勢と動向に光を当てるが、それらに影響を及ぼすことはないことになる。

- 傲慢　懐疑的な見方はグローバル・バイオエシックスの潜在的な可能性を疑う。その志は高いが、決して実現できないという。その論拠の1つは、グローバル・バイオエシックスは概念的に拡張しすぎていることである。その観念は広くなりすぎている。それはほとんどあらゆるものを、すなわち現代世界のすべての問題を包含している。政治学、社会科学、経済学、生態学、文化、哲学、そして神学をカバーする、倫理学全般である。それはときどき、医学やヘルスケアとの根本的なつながりを失う。1つの例が戦争である。戦争が健康に対して否定的な影響を持つことは明らかである。医学それ自体が戦争の道具として使用され得る（たとえば生物兵器）。それゆえ、戦争はグローバル・バイオエシックスの問題である。しかし戦争それ自体の問題は、バイオエシックスの射程外にある。基本的に、この区別は新しいものではない。メインストリームのバイオエシックスにおいては、多くの倫理的問題は、科学技術の発展から派生した。たとえば、遺伝学は倫理的な疑惑を生じたが、遺伝学がバイオエシックスに統合されるべきであるとは誰も論じなかった。同様に、今日、バイオエシックスの問題は、経済的、社会的、政治的発展によって生み出されている。その含意は、グローバル・バイオエシックスはその知識と実践的専門知（expertise）を広げるべきである、ということである。グローバル・バイオエシックスは自らを経済学や政治学についてのメガ論説に膨張させることなく、より徹底して学際的になるべきである。

　もう1つの懐疑的な論拠は、〔グローバル・バイオエシックスの〕無能性である。グローバルな問題は、あまりにも大きく圧倒的である。グローバル・バイオエシックスは謙虚であるべきである。それ

は、世界中のバイオエシシストの間で交わされる学究的な会話である。専門職の輪は拡大するが、その狙いは、コンセンサスが得られることを期待して、普遍的関心事の論点を議論することであって、それ以上ではない。人は、世界の問題を解決することはできない。グローバル・バイオエシックスは打ち勝ちがたい難問に直面している。バイオエシックスとバイオポリティクスを区別して、グローバルな論点を政治学の複雑な作業にまかせるほうが、より有益である。

新しい文脈―別の解答

　グローバル・バイオエシックスは、これらの反対と批判に照らして、何らかの解答を提供し得るか。肯定的な返答は、グローバル・バイオエシックスの出現と文脈は多面的で複雑な現象として解釈されることを、当然のこととして想定する。グローバル化は、多くの場合、文化、伝統、アイディアの相違を同等化する「調和化（harmonization）」のゆえに恐れられる。均質性（homogeneity）への懸念は、道徳的不同性〔多様性〕（diversity）の強調を説明するかもしれない。しかし二元的思考をもってグローバル化にアプローチし、理解するだけでは不十分である。限定された静的な「グローバル」の概念が「ローカル」に対立することは、しばしば当然のこととして想定される。「グローバル」は、異なった環境や条件の彼方で包囲し、推移する文脈から解放された、脱文脈化された空間と考えられる。しかし実際に「グローバル」が出現するのは、資源、すなわち科学的技能とグローバル資金の特有の配分に依拠する。「グローバル」が「ローカル」な努力をとおして示されることは、ヘルス・ツーリズムの例において立証される。グローバルに可視的であるためには、この現象が政治政策によって促進されなければならない。これは、十分な教育、英語を話すヘルスケア専門職、および適切な医療組織のようなふさわしい構成要素を備えた、限定された数の国において可能である。ローカルなアクションが必要であるが、それが成功し得るのは、共有された、そしてその出現があまり「ローカル」にならないようなグローバルな枠組みとリンクしている場合だけである。「ツーリストたち」は、自分たちが受けたヘルスケアが、タイやインドに固有のものではなく、グローバルな基準に合致していることを確信している。相互作用と相互のつながりの継続的なプロセスにおいて、「グローバル」と「ローカル」は、それ自体が変容し変化している。

　同じことは倫理学についても真である。グローバル・バイオエシックスは、それが多年生の持続的な不一致を克服し得ないことのゆえに批判される。動的で発展している世界においてさえ、われわれは同意と不一致との間で対立状態に陥る。われわれは相違、不和、不同を克服する合理的可能性さえ持たない。倫理学における根本的な事実として、このように不一致に焦点を合わせることは、一方的である。それは、共通のビジョンと理想、そして共有された規範的プラクティスやイメージの出現を不当に妨げる。多くの学者が、バイオエシックスの見方の非両立性が誇張されていると指摘している。実際、バイオエシックスへの異なったアプローチ（たとえば西洋と非西洋のバイオエシックス）の間には、実質的な類似性がある。いわゆるアジア的価値についての討論は、その有名な例証である。

アジア的価値

　1990年代、東アジアの政治的指導者たちは、「アジア的価値」（礼儀正しい振る舞い、調和、規律のような）を「西洋的価値」（個人の自由と権利のような）と実質的に異なるものとして表明した。中国、マレーシア、シンガポール出身の政治家たちは、地域の相違を支持して、人権の普遍性を拒絶した。この動向は、自身がアジア出身であるアマルティア・センによって批判された。彼は、科学技術それ自体と同様、民主的な考え方、自由、および政治的意思決定における公衆の参加は、もっぱら西洋の観念ではなく、すべての文化と伝統において重要であると指摘する。自由、寛容、平等を支持する論拠は、インドや中国の伝統において表現されてきた。実際、アジア—世界の人口の60%が居住する—は、不同性と異種性によって特徴づけられる。1つのアイデンティティを明示することは、文明とその相互依存性の虚弱な理解から湧出する。「アジア的価値」を特定すれば、独裁主義のパターナリズムを容易に偽装することができる。センは結論づける。「……独裁主義を正当化するために引き合いに出されるいわゆるアジア的価値は、いかなる重要な意味においても、とくにアジア的ではない」[*5]。

　道徳的多様性を真摯に受け止めることは不可避であるが、人間存在〔の状態〕は、単に論争、不一致、不同性のみによって決定されない。他と区別するものとして、ある単一の分類（たとえば「アジア的」）を促進することは、人々を、その社会的存在の一面に還元する。それは、人々が複数のアイデンティティを持つことを認めない。さらに、相互作用の重要性を否定する。しかし文化と伝統は、均質で、静止した、孤立的なものではない。最後に、それは、文化を超えた規範的判断の可能性を排除する。

　それらの批判的な見方は、文脈から解放された論説として、倫理学の特定の概念を前提とする。

　第一に、倫理学は主に理論として受け取られる。それは、引き続き適用され得る原則と規範を合理的に認定し、分析している。理論は実践の前に来る。さもなければ規範的判断は可能ではない。この前提は、倫理的実践は前もって形成され与えられるのではなく、発達し養成されることを無視している。倫理的要求は、理論的枠組みから発達しているのではなく、実践において発生している。実践の経験は、時を超えて、より複雑で洗練されたものになる倫理的枠組みを周到に構築することを奨励しつつ、倫理的熟考と理論的分析へと導く。二元的思考は、ただ、すべての人格を拘束する普遍的倫理学か、あるいは尊重されるべき複数の異なった、そして個別特殊的倫理学のいずれかを可能にするのみである。中間の地はなく、限定された同意のうえに建設する可能性もなく、したがってまた、部分的に重なり合うコンセンサスのエリア以上に拡張する可能性もない。グローバル・バイオエシックス

---

*5　Amartya Sen (1997) Human rights and Asian values. Sixteenth Morgenthau Memorial Lecture on Ethics and Foreign Policy. New York, Carnegie Council on Ethics and International Affairs, p. 30.

は全世界における、そして誰にでも受容される普遍的原則の合理的および演繹的な応用として存在し得るのみであることが当然のこととされる。この批判的見地においては、倫理学は、熟考、コミュニケーション、そして交渉ではない。

　第二の前提は、倫理学は超越的であることである。それが応用される条件を超える論説である。それは、その条件を定める根本的価値を反復する以上のことをすべきである。それは、それらを批判的に検討すべきである。しかし日常の実践において、また非理想的な世界において、倫理学は中立的ではなく、倫理学の問題を生じているイデオロギーが染み込んでいる可能性がある。前述のように、これは、バイオエシックスではよくあることである。そのメインストリームの論説は、そもそも倫理的問題を生じている同じ概念を繰り返し適用する。まず第一に自由で自律的な個人の合理的選択を強調し、そのため外部の命令やコントロールがもはや要求されることのない新自由主義のロジックを反復する。たとえばエンゲルハートの批判は、倫理学のモデルとして市場に訴えることによって、不一致の問題を解決する。人間は、同意と交渉に基づいて、手続き的に協力することができる。リーズナブルな唯一の道徳のイメージは、「道徳の取引場（moral trading floor）」[*6] である。しかもこのパースペクティブは、特殊な個人のイメージを前提にする。すなわち、「われわれは分離されている」。なぜなら、われわれは皆、異なった道徳的見地を持つから、われわれは皆、道徳的よそ者であるから。倫理的論説の基本単位は、市場のような道徳空間で機能する、自由で責任ある個人である。強調されるのは、政治の力を超える、そして社会と文化に埋め込まれることのない個人である。グローバル化の概念の内部でのこれらの前提の限界が、新しい、そしてより広い倫理的パースペクティブを要求しつつ、まさにグローバル・バイオエシックスの発展を勢いづけた。

　最後に、グローバル・バイオエシックスは、地球を横断して諸国を支配するために使用される政治的道具である、として批判される。グローバルな原則の宣言は、——ほとんどの国の代表者たちが、出現しつつあるコンセンサスに抵抗することを欲しない一方で——交渉で取り決める力を持つ強い関係者がもたらした結果である。究極的に、不一致の解決は政治的なものである。この批判的見地においては、グローバル・バイオエシックスは、市場機能と個人の道徳的選択の意義を容易に正当化する政治的プロセスを、公共の討論に持ち込む。政治的決定は、道徳的原則に訴えることによって正当化されなければならないから、バイオエシックスは政治的手段である。バイオエシックスの概念と原則は、あり得べき批判をそらす、あるいは中立化するために使用され得る。バイオエシックスは、社会的文脈や政治・経済的力関係を射程外に放置しつつ、討論の焦点を効果的に、個人の同意と意思決定という個別特殊的論点に合わせることができる。バイオエシックスのこの見方は、倫理学の論説が政治のプロセスを左右する可能性を過小評価している。それは、個人を中心にしたバイオエシックスと、集団、組織、国家、機構に向けられたバイオエシックスとの間に、誤った二分法を仮定する（さらに第12章も参照）。しかしグローバル・バイオエシックスは、個人のために生活条件を改善するよう、集団を触発し得る。たとえば、人権の論説は、法的および倫理的枠組みをただ提供するだけでなく、自らの政治的地位について新たな意識を持ち、支配階級、組織、ビジネスによる差別、排斥、敵対に反

---

*6　H. Tristram Engelhardt (2006) Global bioethics: The collapse of consensus. M & M Scrivener Press: Salem, p. 23.

対する世界中の集団やコミュニティ（女性、子ども、移民、障害者）を触発する。グローバル・バイオエシックスの枠組みを引き合いに出すことは、それゆえ、自由にし、解放する役割を持ち得る。それは、人間存在のよりよい状態と尊重の可能性を喚起、あるいは切望する。社会科学者 Arjun Appadurai はムンバイにおけるホームレスの人々の例をあげている[7]。彼らは次のような考えを中心にして組合を結成した—住居は単なる居住地や避難所ではなく、人間の重大事項である。それは尊厳と親密さを表現し、社会性と市民性の条件である—。この例は、なぜグローバル・バイオエシックスというアイディアが既成のメインストリームの専門家によってほとんど支持されず、グローバル化の不平等なインパクトを経験する者、たとえばフェミニストのバイオエシスト、障害者の組織、マイノリティの代表者などによって支持されるかを明らかにしている。

解答は不可避かつ不可欠である

　グローバル・バイオエシックスを擁護する学者たちのなかには、より強い主張をなす者もある。もしグローバル・バイオエシックスの問題の存在と緊急性が認識されるのであれば、—それはいつも事実とは限らないが—ほかにとり得る道はない。グローバルな難題はバイオエシックスと密接なかかわりを持つ。それらは政策を系統立てて計画するために、分析と検討を要求する。グローバルな論点は、特定の国、文化、コミュニティの内部に包含され得ない。国内および地域の法、政策、規制では不十分である。もちろん、グローバルな応答をいかに最良に立案し応用するかについては不一致があるであろう。しかし、バイオエシックスがグローバルな政策に貢献することはできないし貢献すべきでもない、という議論はありそうもない。今日のバイオエシックスの問題の性質は、グローバル・バイオエシックスを実際に必要としている。問題のグローバルなインパクトは、グローバルなアプローチを要請する。これらの問題の多くは、前章で指摘したように、相互につながっている。このことは、「体系的リスク」があることを意味する。グローバルなシステム〔体系〕全体が崩壊するかもしれない。人は一度に 1 つの問題だけに取り組むことはできない。問題のマネジメントよりも包括的なプロセスが必要とされている。メインストリームのバイオエシックスは、そのようなアプローチを系統立てて論じることはできない。グローバルな問題に取り組むことができるために、包括的なバイオエシックスが必要とされており、すでにその発展が進行中である。

　〔包括的なバイオエシックスが必要とされる理由として〕グローバルな問題に取り組むために政策と規制が必要である、という論拠以上のものがある。より重要なのは、現在の人間の状態を理解する、という課題である。倫理学は、複雑な状況に対する単なる原則の応用ではない。単に、実践の際に考慮するための理論ではない。正と不正、善と悪を区別する努力以上のものである。倫理学は、人であることは何を意味するかを理解するための探求でもある。それは、道徳的経験、道徳的感性、社会的関心、および公共徳を伴う。その歴史のほとんどにとって、西洋における哲学は、世界の他の地域における他の多くの哲学的および精神的伝統と同様、単なる学説、論説、または理論的営みではなく、

＊7　Arjun Appadurai (2013) The future as cultural fact: Essay on the global condition. Verso: London/New York.

生き方、実存的選択、実践道徳における修練、そして世界についての関心であった*8。

　それゆえ、もろもろの原則と実践〔プラクティス〕との間の緊張は、倫理学における新しい問題ではない。グローバル・バイオエシックスは倫理的な問いの性質についての討論を再開する。現代倫理学は、合理的で推論的な活動へと、生きた経験または生き方へと、あるいはおそらくこれらすべてへと向けられているであろうか。今日の道徳的問題は、「グローバルなよそ者」の悲惨、不正義、不平等に直面するとき、われわれが当然のものとみなしている、われわれ自身の利得のために追求される道徳的価値と原則を批判的に問う。この問いとの対峙は、倫理的問いを誘発する。たとえば、人間が共有する、そして個人の選択と専有の対象よりもむしろ、人類に共通の何らかの善はあるのか。どの社会においても人間の繁栄に不可欠な基本的な社会的善は何か。

　文化的多様性というアイディアを再び抱く必要もある。グローバルな問題は、文化的多様性が単に受容されるのみではないことを要求する。文化はたいていの場合、過去の何か—遺産、習慣または伝統—とみなされる。しかしそれはまさに、等しく未来に向けられる。それは、社会生活のためのデザインを抱き、また集団的な切望を表現する。Appadurai は、文化を次のように特徴づける。「切望と、沈殿した伝統との間の対話」。健康と幸福、善き生と尊厳にかかわる切望は、すべての文化と社会に存在する。彼は、グローバルな論説の内部で、辺境の人口集団に注意を向け彼らに声を与えるために、経済的分析のなかに価値を挿入するために、そしてコンセンサスを生み出すために、文化に生来的なものである「切望する能力」を用いることを提案する*9。これはグローバル・バイオエシックスにとって、蓋然性（probabilities）よりも可能性（possibilities）—すなわち、人間の他の未発達能力（capabilities）がそこで実現し得る、倫理的地平としての、異なる世界の可能性—を想像することを意味する。可能性の倫理学は、次いで、希望の政治を生じさせることになる。

　最後に、グローバル・バイオエシックスを批判する悲観主義に応えて、さらに道徳的進歩の可能性について語られるべきである*10。人類の歴史は、倫理学の論説の無益さと無能さを立証する非道、残虐行為、野蛮の長い連続として記述され得る。これは真である。他方で、詳細な経験的調査は、今日、われわれは人間存在のもっとも平和な時代を生きていることを示している。暴力は、そのあらゆる形態において（殺人、強姦、拷問、内戦、大量虐殺、テロリズムのような）、実質的に拒否されてきた。これらの暴力の減少についての説明はさまざまであるが、はっきりしているのは、それが道徳的感性と振る舞いにおける重要な変化と関連していることである。すなわち、自制の増大、尊厳と協力の文化の出現、仲間の人間との共感の成長。時を超えて、道徳的地平が広がり、他の人々のパースペクティブが考慮され得るまでになったようにみえる。徐々に道徳的関心の輪が拡大し、人は直接的で即時的な経験から抽象して、より多くの人々の集団に対する同情を発展させることができた。これは暴力に

＊ 8　Pierre Hadot: Qu'est-ce que la philosophie antique? Gallimard: Paris 1995.

＊ 9　The notion of 'cultural aspiration' is introduced by Appadurai (2013) The future as cultural fact. Verso: London, New York, p. 195.

＊10　See, Kenan Malik (2014) The quest for a moral compass: A global history of ethics. Atlantic Books: London; Steven Pinker (2011) The better angels of our nature. Penguin Books: London; Peter Singer (2011, original 1981) The expanding circle: Ethics, evolution, and moral progress. Princeton University Press: Princeton and Oxford.

インパクトを与えただけではない。奴隷、各州間の戦争、配偶者に対する虐待、嬰児殺、児童虐待のような、長年にわたる現象も、耐えがたいものになった。道徳的進歩は、倫理学の輪が歴史の過程で拡大したことによって達成された。家族と部族から民族と国家へ、そしてすべての人間へ、そしておそらく、動物と自然へ。この拡大は、ポッターの同僚、アルド・レオポルドによって予言された倫理学の発展—すなわち、少なくともポッターの見方では、最終段階としてのバイオエシックスによる、個人から社会、そして環境への焦点の移動—を反映している（第 3 章参照）。

理論的不可能性と実践的現実の間

　グローバルな問題への応答を提供するグローバル・バイオエシックスの能力については争いがある。一方では、治療できない不一致を、かくしてグローバル・バイオエシックスの不可能性を強調する者があり、他方では、少なくともいくつかの基本原則については根本的な同意があること、それゆえグローバル・バイオエシックスは現実であることを指摘する者がある。本書は中間の立場を提案する。その論拠は以下である。すなわち、広く行き渡った不一致があるが、限定的な同意もある。そして倫理学は動的で発展しつつあるから、この同意は時間をかけて成長するかもしれない。グローバル・バイオエシックスのこの中間バージョンは、上述の批判から得た、いくつかの教訓を考慮に入れる。

- バイオエシックスの諸事象における多様性と易変性の事実の承認。グローバル・バイオエシックスは、他者が異なることも同じであることも認められるとき、可能になり得る。相違と多元論を認めることは、属性の共有（commonalities）の妨げにならない。同様に、コンセンサスは不同意を排除しない。グローバルな倫理学の枠組みが達成され得るとき、それはただ個別特殊的な状況における論点に応用できるのみである。枠組みの「普遍性」は、常に「ローカル化」されなければならない。個別特殊的な状況において、不一致は存在するであろう。枠組みのさまざまな倫理的要素をどのように均衡させ、あるいは優先順位をつけるのか。傷つきやすさや平等にかかわる倫理的懸念は、どのように役を演じ始めるのか。それゆえ、普遍性は個別特殊性を除外しない。反対に、両者は複雑な弁証法の相互作用において、相互に作用し補強しながら、同時にかかわりを持つ。
- 普遍主義（universalism）〔社会学用語では、行動が多くの個人を満たす客観的基準によって決定する関係〕と道徳的多様性との間に刻印されるから、グローバル・バイオエシックスは、静的でなく動的であり、グローバル化それ自体のように動いている。グローバル・バイオエシックスは、世界中で応用し得る完成品ではなく、相互文化的プロセスである。それは、単に抽象的な理論や原則の使用をとおしてだけではなく、「ある場所」における具体的、実践的論点への関与をとおして展開しており、引き続き人々に接触し、グローバルな倫理学的方向づけを探究している。これは、一般に共有される価値に収斂する可能性を創造する。
- 相違の認識と収斂の可能性は、グローバル・バイオエシックスが今後どのようにしてグローバルな問題への応答を発展させるかを決定する。それは、多様性の内部で、また多様性をとおして、同一

性と他性（sameness and otherness）を調和させることを試みつつ、属性の共有〔共通；普通〕（commonality）を探究するであろう。それは、グローバルな原則を演繹的に世界全体に適用することをしないであろう。グローバルな倫理学枠組みにおいて属性の共有を明確に表現することは、応化（accommodation）〔社会学用語では、妥協や調停などによって個人や集団間の緊張関係を除去して適切で友好的な関係を作り出してゆく過程〕のプロセスの結果として生じるであろう。それゆえ、グローバルな熟考と異文化間対話が重要である。共有される価値は、協議、熟考、交渉、および〔部分的に〕重複するコンセンサスを確立することをとおしてのみ、識別され得る。これが長期にわたるプロセスであろうことは明らかである。それは、必然的に政治を巻き込むであろう。それは、首尾一貫したクリアな合理的理論の所産をもたらさないであろう。多くの関連した問いが生じるであろう。グローバルなコミュニティはあるのか。誰がグローバルな倫理的枠組みを作る権威を有するのか。グローバルなアクションはどのように実行され得るのか。

　グローバル・バイオエシックスは形成の途上にある。現在、機能しているグローバル・バイオエシックスのいくつかのバージョンがある。そのほとんどは、グローバル化の力学の内部で発達しているが、世界中で適用される１つの類似したグローバル・バイオエシックスのアプローチが存在しないことは確かである。しかし、複数のアプローチ、実践〔プラクティス〕、経験が存在し、方向性を提供している。それらはさらなる批判的分析、理論的探究、および実践的調査を必要とする。

グローバル・バイオエシックスの地平

　グローバル・バイオエシックスはどのようにして、またどの視点から、グローバル・バイオエシックスへの応答を系統立てて述べることができるであろうか。この問いは、前章で論じられた地平の論点にわれわれを差し戻す。グローバル・バイオエシックスはどのようにして、一般に受け入れられているメインストリームのバイオエシックスの地平の限界と先入観を超えて、その地平を広げることができるのか。２つの批判的レパートリーが、現在の地平の近視眼的な欠乏と歪曲を詳細に吟味する。１つは、メインストリームのバイオエシックス批判、もう１つは新自由主義イデオロギー批判である。これらのレパートリーは、何がグローバルなパースペクティブにおいて見落とされているのか、そして、では何がより広い地平に含まれるべきかを、同時に明確に表現する。

バイオエシックスの規範性
　メインストリームのバイオエシックス批判は、よく知られている関心を引き起こす。1970年代と1980年代における個人的自己の自由化に当然のように焦点を合わせれば、人格的自律と患者の権利の強調は、不毛で一方的なものになる。それは、人間が生きている社会的、文化的文脈を顧みない。このような個人へのフォーカスは、新自由主義のイデオロギーを補強する。メインストリームのバイオエシックスは、一定程度、医学・産業の複合体の奴隷になった。バイオエシックス研究のための資金提供の多くは、たとえばヒトゲノム・プロジェクトやナノテクノロジー・イニシアティブに関連する

大型科学技術プログラムに由来する。独立した批判的な声は例外的である。バイオエシックスは、バイオエシシスト、アルバート・ジョンセンの言葉では、退屈になった。あまりにもありふれた、あまりにも飼い慣らされたものになった[11]。それはまた、前章で議論した、10/90の格差を反映してもいる。バイオエシックスの議論の大多数は、グローバルな人口集団の少数のパーセンテージに影響を及ぼす論点にかかわる。それゆえ、バイオエシックスはセラピーを必要とする。それはもはや単に医学や科学の問題のみにかかわるべきではなく、組織的およびグローバルな課題にかかわるべきである。また、それ自身を医学・産業複合体の利権から、また生物科学技術から解放すべきである。批判的パースペクティブは、バイオエシックスの概念的および規範的基礎の再評価を要求する。1つの局面は、自己利益を最大化することに焦点を合わせた、合理的な自己実現する人格としての個人という限定的な構想である。バイオエシックスの問題は、ヘルスケア提供者や政策立案者に関心を起こさせる、個人の決定の問題として枠づけられる。この枠づけは、より政治的な関心事である、社会的および経済的文脈を顧みない。1つの含意は、バイオエシックスにとって、貧困、薬物使用、移民、あるいは環境破壊のような論点は、直接的に関連していないことである。もう1つの含意は、バイオエシックスは、〔先行学習に影響された〕順向的（proactive）なものであるよりも、反応性（reactive）のものであることである。自殺幇助や治療拒否の決定の事例は、管理されたケアと健康保険における変化という長期にわたる効果よりも、人々の注意を引いている。メインストリームのバイオエシックスのもう1つの局面は、その縮小された社会のイメージである。それは、そのなかで個人が相互作用する手続き的空間である。それは、もし個々のメンバーによって自発的に採択されるのでなければ、何らの規範的要求もコミットメントももたらさない。「共通善」や「公共の利益」のような観点は、個人の善と利益の集合以上の何の意味も持たない。第三の局面は、政治の限定的な役割である。政治は、個人の人権と自由を保障し、個人の自由への干渉を制限することによって、個人が繁栄する条件を創造すべきである。たとえば、健康は個人の権利であり、人はそれを自由に追求すべきである。しかし、それを提供するのは政府の義務ではない。

新自由主義の規範性

　新自由主義イデオロギーに対する批判は、グローバル・バイオエシックスの地平を明確に表現する、もう1つの機会を提供する。ドイツの哲学者 Jürgen Habermas は、このイデオロギーは、独特の規範的理解を有すると論じる[12]。それは、合理的意思決定者としての人格の人間学的イメージ、社会的疎外〔辺縁化〕、追放、排除を受け入れる、ポスト人類平等主義社会の社会的イメージ、そして消費者としての市民と、顧客サービス組織としての国家による民主主義の経済的イメージを提示する。前章で論じたように、これらの理解がグローバル化の主要なプロセスを強引に推し進めている。個人の選択の強調が含意するのは、貧しい生活環境は貧しい選択の結果であることである。人格の責任を最

---

[11]　Albert Jonsen (2000) Why has bioethics become so boring? Journal of Medicine and Philosophy 25 (6): 689-699.

[12]　Jürgen Habermas, Die Zeit 2001 (www.zeit.de/2001/27/Warum_braucht_Europa_eine_Verfassung, accessed 5 August 2015).

高位に据えることは、不平等の合理化をもたらす。つまり、重要であるのは機会の平等であって、結果や地位の平等ではないのである。社会構造や社会的取り決めの重要性は否定される。Ayn Rand によると、「……『社会』としての実在物はない。社会は単なる個人の総和だからである……」*13。倫理学は、われわれと他者との関係に何もなさない。それは、第一に、われわれ自身の利益にかかわる。倫理学は社会学ではない。かくして、集団的な善や権利はまったく意味をなさない。Friedrich von Hayek にとって、社会正義は、中身のない空のフレーズである*14。個人の自由の保護が、実際に、正義よりも重要である。「共通善」のような語は、特定の活動方針を定めるために、何ら決定的な意味を持たない。

　これらの規範的理解は、ますます批判されている。人間は、市場のアクター以上のものである。彼らは、取引業務に無頓着な、単なる消費者、商人、あるいはバイヤーではない。彼らは、彼ら自身、価値と尊厳を有する。そのうえ、彼らは相互に関係し、つながり、依存している。この相互関係性は、単に商業や取引業務を容易にする特性ではなく、おのおのの人間にとって根本的意義を有する。個人は、他の人々なしに、自律的な意思決定者へと進化することはできない。個人は、繁栄するために社会性を必要とする。社会的組織と構造は、個人的アクションのための単に手続き的なアリーナにすぎないが、それらは、連帯、社会的責任、正義、そして協力のような価値を具現化する。

地平を広げる

　上述の批判的分析において同定されたような、バイオエシックスの現在の地平の短所は、グローバル・バイオエシックスがその地平を広げ、そのビジョンと想像力を拡張することを助ける。この新たなグローバルな地平において、4つの主要な構成要素を識別することができる。

a　個々の人格　バイオエシックスの論説は、自由な自己実現する個人を最高位とする主張を超えて、より広い個々の人間の見地から前進すべきである。切望は、個人がともに生きる、より広い文脈に属する。彼らは決して孤立した個人ではなく、社会生活内部での相互作用において形成される。

b　社会　より豊かな社会のイメージが必要である。人間が関係の内部でのみ繁栄できること、協力の役割（競争よりも）、そして社会的責任（個人の責任よりも）を明確に表現することが、再び評価されなければならない。イデオロギーとは反対に、社会の役割は市場にとっても明らかである。市場は自律的な、中立的な力ではないが、人間の努力によって、そして社会的および政治的政策をとおして創造され、養われ、維持される。

c　共通善　人間は、人類の生き残りに不可欠な実質的資源を共有する。未来は、「共に生きること」を論理的な必然として意味する。これは、連帯、そして文化的および社会的価値の共有を含意することになる。さらに、どの種類の公共善（たとえば教育とケア）が、種としての人の生き残りに必要な基本的なものであるかの再考を要求する。

---

*13　Ayn Rand (1964) The virtue of selfishness: A new concept of egoism. Signet/Penguin: New York, pp. 14-15.

*14　Friedrich Hayek (1944) The road to serfdom. University of Chicago Press: Chicago, p. 57.

d　集団的アクション　メインストリームのバイオエシックスにおいて、さまざまな活動形態が発展した。判断すること、倫理委員会において審議すること、政策を推薦すること、そしてガイドラインを発展させること。新たな参与の形態が、グローバルな形態で用いられなければならない。社会条件に影響を与え、変化させることは、集団的アクションを要請する。グローバルとローカルの連動したパターンは、応答がさまざまなレベルで同時に発展しなければならないことをも意味する。グローバルな発展は、バイオエシックス・ガバナンスの国内システムに影響を与え、また、逆も同じである。それゆえ、一方でグローバルな原則についてコンセンサスを構築し、他方で国のバイオエシックスのインフラを建設することは、演繹ではなく共通の相互作用である。グローバル・アクションは、ローカルな行動主義を、地平線上のグローバルなネットワークにつなげることを意味する。

　これらの構成要素は、バイオエシックスをグローバルな真摯な試みとして再構想する基本構造を提供する。新しいビジョンとアプローチのための建築用ブロックが利用できる。このグローバルな地平は、新自由主義の前提が染み込んで飽和状態になった、健康と倫理学における支配的な語彙を解体しつつ、新たな言語の導入を助けることができる。今日強調されている、自己管理、セルフケア、自制、公的権限付与（empowerment）、個人責任、競争、消費者の選択、などの観念は、他のイメージによって補足し、置き換えることができる。世界市民、協力、連帯、参加、包括、脆弱さ、相互ケア、社会責任。バイオエシックスの討論に新しいコンセプトを挿入することは、単に言葉だけの問題ではない。それは、新たなイメージ、アプローチ、そしてビジョンの可能性も創造する。また、競争的な個人主義の支配を超えるために、市場という支配的なビジョンからの脱出をも可能にする。それは、可能な未来への切望と変化の可能性を開く。搾取、強要、排除、追放、そして社会的退行のうちに表現されたグローバル・バイオエシックスは、第11章で解説されるように、枠づけの作業をとおして、新たなビジョンを導入し得る。

　この構想におけるグローバル・バイオエシックスの任務は、健康のグローバルな脈絡と、ケアが提供される社会構造を改善することである。倫理学は、もはや第一に個人にかかわるのではなく、コミュニティ、人口集団、国家および国際組織にもかかわる。人間は、同じ惑星上の運命を共有しているため、バイオエシックスは、人類の生き残りを危機に陥れているグローバル化の問題に無関心でいることはできない。

グローバル・バイオエシックスの応答

　より広い地平の内側で可視的になる構成要素は、グローバル・バイオエシックスの問題への応答を触発するコンセプトと経験を供給する。これについては、後続する章の4つのエリアで詳述する。

グローバルな倫理的枠組み
　バイオエシックスのためのグローバルな倫理的枠組みを同定すること、あるいは構築することは可

能か。この問いに答えるには、「世界の倫理学」を擁護する努力を調査することが必要であろう。それらの努力は、世界主義の道徳的理想によって触発される。すべての人は、どこにいても、自らを世界市民として理解すべきである。この理想は、人々が共有するものを強調することと関連する。彼らはグローバルな道徳的コミュニティに住み、共有遺産を持つ。標準的な例は、国際的な人権の論説である。それは、人間は、彼らが個別特殊的文化に属していてもいなくても、あるいは特定の国の市民であろうとなかろうと、基本的な要求権（claims）を持つというアイディアに基づく。バイオエシックスにおいては、それは「バイオエシックスと人権に関する世界宣言（UDBHR）」に例示される。

グローバル・ガバナンス

　世界主義は、単なる道徳的理想ではなく、政治的プロジェクトでもある。どのようにして、バイオエシックスにおけるグローバル・ガバナンスの制度は、創造され補強され得るのか。どのようにして、人間を尊重し、社会的不平等を縮小するグローバルな取り決めがもたらされるのか。境界なき連帯は構築され得るのか。もちろん、国家、組織、そして個人間の協力に適用することのできる国際的な手段はすでにある。しかし基準を定めることは、それらを実施および適用することと同じではない。

グローバル・プラクティス

　グローバル・バイオエシックスの問題への応答は、単にグローバルな原則や制度的取り決めによって生み出されるのではない。協力とアクションにおいて構築され、完成されなければならない。グローバル・プラクティスは、倫理的枠組みを課すことによって、結果を生じることはないであろう。それは、道徳的考察の場所が、人間が共有し得る共通の未来を示すグローバルな論説によって触発されるとき、普遍主義と自己中心主義〔排他主義〕の二分法の内部で生じるであろう。下からの世界主義の結果として、グローバルな連帯が出現するであろう。

グローバルな論説

　哲学者 Jean François Malherbe は、バイオエシックスを行うさまざまな手段があると論じている[*15]。解決に焦点を合わせた実用スタイル（たとえば臨床倫理学や研究倫理学における）が現在優勢であるが、それはたいてい、概念分析と理性的判断の伝統を取り戻すことを試みる哲学的スタイルと結合される。しかしまた、社会内での部分的な同意を創造することを狙う政治的スタイルや、信仰に由来する高められたパースペクティブに引き入れる宗教的スタイルもある。これらのバイオエシックスのスタイルは、グローバル・バイオエシックスに引き継がれるであろう。しかし、グローバルなパースペクティブは、社会的責任、脆弱さ、連帯、持続可能性のような新たなビジョンやコンセプトを、バイオエシックスの論説の内部に吹き込むであろうから、おそらく、新しい「グローバルな」ス

---

*15　Jean-François Malherbe: Orientations and tendencies of bioethics in the French-speaking world. In: Corrado Viafora (ed.) (1996) Bioethics: A history. International Scholars Publications: San Francisco/London/Bethesda, pp. 119-154.

タイルが出現するであろう。このスタイルは、個人的、社会的、文化的、そして環境的価値を包囲するより広い関心の射程に注意を向けるであろう。

　本章は、グローバル・バイオエシックスがグローバルな問題への応答を提供し得るであろうことを論じた。今日の重要なバイオエシックスの問題が、新自由主義の市場のイデオロギーの優越によって生み出されるとき、バイオエシックスは批判的なグローバルな論説として、自らを再定義すべきである。社会的、政治的および経済的文脈に注意を向けることは、最初のステップとなり得るが、十分ではないであろう。バイオエシックスは、政策と社会におけるプライオリティの逆転を支持する議論をしなければならない。経済的、財政的考察は、人間の尊厳や社会正義のような倫理的原則に奉仕すべきであって、もはやそれ自体において目的ではない。それはまた、傷つきやすさや社会的責任がより以上に強調されることを論じるべきである。これは、社会的包摂のための固有の戦略を含意するが、制度的サポートと社会的取り決めをも含意する。それは、学術的な問いを補うような、より生き生きとしたアドボカシーと行動主義を表明する必要があるであろう。傷つきやすさを生じさせる社会的不平等と条件は、社会と政治のコントロールを超えるものではない。それは、不利な条件に置かれた、恵まれない、貧しい人々のグループを政策の進展と実施にかかわらせることによって、彼らの声が、バイオエシックスの論説の内部で、いっそう頻繁に聞かれることを要求する。グローバルな不衡平と傷つきやすさは、よりいっそう協力の意義を増強する。グローバルな同盟と連帯の新しいネットワークを鍛えることは、グローバルな脅威に立ち向かうより好ましい道でなければならない。個人的パースペクティブは、不衡平、搾取、傷つきやすさの根本的原因に取り組むことを不可能にする。社会条件に影響を及ぼし、変化させることは、集団的アクションを要求する。しかしどのようにして、この行動する集団的能力が、グローバル・バイオエシックスの問題への応答において起動され得るか。これは、次章のテーマになる。

【本章の要約】

- グローバル・バイオエシックスは、グローバル・バイオエシックスの問題に対する応答を提供し得ないとして批判される。
  - ―それは、少しも新しくない。グローバル・バイオエシックスは事実、バイオエシックスのグローバル化である。
  - ―それは、可能ではない。道徳的多様性が最高であり、それに打ち勝つことはできない。
  - ―それは、望ましくない。グローバル・バイオエシックスはバイオエシックスの帝国主義を意味する。
  - ―それは、必要ではない。問題は、実用的な仕方で取り組まれ得る。
  - ―それは、実際には広範に過ぎ、無能であるのに無遠慮である。
- これらの批判は一方的である。特有の前提要件をもって進められているからである。

- —グローバル化のプロセスは、相互作用と相互依存によって特徴づけられるのに、グローバルとローカルを分離する二項対立的で静的な思考である。
- —多様性と不一致へのフォーカスは、共有されるビジョンと共通のプラクティスを認めない。
- —倫理学は、生き方と共存についての実践的関心によっても特徴づけられるのに、倫理学のアイディアは、主として理論的であり、文脈から解放されている。
- —実践においては、個人と政治の意思決定は相互作用しているのに、バイオエシックスはバイオポリティクスとつながっていない。
- グローバル・バイオエシックスがグローバルな問題に取り組む必要性は、3つの要求によって論じられている。
  - —グローバルな論点と問題は、孤立させられることはできず、グローバルな応答を求める。
  - —倫理学は、原則を確認し、適用する以上のものである。それは、人間の〔社会的〕状態を理解することを論理必然的に意味する。
  - —倫理学は、文化と同様、伝統と切望との間の対話である。それは未来の人間についての可能性を想像する。
- グローバル・バイオエシックスは、新自由主義のグローバル化のイデオロギー批判だけでなくメインストリームのバイオエシックス批判も用いつつ、現在のアプローチにおいて見落とされているものを明確に表現するより広い地平から、グローバルな問題への解答を提供し得る。
- グローバル・バイオエシックスの拡大された地平は、以下を含む。
  - —個々の人格のより広い見方
  - —社会のポジティブな観念
  - —共通善へのフォーカス
  - —集団的アクションの強調
- グローバル・バイオエシックスの応答は、以下の4つの主要エリアをカバーすることになる。
  - —グローバルな倫理的枠組み
  - —グローバル・ガバナンス
  - —グローバル・プラクティス
  - —グローバルな論説

第7章 | グローバル・バイオエシックスの枠組み

　倫理学のグローバル化に関する討論において、グローバル・エシックスはたいていの場合、2つのレベル（あるいは層）からなる現象とみなされる。第一レベルでは、全員が同意し得る最小限の一連の基準を定める自立した国際的な論説がある[*1]。第二レベルでは、きわめて多数の異なる倫理的アプローチと見方がある。これらの個別特殊的な「ローカルな」道徳性は、最小限の基準以外に、またそれ以上に、何が倫理的に求められるかを定める。同じ区別はグローバル・バイオエシックスにも使用され得る。一方で、伝統と文化が同意している一連のグローバルな原則がある。これは、国際的な人権の言語で表現され、固有のバイオエシックスの原則を編み出した。他方で、個別特殊的な宗教的および文化的環境の文脈内部でより特有のバイオエシックスの基準を明確に表現するための多くの努力がある。これらのローカル化された道徳コミュニティの代表者たちは、建設的対話と、時に交渉をとおして、彼らの見解をグローバルな討論に持ち込む。そのため、グローバルとローカルの弁証法〔相克〕もまた、グローバル・バイオエシックスを構築し、生み出すことを助ける結果になる。加えて、固有の文化や伝統は、世界基準〔グローバル・スタンダード〕の解釈や応用にとって重要である。かくしてグローバル・バイオエシックスの普遍原則は、継続的で多面的な意見表明、熟考、および生産の結果である。本章で論じるように、この二層レベル・モデルは単純すぎる。第一に、2つの「レベル」の区別はヒエラルキーをほのめかすが、実際にはグローバルとローカルは同じレベルで相互作用する。第二に、グローバルな「レベル」で確認される原則の普遍性は、ローカル「レベル」による、またその内部での相互作用の成果であるから、グローバルな原則は、実際には個別特殊的な状況〔周辺環境〕とアプローチによって形成される。グローバル・バイオエシックスはそれゆえ、いくつかの本質的な構成要素を持つ（2つのレベルというよりも）一方で、そのグローバルな枠組みは「ポスト普遍〔ポスト・ユニバーサル〕」である。

　バイオエシックスと人権に関する世界宣言（UDBHR）の採択は、グローバル・バイオエシックスの発展における重要な出来事であった[*2]。それが提示する倫理原則の枠組みは、メインストリームのバイオエシックスの周知の原則、すなわち、自律、善行、無危害、正義（実際には統合されている）を超える。UDBHR は、ヘルスケア、生物圏、および未来世代に対する関心、そして社会正義をカバーするポッターの包囲的バイオエシックスの観念を反映する。宣言は、世界市民がますますつながりを

[*1]　The two-level model of global ethics is presented by William M. Sullivan and Will Kymlicka (eds) (2007) The globalization of ethics. Cambridge University Press: New York, pp. 4, 207 ff; see also: David Held (2010) Cosmopolitanism: Ideals and realities. Polity Press: Cambridge (UK) and Malden (MA), p. 80 ff.

[*2]　Universal Declaration on Bioethics and Human Rights, UNESCO, Paris, 2005; http://unesdoc.unesco.org/images/0014/001461/146180e.pdf (accessed 4 August 2015).

持ち相互に関係することを、しかしまたグローバルな価値と責任を共有するグローバルな道徳コミュニティが存在することも当然のこととして想定している。このグローバルなコミュニティは、一定の共通の原則、たとえば未来世代を保護する原則、恩恵共有の原則、そして社会責任の原則を生み出す。異なった文化背景におけるさまざまな倫理的体系は、世界の全市民のための1つの規範的な枠組みに収斂する。このプロセスは、共有遺産、グローバルな連帯、惑星の未来、そして、かくして人類社会に関心を持つ世界主義〔コスモポリタニズム〕の道徳的な理想によってつき動かされる。同時に、それは人権の論説を伴う実践的経験によって活気づけられる。人々が、ある国における彼らのまたはある特定の文化への彼らの所属とは独立に、基本的な要求権を持つという考えは、単なる理論的な権利ではない。人権の言語は、人を引きつける力がある。なぜならそれは、誰もが参与し得る公共の論説だからであり、また、それは法的および政治的含意を持つからである。

　本章は、グローバル・バイオエシックスの枠組みを発展させる努力について検討する。この枠組みは、人権という実践的な言語と世界主義の道徳的理想との間に位置づけられる。グローバル・バイオエシックスの枠組みを発展させるもろもろの努力を検討する前に、人権の伝統と、1990年代における共通価値の探索から始めよう。

人　権

　ニュルンベルグ規程（綱領）（1947年）は、主体の人権に基づいて倫理原則を定式化した（最初の要件として、自発的同意をもって）。それは、医専門職の義務よりも主体の権利を強調することで、専門職の徳と義務の倫理学は、ヘルスケアにおける倫理学を保障するにはもはや十分ではないことを立証した。規程は人権の新時代の始まりとしてとらえられる。それは、1948年に国連によって採択された世界人権宣言（UDHR）に着想を与えた。人権の強調は、おびただしい人権組織のほかに、国際刑事裁判所が設立された1990年代に強い影響力を及ぼした。グローバル化のインパクトの増大によって、しかしまたバルカン、ルワンダ、ソマリアにおける残虐行為と人権侵害によって、そのほかに南アフリカにおけるアパルトヘイトの終焉とソビエト連邦の崩壊によって、人権は2つの理由で、適切なグローバルな枠組みを提供することになった。

- 普遍性　UDHRの第一の新しさは、その普遍性である。誰もが皆、ヒト種に属するという理由で人権を付与される。この普遍性は、人格は個別特殊的な文化と伝統によって決定され、正義、差別、追放にさらされる、固有の特徴を有する個人以上の存在であることを含意する。ローカルなレベルで解決され得ないグローバルな問題にとって、これは有益なパースペクティブである。そのうえ、それは、文化的多様性という論点を超えるパースペクティブである。最終的に、それは、グローバルなイデオロギーとしての新自由主義のインパクトに効果的に反論し得る論説を提供する。もろもろの権利と人間の尊厳は経済成長や自由市場よりも重要であることを明確に述べる。

- 解放のための力　人権は政府と国際機関によって定式化されてきたが、そのグローバルな普及は、

社会運動、個別特殊的な活動領域内部での政治闘争、および抑圧と屈辱に対する抵抗に依拠してきた。それら〔の運動、闘争、抵抗〕は、貧しいホームレスの人々、障害者、患者組織、そして先住民を触発してきた。尊敬と平等な取り扱いを要求することは、個人の問題を政治的および社会的問題に変える。また、傷つきやすい主体と犠牲者を、尊重される必要のある権利を持つ人格に変える。これは、個人の権利と自由を保護する以上のことを含意する。よりよい未来のイメージを促進し、人々に新しい機会を創造し、人間存在の〔社会的〕状態を変化させるインスピレーションと公的権限付与を提供する。人権の論説は、フェミニズムのバイオエシックスにとって魅力的である。たとえば平等というアイディアは、女性を抑圧するよりもむしろ解放するために使用され得る。先住民のような不利な条件に置かれた集団は、人権に訴えることによって、彼らのポジションを強めてきた。利用可能な医学的処置にアクセスする権利は、HIV/AIDS の領域における社会行動主義を触発した。人権の論説は、それゆえ、その法的射程を超えて物事を変容させる力を持つ。それは、制度的プロセスを、現存するプラクティス、市民のイニシアティブ、および行動主義につなぐ。人権は、共通の人間性という道徳および法律の言語と、特定の場面における実践的アクションとの間に、効果的な橋を提供する。

世界人権宣言（UDHR, 1948 年）

　序文の第一文は、「人類家族（human family）の全構成員の生来の尊厳と平等で譲ることのできない権利の承認」が、世界における自由、正義、平和の基礎であることを明確に述べる。

　これは、第 1 条を導く。「すべての人間は、尊厳と権利において自由かつ平等に生まれる。彼らは理性と良心を付与されており、お互いに対して同胞の精神において振る舞うべきである」[*3]。

　人権の論説は、バイオエシックスにおけるグローバルなパースペクティブの出現とほぼ同時発生的に、医学、生命科学、ヘルスケアの領域に広がった。国際組織、政府間組織（WHO、WMA、CIOMS、ユネスコ、欧州評議会）は、人権の伝統の文脈の内部にバイオエシックスの基準を生み出した。

共通価値の探索

　人権を定式化、特定、履行することは重要であろうが、それはグローバルな倫理的枠組みにとって

---

*3　Universal Declaration of Human Rights, UN General Assembly, December 1948. www.ohchr.org/EN/UDHR/Documents/UDHR_Translations/eng.pdf (accessed 4 August 2015).

十分か。この問いは、とくに1990年代の間、共有される価値の探索を触発した。一例は、グローバル・ガバナンス委員会、すなわち1992年に国連50周年の機会に招集された信望のある著名人のグループである。委員会の報告書は、世界の全住民が同じ窮地にあるという見解を力強く表明する。彼らは同じ「グローバルな隣人」を共有する。その隣人は惑星〔地球〕である。「隣人の倫理学」なしに、惑星は生き残らないであろう。

われわれのグローバルな隣人

「われわれは、全人類が支持し得る核心的な価値—生命尊重、自由、正義と衡平、相互の尊敬、ケアリング〔親身な世話〕、清廉—への共通のコミットメントを要求する。われわれはさらに、人類社会は全体として、一連の共通の権利と責任の承認によって、もっともよく奉仕されるであろうことを信じる」[4]。

この共通価値の探索は、2つの要因によって動機づけられた。第一は、バイオエシックスの問題のグローバルな性質である。その問題は、別々のアクターによって、あるいは個別特殊的な「ローカルな」パースペクティブから、断片的な仕方で取り扱われることはできない。未来は共有されるから、人類は共通のミッションを必要とする。この見方は、共有される諸価値を政策のゴールに移行させるよう、そして2015年までに達成される個別特殊的なターゲットを定式化するよう、国連の全メンバーを動機づけた。

国連ミレニアム宣言 (United Nations Millennium Declaration, 2000年)[5]

「かくして、その全多様性〔不同性〕のうちにあるわれわれの共通の人間性に基づいて、共有される未来を創造しようとする広範かつ継続的に努力によってのみ、グローバル化を、完全に包括的で衡平なものにすることができる」。国際関係に不可欠の基本的な価値は、以下のとおりである。

- 自由
- 平等
- 連帯

---

[4] Commission on Global Governance (1995) Our global neighbourhood. Oxford University Press: Oxford/New York, p. 336.

[5] Nations Millennium Declaration (adopted in September 2000): www.un.org/millennium/declaration/ares552e. htm (accessed 4 August 2015).

- 寛容
- 自然の尊重
- 責任の共有

　第二の、関連する動機は、グローバルな問題を扱う能力は同等ではないことである。バイオエシックスは西洋諸国においてはよく発展しているが、世界の他の地域ではあまり発展していない。これはバイオエシックスのプラクティスにおいて、多くの場合バイオエシックスの強固なインフラのない国々に住む人々に不利に、不均衡を生じるかもしれない（Trovan 事件が例証するように）。道徳的価値が異なっており、道徳的プラクティスが多様であるという事実を、基本的な倫理原則を確認しない口実として認めることはできない。これが、バイオエシックスのグローバルな議題を要求する理由であった（たとえば CIOMS による 1995 年の Ixtapa 宣言において）[*6]。それは、ユネスコのイニシアティブにとって重要な動機であった。倫理原則の共通枠組みを発展させる要求は、発展途上国の代表者によって明確になされた。彼らは、医科学の急速な進展が、不適当に彼らに恩恵を与え、不均衡に彼らを害し、あるいは二重基準によって彼らを差別することを懸念した。グローバルな規範的枠組みを創造するための発展途上国からのこの呼びかけは、グローバル・バイオエシックスの原則が、富裕で力の強い国によって、世界の残りの国に必然的に課されているわけではないことを立証する。かかる枠組みの役割は、まず第一に、より弱い側を保護することである。

　共通価値の探索は、初めは実践的な努力であった。それは、たとえば世界宗教会議の活動において立証された。1993 年に、40 以上の宗教的および精神的伝統を担うおよそ 200 人のリーダーたちが声明「グローバル・エシックスに向けて（Towards a Global Ethics）」に署名した。ドイツの神学者 Hans Küng が起草したこの声明は、すべての伝統は、生命の尊重、連帯、寛容、非暴力、および同等の権利のような共通価値を共有すると宣言する。その文書は、世界の諸宗教がどのように異なるかよりも、それらが共通に持つものを提示する。市場経済よりも倫理学の優先を断言する[*7]。

　同時期に、共通価値を確認する挑戦が、とくに医科学技術の領域でユネスコによって開始された。次節は、なぜ、そしてどのように、この国際機関がグローバル・バイオエシックスに参画したかを論じる。

グローバル・バイオエシックスを宣言する

　ユネスコ憲章（1945 年）は、平和は人類の知的および道徳的連帯に基礎を置かなければならないと宣言する。組織の初代事務総長 Julian Huxley は以下のように指摘する。科学を平和、安全、人間の

＊6　CIOMS (1995) A global agenda for bioethics: Declaration of Ixtapa. Canadian Journal of Medical Technology 57: 79–80.

＊7　Parliament of the World's Religions (1993) Toward a global ethics. Chicago: Council for a Parliament of the World's Religions.

福祉に貢献させるためには、科学の応用を価値の尺度に関連させる必要がある。科学の発展を人類社会の恩恵へと導くことは、それゆえ、「現代の知識との調和における……道徳体系（morality）の再声明の探求」を含意する*8。

　国連の特別組織であるため、ユネスコの活動は、すべての加盟国にとって適切なゴールに到達しなければならない。したがって、科学と国際協力を促進することは、世界の全人口集団の基本的な問題とニーズに取り組む手段として役立つべきである。科学はそれ自体において目的ではなく、国の発展と貧困、環境破壊、および子どもの死亡率のようなグローバルな問題の解決手段とみなされる。そのうえ、組織〔ユネスコ〕の活動は、すべての加盟国に関連するすべてのパースペクティブを考慮しなければならない。これを容易にするために、たとえば、6つの公的言語が使用される（アラビア、中、英、仏、西、露）。それは実質的に、議論を豊かにし、異なる文化からのインプットを増すことができる。

　文化的多様性の尊重は、主要な関心事の一つである。ユネスコは、たとえば建築、芸術、文学、哲学、科学などにおける文化的完成物を保存し、保護するためのプログラムを適所に定めてきた。世界のすべての地域における完成物を確認し、保存することは、すべての文明と文化が、人類の現在の状態に貢献してきたことを示す。しかし、すべてのこの豊かさと多様性のうちに、人はまた、もろもろの共通価値と共有された関心の表出をも発見し得る。

普遍的倫理学プロジェクト

　ユネスコがバイオエシックスに関心を持ち始めたのは、バイオエシカルな懸念が多くの国で出現し、「バイオエシックス」という言葉が導入された1970年代に遡る。組織〔ユネスコ〕は、遺伝学、生命科学、生殖技術の発展に関して、バイオエシックスのシンポジウムや会議の開催を開始した。懸念はとくに科学技術の進歩と人権の関係についてである。1992年6月、当時の総長 Federico Mayor は、フランスの法律家 Noëlle Lenoir を議長として国際バイオエシックス委員会（IBC）を立ち上げることを決意した。委員会の任務は、ヒトゲノムを保護するための国際協定がいかにして起草され得るかを探ることであった。広範囲に及ぶ審議は、5つのテーマに焦点を合わせた。ゲノム研究、発生学、神経科学、遺伝子治療、遺伝子検査。各テーマについて、さまざまな側面が調査された。世界レベルにおける現在の研究の進展状態、この研究成果の応用、そして現在と未来に対する主な倫理的懸念。これらの予備的調査は、より大胆なイニシアティブの発進を奨励した。1997年の普遍的倫理学プロジェクトである。単に遺伝学のみならず、グローバル・バイオエシックスを導き得るバイオエシックスの原則を定式化することは可能であろうか。

＊8　Julian Huxley (1946) UNESCO. Its purpose and its philosophy. Preparatory Commission of the United Nations Educational, Scientific and Cultural Organization. Paris. p. 41; http://unesdoc.unesco.org/images/0006/000681/068197eo.pdf (accessed 4 August 2015). See also: Henk ten Have and Michèle S. Jean (eds) (2009) The UNESCO Universal Declaration on Bioethics and Ruman Right: Background, principles and application. UNESCO Publishing, Paris.

国際基準の設置

　規範の国際基準を発展させることは、倫理学におけるユネスコの作業目標の１つである。国連は、共有される可能性のある価値と原則を調査し議論するための、また規範的協定書について交渉し同意するための、すべての国のために唯一存在するプラットフォームである。共通の基準を定めるための他の努力は、地域レベルで企てられてきた。オビエド条約における欧州での合意達成の可能性は、グローバルなコンセンサスの探索を刺激した。一方で、この条約だけでなく、ヘルシンキ宣言（世界医師会によって採択された）も人権に言及しているから、バイオエシックスと人権の結合は新たな企画ではない。他方でユネスコは、遺伝学における先立つ規範的文書、とくにヒトゲノムと人権宣言（1997年）およびヒト遺伝情報に関する国際宣言（2003年）の基盤上に基準を構築することができた。

UDBHR の発展と内容

　193 の加盟国は 2003 年、バイオエシックスについての普遍的宣言を発展させるよう、ユネスコに付託した。原則として、バイオエシックスのすべてのトピックが議論に付された。グローバルな原則についてコンセンサスを構築することは、熟考、審議、交渉の繊細かつ批判的なプロセスを要求する。宣言を起草するための体制は短期的なものであったから、テキストと、その結果もたらされたコンセンサスの展開は、批判を受けやすい傷つきやすいものであった。というのも、関連するすべてのアクターに助言を求めることができず、他方で他の者たちは、この作業にかかわった専門家たちによって自分たちの立場が代表されたとは感じていなかったからである。

　苦心の労作における論点の１つは、バイオエシックスの射程であった。少なくとも３つの展望が提示された。バイオエシックスは、以下を扱わなければならない。①医学とヘルスケア、②健康へのアクセスのような社会的脈絡、③環境。世界の他の地域においては、これとは別のバイオエシックスの概念、定義、歴史が明白である。採択された宣言のテキストの射程は、―医学倫理学、生命科学、および人間に適用されるものとしての関連技術を社会的、法的、環境的次元と結びつける―、これらの展望の間での明らかな妥協である。

　宣言の核心は、15 の倫理原則に提示されている。道徳的客体（moral patient）の異なったカテゴリーとの関連において、道徳的主体〔動因〕（moral agent）の異なった義務と責任を定める。原則は、道徳的客体の範囲の漸次的拡大に従って配列された。個々の人間（人間の尊厳、恩恵と害、自律）、他の人間（同意、プライバシー、平等）、人間のコミュニティ（文化的多様性の尊重）、全体としての人類（連帯、社会的責任、恩恵の共有）、およびあらゆる生物とその環境（未来世代の保護と環境、生物圏、および生物多様性の保護）。

バイオエシックスと人権に関する世界宣言（UDBHR, 2005 年）

　以下の原則は尊重されるべきである。
- 人間の尊厳と人間の権利〔人権〕

- 恩恵と害
- 自律と個人の責任（individual responsibility）
- 同意
- 同意能力のない人格
- 人間の傷つきやすさ（human vulnerability）と人格の全一性（personal integrity）の尊重
- プライバシーと秘密性
- 平等（equality）、正義（justice）、衡平（equity）
- 差別と汚名を着せることの禁止
- 文化的多様性と多元主義の尊重
- 連帯と協力
- 社会的責任と健康
- 恩恵の共有
- 未来世代の保護
- 環境、生物圏、生物多様性の保護

　原則のいくつかはすでに広く受け入れられている（ex. 同意）。他は以前の宣言で是認されてきた（ex. 恩恵の共有）。新しい宣言における一連の原則は、個人主義のパースペクティブと、コミュニティ、社会、および文化的脈絡に方向づけられた道徳的パースペクティブとの間で釣り合わされる。UDBHR は連帯の原則ばかりでなく、自律の原則も認める。それは、社会責任と健康の原則を強調する。その狙いは、多くの国にとって緊急の論点（上質のヘルスケアと、とりわけ女性と子どものための必須医薬品へのアクセス、適切な栄養と水、貧困と識字能力のない人の数を減少させること、生活の状態と環境の改善など）に、バイオエシックスの意思決定を新たに適応させることである。最後に、UDBHR は、バイオエシックスの原則を、人間の尊厳、人権および基本的自由を統治する規則にしっかりつなぎ止める。原則の適用についてのセクションは、原則が適用されるべき精神を規定する。それは、プロフェッショナリズム、誠実、清廉、および意思決定プロセスにおける透明性、倫理委員会の設置、リスクの適切な評価とマネジメント、および倫理学のインフラを持たない国の搾取防止を手助けする、国境を越える倫理学のプラクティスを要求する。

宣言のステータス

　オビエド条約とは異なり、UDBHR は国際法において拘束的な規範的協定書を制定しなかった。それは、実施の弱いメカニズムを持ち、報告およびモニタリング手続きを持たない。テキストが非常に全般的であることも真である。決定的に重要な用語の定義は規定されず、原則の語の用例は特定されていない。解釈と適用はおそらく広範に変化するであろう。それにもかかわらず、テキストの満場一致での採択は、単に象徴的なジェスチャー〔形式的意思表示〕にとどまらない。初めて、国際コミュニティのすべての国家が、バイオエシックスの基本原則を尊重し実施することを約束し、それを1つ

のテキストのうちに、そして国際人権法のより広い文脈の中に公示した。以前の国際文書は、特定の利益集団によって採択されてきた（ex. 世界医師会の「ヘルシンキ宣言」）。しかし、国連組織によって採択された宣言は、「ソフト」ローとしてではあるが、国際人権法制に属する。UDBHR は、バイオエシックスがグローバルな真摯な試みに発展したことを例証する。この成熟のプロセスの間、もろもろの原則が確認されてきた。メインストリームのバイオエシックスの四原則が今や、個人的および個人間のパースペクティブだけでなく共同体的、社会的および環境的パースペクティブを考慮に入れる、より広範な 15 の原則に統合されたことに注目することが重要である。

グローバル・バイオエシックスの構成要素

　UDBHR を起草するプロセスは、グローバル・バイオエシックスが二層レベル・モデルに従って進行するであろうことを示している。バイオエシックスはグローバル・レベルで、全員が同意し得る一連の基準を定めつつ、一般原則を確認する。共通原則は、世界中の誰に対しても課せられる、というよりもむしろ、道徳的想像力を表現し、グローバル・コミュニティの切望を導くために「宣言」される。しかし中絶、安楽死、幹細胞研究のような論争のある倫理的論点は、ローカル・レベルで固有の倫理的伝統と、個別特殊的コミュニティの文脈内で扱われる。このローカルな運用上のレベルで、原則は異なった倫理的展望と道徳文化の多彩性の内部で解釈され、適用される必要がある。

　この二層レベル・モデルに伴う問題は、それがヒエラルキーを前提とすることである。それは、グローバルな原則が基本原則であることを当然のこととして想定する。それら〔グローバルな基本原則〕は、多様な個別特殊的な倫理体系の基調をなす一連の価値を提供する。共通価値の探索は、グローバルな倫理学（もろもろの基本原則の上に据えられた）がすでに存在し、異なる文化的伝統の内部で発見される必要があるという考えによって触発された。グローバルな原則は、探究と発見の問題である。人はただ、すでにそこにある共有された価値を承認することのみを必要とする。それらは進行中の対話の結果ではない。かくして、この二層レベル・モデルにおいて、普遍的なバイオエシックスの原則はローカルな状況〔周辺環境〕に埋め込まれる。それらはもっぱら、確認と決定の知的努力において「発掘」されなければならない。

　しかし、グローバルな「レベル」とローカルな「レベル」の関係は、いっそう複雑である。一方で、グローバルな原則は、単にあらかじめ与えられたものではなく、多彩なローカルな周辺環境との相互作用の結果である。それらは発見されるのではなく、個別特殊的な文脈によって形成される。それは「ポスト普遍的」な原則であるというのがより適切である。アプリオリに基本的なものとして前提された原則、あるいは根底にある原則ではなく、個別特殊的な倫理的伝統との批判的対話から、結果的に生じた原則である。それは抽象的な普遍主義と、具体的な多文化主義の間に位置づけられる。普遍性は、このパースペクティブにおいては、すべての違いを超える、そして具体的な個別的経験から抽象された、前もって確立された原則に言及しない。アプリオリの、規範的な、そして合理的な必要物としての「普遍的なもの」〔普遍的属性〕（the universal）の展望は、西洋文明に典型的なものであって、フランスの哲学者フランソワ・ジュリアンが指摘したように、他の文化には共有されない[*9]。

グローバルなパースペクティブからは、普遍的属性はむしろ、共有権（the common）の探索へと導く、調節するアイディアである。属性の共有（commonalities）は、与えられるのではなく経験される。それは個人が繁栄することのできる〔社会的〕状態を創造する。普遍化するプロセスにおいて出現する。

他方、ローカルなバイオエシックスの文脈は、普遍的な原則を発見するための探究エリアではなく、さまざまに分岐する倫理的展望として真摯に受け取られる必要がある。重要なポイントは、グローバルな切望とローカルな作用がつながりを断たれないことである。それらは継続的に相互作用する。グローバルとローカルの対話は、グローバル・バイオエシックスを決定する。それは、完成品というよりも、作成中のものである。グローバル・バイオエシックスは交換、学習、熟考、交渉の暫定的な結果であり、不一致の可能性を、しかしまた収斂の可能性をも、明確に表現する。

かかる弁証法的見方は、グローバル・バイオエシックスが熟考とアクションの３つの構成要素によって構成されていることを内含する。第一〔の構成要素〕は、発展しつつある、そして明確に表明されつつあるグローバルな倫理学の枠組みである。この領域において、応用と実施のガイダンスを提供しつつ、グローバル・バイオエシックスの抱負〔切望〕が宣言され明らかにされる。ここで提出される難題は、枠組みがグローバルなものとして、実質的内容と受容の可能性を備えることである。第二の構成要素は、文化的多様性のローカルな文脈である。ここで、個別特殊的文脈における固有の問題が提出され、いかにしてグローバルな枠組みがローカルなアプローチにインパクトを与えるかだけでなく、いかにしてローカルな倫理的関心事と倫理的見地がグローバルな枠組みにフィードバックし、それを変形するかも問われる。ここで提出される主たる難題は、グローバル・バイオエシックスのガバナンスである。第三の構成要素は、グローバル・プラクティスの構成要素である。ここで、グローバルな情況〔周辺環境〕とローカルな状況〔周辺環境〕が相互作用する。「異文化間性（interculturality）」は、弁証法的な相互交換を説明するのに役立つ（それは第８章でさらに展開されることになる）。グローバルな枠組みは、単に適用されるだけでなく、変形され、ローカルな事情に適合させられる。ここでの問いは、どの条件が、グローバルな原則がヘルスケアと医学研究のための実践的なアレンジに移行されるような実り多い相互交換を促進するかである（図7.1参照）。

UDBHR は、コンセンサスが構築される、おそらく作り上げられる、政治的プロセスの結果である。それは、合理的な説明や交渉の間になされた決定の基礎にはっきり言及していない。にもかかわらず、それは決定的な文書である。なぜなら、グローバル・バイオエシックスのさらなる発展を導くことのできる、根底にある理想のサブテキスト〔言外の意味〕を必然的に伴うからである。これらの理想は、グローバルな枠組みの倫理的実質をなす。それらはまた、グローバル・バイオエシックスに注意を向けることのできる、そしてその問題の源にある新自由主義のイデオロギーの内部に批判的な評価を提供し得る論説としての、グローバル・バイオエシックスの受容可能性をも決定する。

＊9　For a philosophical analysis of the relations and distinctions between the notion of 'universal', 'uniform', and 'common', see François Jullien (2014) On the universal, the uniform, the common and dialogue between cultures. Polity Press: Cambridge (UK) and Malden (MA).

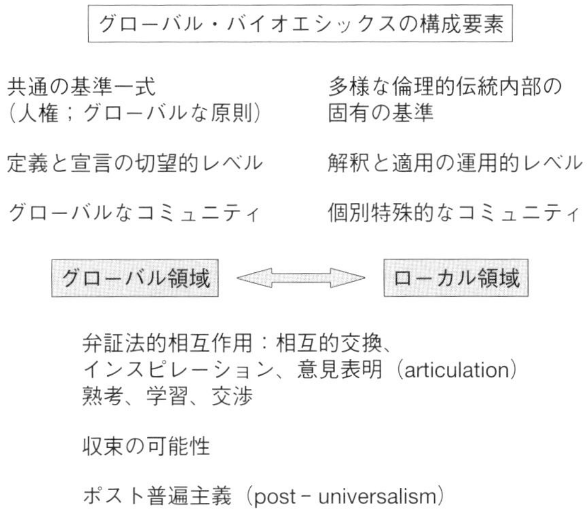

グローバル・バイオエシックスの構成要素

共通の基準一式 （人権；グローバルな原則）	多様な倫理的伝統内部の 固有の基準
定義と宣言の切望的レベル	解釈と適用の運用的レベル
グローバルなコミュニティ	個別特殊的なコミュニティ

グローバル領域　⟵⟹　ローカル領域

弁証法的相互作用：相互的交換、
インスピレーション、意見表明（articulation）
熟考、学習、交渉

収束の可能性

ポスト普遍主義（post‐universalism）

図 7.1　グローバル・バイオエシックスの構成要素

　根底にある理想をさらに探究するために、2つのサブテキストが重要であろう。人権とのつながり、そして世界主義。

バイオエシックスと人権

　バイオエシックスと人権に関する世界宣言（UDBHR）の新たな要素の1つは、バイオエシックスと人権を結びつけたことである。これはリスクのあるスタンスである。というのは、人権の論説は、まさにグローバル・バイオエシックスそれ自体と同じ理由で、頻繁に批判されるからである。たとえば、人権の基礎についての同意がない、支配的な西洋的見方を押しつける、多くの国においては弱くて親しみがない、主として社会の変化に焦点を合わせる（かくして学術的学識を傷つける）など。では、何が人権の論説をグローバル・バイオエシックスにとって魅力あるものにするのか。5つの利点を指摘することができる。

グローバルな切望
　人権の枠組みは、多様な世界において、文化横断的、国境横断的な規範的判断を下す必要を満たす。それは、文化、国籍、宗教を超える枠組みを提供する。人権とバイオエシックスはそれゆえ、いくつか共通の特徴を共有する。すなわち、同一の起源（ホロコーストの恐怖と未来の残虐行為を防ぐ必要性）、同一のゴール（二度と再び人間が他の目的のための手段として利用されるべきではない）、そして同一の普遍性要求権（claim to universality）。人権は誰にでも適用可能である。バイオエシックスの原則を人権と結びつけることは、グローバルなアウトリーチをバイオエシックスに提供する。根底にあるアイディアは、人間の幸福は場所（地理的または文化的）によって定められるべきではない、あるいは人種、ジェンダー、国籍、民族のような特定の特徴によって決定されるべきではない、とい

うことである。自由と平等の理想は、いかなる特定の場面や文脈も超える。どの人間も、無条件の尊敬を要求する同一の尊厳を持つ。

解釈の文脈

　バイオエシックスの原則が、その内部で発展した文脈として人権を採用することは、国際的なコミュニティによって採択され、成長を続けている規範文書の本体部分について、すでに一般的に（普遍的にではないが）受容されている価値と原則（ex. 人格の尊厳の尊重）に言及する利点を持つ。この文脈は、人権の論説がバイオエシックスのプラクティスにおいて、強制および最終的権威として機能することを含意する。バイオエシックスの原則は、国際人権法による以外には、制限され得ない。UDBHR におけるいくつかの原則の定式化（たとえば同意）は、例外が許されるのは、それが人権と一致するときのみであることを強調する。文化的多様性と多元主義の新たな原則は、人権や UDBHRの他の原則の侵害を引き起こし得ないような語法〔言葉づかい〕によって資格を与えられる。この制約は、固有のプラクティスは、同意、無差別、恩恵共有のような他の原則に従っているときにのみ、文化的多様性の尊重に基づいて正当化され得ることを意味する。

規範の拡充

　国際人権法は、バイオエシックスの論説の規範力を増す。人権は、交渉不能で妥協され得ない原則と規範を促進する。たとえば、人間の身体の完全性へのコミットメントは、拷問、残虐な刑罰、臓器取引が常に悪であることを含意する。しかし、これらのプラクティスを正当化する論拠があるかもしれない。1 人の人間を拷問することは、他の数千人の生命を救うことができる情報に行き着くかもしれない。臓器取引は、さもなければ死ぬかもしれない臓器移植のウェイティング・リストに名を連ねる末期段階の腎臓病を患う人たちを助けるかもしれない。とくにヘルスケアにおいては、功利主義の議論が影響力を持つ。なぜなら通常支配的なのは、医学的介入の結果（生命救助、疾患の治癒、疾患の予防）だからである。過去には、結果第一主義の活動が、患者に情報を与え同意を得ることなく、新しい技術と装置の使用へと導いてきた。これは、多数の利益が少数者の利益よりも重く評価され得る医学研究の文脈において、とりわけ明白である。〔しかし〕人権の論説は、結果や帰結にかかわらず、支持される必要のある原則と規範の枠組みを提示する。なぜなら人間性そのものにかかわる問題だからである。

　医学研究における一連のスキャンダルと濫用は、西洋諸国において法制と監視メカニズムを導入するために基本原則と政策の枠組みを発展させるよう、メインストリームのバイオエシックスを駆り立てた（第 2 章参照）。グローバル・バイオエシックスは今日、同様の難題に直面している。Trovan 事件においては、発展途上国で人々を助けるためには新しい薬物療法が重要であるが、インフォームド・コンセントの原則の実施は、識字能力のない、あるいはコミュニティや家族の同意の伝統を持つ人口集団においては困難であるとの議論がなされた。別の議論は、西洋の病院におけるケアの基準は、発展途上国においては使用されないことである。これらの議論は、二重基準を持つ医学研究の実践を正当化する。発展途上国においては、先進国よりも低い基準が用いられる。なぜならそれは、医学研

究の実践をより実行可能なものにするからである。人権の論説は、倫理原則は普遍的であり（米国において倫理的でない研究はナイジェリアでも倫理的でない）、目的は手段を正当化しない（ある人口集団のためにヘルスケアを増進することは、貧困、発展の欠如、または社会的困窮につけ込んで、ある市民たちを、知識の促進のために搾取することを正当化しない）ことを強調することで、かかる主張を押しとどめることができる。

実践的応用

　バイオエシックスにおける多くの活動は今日、政策立案と関係している。さまざまなレベルにおけるバイオエシックス委員会が、政策のための勧告を起草している。国家レベルでは、それらの委員会はガイドラインを分析し、立法を提案し、政策立案者を手助けしている。ローカル・レベルでは、それらの委員会は制度的ガイドラインや政策に関して病院の役員会や研究機関にアドバイスする。バイオエシシストたちは専門家委員会のメンバーや公共討論の参加者である。人権の論説は、多くの場合、これらの政策努力において有益である。なぜならそれは、人々が人間であるがゆえに有する権利を強調する実践的な鋭さ〔エッジ〕を持つからである。1 つの局面は、人権が、倫理学的論説としてもプラクティスとしても、発達したことである。人権の普遍的要求権、およびその哲学的、神学的正当化についての討論は続いているが、それらは人権の論説が実践的で公共的なものになることを妨げなかった。たとえば健康への権利は、健康の観念や健康への権利が何を内含するかについて根本的な哲学的な論争があるが、裁判所やアドボカシー・グループによって実践において適用され得る。到達可能な最高水準の健康の享受は、1946 年に WHO の憲章において、基本的権利としてすでに言及された。おびただしい国際文書がこの権利を承認してきたが、それは最近まで影響力を持たなかった。2000 年以降、変化が生じた。国家や他のアクターの義務だけでなく、権利の規範的内容も明らかにされ、明記された。独立の専門家たちが、人権評議会（Human Rights Council）によって、健康への権利に関する特別報告者として指名された（2002 年以降）。彼らは年次報告書を公刊し、国の状況を審査し、権利侵害についての個別的要求に対応する。市民と NGO〔非政府組織〕は、治療とケアへのアクセスを改善するよう政府に圧力をかけるために、この成長過程にある一連の法的解釈と証拠を使用し得る。健康への権利は今日、かなりの数の国の憲法に含まれている。

健康への権利

　「8. 健康への権利は、健康的（healthy）である権利として理解され得ない。健康への権利は、自主性（freedom）と資格付与（entitlement）の双方を含む。自主性は、自らの健康と身体をコントロールする権利……、および干渉を免れる権利を含む……。反対に資格付与は、到達し得る最高レベルの健康を享受する機会の平等を人々に提供する、健康保護システムへの権利を包含する。

> 　11．委員会は、健康への権利を、……時宜を得た適切なヘルスケアのみならず、以下のよ
> うな、根底にある健康の決定子をも入手し得る包括的な権利として解釈する。安全で飲用に
> 適した水や適切な衛生設備へのアクセス、安全な食物、栄養、住居の適切な供給、健康な職
> 業および環境条件、性と生殖の健康に関するものも含めて健康に関する教育と情報」[*10]。

　人権の言語のもう1つの側面は、人権とバイオエシックス双方の根底にあるヒューマニズムの再定
義である。ヘルスケアにおける政策立案は、ケアと保護が必要な状態にある個々の患者と傷つきやす
い人口集団への関心によって推進される。しかし人権を用いることは、同情、懸念、連帯、ニーズと
いう道徳の言語を、権利と尊厳の言語に移行する。たとえば過酷な貧困は、貧しい人々が基本的な生
活必需品へのアクセスを拒絶されるから人権侵害とみなされるべきだ、との議論がなされる。権利は
人々を犠牲者にするのではなく尊厳を付与する。人々はもはや貧しい犠牲者ではなく、他の誰もと同
じ要求権や権利を持つ世界の市民とみなされる。人権は人々を平等でよりパワフルなものにする。そ
れは個人を責めることなく人間的振る舞いを評価する普遍的で客観的な基準を提供する。

アクションの新たな様式
　バイオエシックスと人権相互のつながりの恩恵は、新しいタイプのアクション、アドボカシーの出
現において立証される。ヘルスケア・リサーチのグローバル化は、バイオエシックス教育、研究、コ
ンサルテーション、政策立案、および公共討論のためのインフラが、実のところ、いかに世界中で変
わりやすいかを明らかにする。バイオエシックスの原則（および規則）は、それぞれの国で等しく適
用、実施され得ない。グローバル・バイオエシックスの枠組みが承認された今、アドボカシーは、こ
れらのインフラを補強することを助け、原則をよりよく実施することができる。アドボカシーは、ヘ
ルスケアとソーシャル・ワークの領域ではよく知られている。とりわけ看護師にとって、アドボカ
シーは責任の核心として記述される。アドボカシー組織はホームレスの人々やHIV/AIDS患者のため
に語ることができる。子どものアドボカシーは、児童虐待に応じる小児科学の職務の核心とみなされ
る。アドボカシー・ワークは他の領域において、たとえば国際援助において、重要なものになった。
たとえ貧困と社会的無視の原因が十分理解されているにせよ、グローバル経済機関の力が非常に強
く、行動主義と介入なしには何も変わらないことが認識されたからである。グローバル化の文脈にお
いて、アドボカシーは市民社会と参加型民主主義を生き返らせる手段として提唱される。なぜなら、
批判的思考を促進するのを助けるからである。それは単に、政策や法改正を議論するだけではない。
多くの場合、彼らの権利を勝ち取るために、傷つきやすい、社会的に疎外された、また排斥された人々
やグループを直接的に引き入れる。グローバル・バイオエシックスにとって、アドボカシーは、日常
の実務と実践的政策に効果的な影響を及ぼす手段である。アドボカシーは、紙の上の同意を日々の生
活内部の活動に移すことを助ける。これは、第11章で詳述されるさまざまなグローバル・プラクティ

＊10　UN Economic and Social Council: General Comment 14, August 2000.

スの重要な構成要素である。

倫理の番犬〔監視者〕

　WEMOS 財団は、オランダの医学生と熱帯病のスペシャリストによって 1981 年に設立された非営利組織である。ミッションは、誰もがその権利を持つ、最適な健康を有する世界を創造することである。活動は、政府に対するロビー活動、地域の能力の構築、頭脳流出への反対運動、および手頃な薬物療法の擁護（advocating）である。これらの活動は、倫理原則が研究と薬物療法へのアクセスにも適用されることを保障する、倫理的文脈のモニタリングも含む。非倫理的プラクティスの例は、研究主体の証言とともに公表される。財団は、ケニア、ザンビア、ボリビア、バングラデシュにおける類似の組織と協力する。ムンバイの倫理学および権利研究センター（Center for Studies in Ethics and Rights in Mumbai）は、パートナーの 1 つである。このセンターの創始者 Dr. Amar Jesani とともに、WEMOS は、いかに傷つきやすい人口集団がほとんど保護されることなく研究主体としてリクルートされているかを示す、インドにおける臨床薬物試験に関するビデオを制作した。インドにおける NGO の数は、約 200 万である（米国における 150 万と比較される）。グローバル・ヘルスに関して、世界における NGO の数を見積もるのは難しいが、AIDS のみで 6 万以上の NGO がある[*11]。

世界主義

　グローバル・バイオエシックスの発展を触発する第二のサブテキストは、世界主義の理想に言及する[*12]。歴史に頻繁に現れる、たとえばストア哲学におけるこれらの理想は、おのおのの人間を、自らのコミュニティやポリス〔政治的共同体〕（polis）の市民であると同時に、世界（cosmos）の市民とみなす。まず第一に、彼らは生まれる。彼らは共通の起源、言葉、そして習慣を、共同市民と共有する。第二に、彼らは参加する。人類社会（humanity）に属するからである。すべての人間は同じ尊厳と平等を共有する。世界の市民であることは、個人を文化、伝統、コミュニティのような、しかしまたジェンダーや民族のようなカテゴリーに閉じ込められた監禁状態からも解放する。人間主義〔ヒューマニズム〕が共同体主義〔コミュニタリアニズム〕に取って代わる。それは、個別特殊的な場所で、固有の文化の内部で生まれることの限界を克服することが可能であることを含意する。世界主

---

*11　The WEMOS video is accessible via: www.youtube.com/watch?v=aoMnvUyCPuE
*12　See: Kwame Anthony Appiah (2006) Cosmopolitanism: Ethics in a world of strangers. Allen Lane (Penguin Books): London; Robert Fine (2007) Cosmopolitanism. Routledge: London and New York.

義は固有の閉ざされた地平を越えて生きる切望を表現する。それは、境界のない、より広範な連帯を可能にする。道徳的理想は、人間が普遍的コミュニティ、すなわち「人類社会」に属することである。人間の幸福は、個別特殊的な場所、コミュニティ、文化、あるいは宗教によって定義されない。グローバル市民は、それゆえ、近くのまたは遠くの他の人間に対する責任を有する。世界主義は、前章で議論された、拡大しつつある道徳的関心の輪のメタファーを頻繁に用いる。

世界主義の理想

- 人類の一性：人間は世界（cosmos）に属する。世界市民権（world citizenship）。
- 世界は人類全体を包含する。普遍的コミュニティ。
- 境界は道徳的重要性を持たない。
- 相違への開放性。
- 人間が共通に持っているものに焦点を合わせる。
- すべての人間は同等の道徳的地位を持つ。
- グローバル市民は単に権利だけでなく、他者との連帯を示す責任を持つ。

　世界主義の理想は論争される。「世界の市民」はメタファーまたは抽象概念であって、現実ではないと論じられる。そのような市民が属する世界コミュニティや国家はない。国民国家が唯一の基本的な政治コミュニティである。文化的アイデンティティは、かかる国家の特定の領土内部にのみ構築され得る。遠方の他者との社会的結束はつかの間の幻想的なものである。

　過去数十年間にわたるグローバル化のプロセスは、しかし、「世界の市民」がメタファー以上のものになったことを立証する。グローバル化は主観的のみならず、客観的かつ政治的レベルでも世界の「世界主義化（cosmopolitization）」と関連する。

　まず、グローバルな意識が新たに出現していること、共通の世界に生きているという感情が増大していることが論証される。この感情は、3つの経験によって助長されてきた。第一に、世界の有限性の経験。近年は、世界のどの場所や空間も知られている。もはや匿名の地はない。距離は消滅した。第二に、「小さな世界」という現象。テレビとインターネットは世界のあらゆる地域から、ただちにわれわれの近くに出来事を持ってくる。われわれは同じ惑星を共有する。関係と相互のつながりは不可避である。第三に、世界の一性。1つの世界しかない。たとえ世界が伝統的なポリスのようなコミュニティではないとしても、共通の人類社会がある。もしこの1つの惑星が滅びるなら、全員が苦しみ消滅するであろう。グローバルな意識は、たいていの場合、否定的な仕方で構築される—災害、恐怖、人権侵害をとおして、あるいは危機に対する反応として。遠方の他者の苦痛は、われわれは皆同じ傷つきやすさと、類似の基本的ニーズを共有していることをわれわれに気づかせる。ポイントは、グローバルな相互作用と相互依存がわれわれの道徳的感性を拡張することである。人々は、彼らがどこ

にいても、同じ苦境を共有していることを認識する。

小さな世界

　1967 年に社会心理学者 Stanley Milgram は、彼が行った小さな世界実験を公表した。ランダムに世界の 2 つの民族を選択した場合、彼らがお互いを知っている公算はどの程度か。Milgram はたった 5 つの媒介物（または分離度 6）が人々を結びつけるのに十分であることを見出した。彼の結論は、「われわれはすべて、きつく編み込まれた社会の編物の中に、ともに結びつけられている」であった。実験は米国のみにおいて、またインターネットやソーシャル・メディアの使用前〔の時代〕に実施された。フェイスブックのようなソーシャル・ネットワークは、分離度を 6 から 4 に減少することで、それらが世界をいっそう小さくすることを論証する*13。

　第二に、客観的な世界主義化がある。国民国家の自律は、グローバルな経済的、政治的、および法律的発展によって侵食された。国家は、ますますグローバルな法体系を持つ国際法に支配される（ex. 2002 年に設立された国際刑事裁判所は、指導的政治家のような個人を、「人類社会に対する犯罪（crimes against humanity）」で訴追し得る）。同時に、リスクはグローバル化される。それは、集団的責任を要求する。最後に、グローバルな組織やアクター、とりわけ非政府組織の出現がある。

　第三に、政治レベルでは、世界主義は統治権の観念を問う。個々の国家は、グローバルな難問への応答においては無力であるか、またはたいていの場合、迂回する。政治は、今日ますます市民社会の領域である。グローバルな活動は、伝統的な政治的権威とは別の市民のコミュニティによって企てられる。彼らは情報を共有し、これらの権威に圧力を与えるために、広報を使いながら、直接かつ水平的なコミュニケーションに参加する。存在する機関を使用する代わりに、市民たちは個別特殊的大義に関与し、新たな集団的構造を発展させ、社会運動を創造し、新たな問題領域を開く—グローバル・ネットワークを据え、世界フォーラムやグローバル・サミットを計画するために最新技術を使いながら。

倫理学の論説は変化しているか

　グローバル化は、ますます世界主義と連合しつつあるが、グローバルなプロセスの理論的および実

---

*13　Stanley Milgram (1967) The small world problem. Psychology Today 1 (1): 61-67. See also: Lars Backstrom, Paolo Boldi, Marco Rosa, Johan Ugander and Sebastiano Vigna (2012) Four degrees of separation. Proceedings of the 4th ACM International Conference on Web Science (see: http://arxiv.org/abs/1111.4570).

践的帰結は不安定である。これらのプロセスは、増大する人間相互のつながりと、全体としての人類社会に対するますますの関心を促進するのか。あるいは、それらは衝突と不一致を強化するのか。情況はポジティブなものばかりではない。人権は継続的に侵害されている。グローバルな価値は列挙されるが、実践は変わらない。拷問禁止のような、かつて同意された普遍的基準は、国家の安全を前に、もはや適用されないと主張するいくつかの国家、とくに米国による人権と国際法に対する最近の反動もある*14。社会運動は変遷するが、世界市民たちの動員は一時的で脆い。かかる動員は、必ずしもポジティブなものではない。それは、グローバルな人道的活動、あるいはテロリズムやイスラムの聖戦主義に使用され得る。これらの理由から、グローバルなアイデンティティが本当に出現しているかが問われる。道徳的理想としての世界主義は、未来のユートピア以上のものか。

　この問いに答えるために、倫理学の論説の方向は変化する可能性があり、実際に変化しているかを考察することが重要である。グローバル化の文脈において、2つの基本的な変化が生じている。第一に、「世界（world）」の観念はさまざまな意味を想定してきた。最初は、出生または住居の場所であることによって、世界は、同じ領土内で個人同士の間で相互作用が生じる中立的な空間とみなされるのが常であった。グローバルな脈絡において、「世界」はより広い、そしてアクティブな意味を獲得する。空間以上に、それは単独の個人が所属する人間のコミュニティを定義する。世界は人間が住む単なる地理学的な場所ではなく、彼らが生きている、人間の社会である。相互作用のためのエリアとして、世界は領土以上のものである。価値、言語、考え、習慣が宇宙の俯瞰図のうちに星座のように散りばめられた集合体（constellation）である。この世界は、人間に感化を及ぼす―ちょうど人間の活動が中立的なものではなく、われわれのものである世界を構築し、変形するように。われわれは、共通の努力の結果であるわれわれの世界に依存している。この相互依存は、グローバルな論説におけるエコロジカルな動機の役割を説明する。世界は道徳的関心事になった。それは単に人間のための資源として与えられるのではなく、人間存在を可能にする条件である。哲学者ハンナ・アーレントはmundusという語を、世界のこの概念のために使用した*15。

　第二の変化は、「人類社会（humanity）」という語の使用である。人権の論説と世界主義の影響下で、全体としての人類社会に対する関心が、個人の行為のみならず、国家、会社、コミュニティの政策や介入を評価する根本的な基準になった。研究主体からインフォームド・コンセントを取得しないことは、「人類社会に対する犯罪」として非難される。この表現は、もろもろの状況にかかわりなく、覆されるべきでない普遍原則に起因する。それは、市民社会が道徳的機能を持つことをも可能にする。すなわち、全員のために語ることができる。なぜならそれは、世界の人口の残余を代表するから、というよりもむしろ、人類の共通善についての関心を表明するからである。「人類社会」の概念だけでな

＊14　Jens David Ohlin (2015) The assault on international law. Oxford University Press: Oxford and New York.

＊15　Philosopher Hannah Arendt has used the term 'mundus' in her book The human condition. University of Chicago Press: Chicago, 1958. 彼女の見解では、人間の世界は、「人間の活動する限られた空間と、有機的生命の一般的な条件のために、地球あるいは自然と同一ではない。人間の生はむしろ、人間の文明の産物、人の手による製作物、および人が共に築いた世界に存在するものの間で進行することに関係する。」(The human condition, p. 52). See also: 'Mundalization' used by In-Suk Cha (2008) Toward a transcultural ethics in a multicultural world. Diogenes 219: 3-11.

く「世界」の新しい意味も、倫理学を触発する。なぜならそれは、違いよりも共有される属性に焦点を合わせるからである。それは、昔から確立されているが軽視されている論点—グローバルなコミュニティ、共有遺産、グローバルな共有権—を強調する論説を創始する。これらの論点は、次章で議論される。

【本章の要約】

- グローバル・バイオエシックスの発展は、人権の論説と世界主義の道徳的理想によって触発されてきた。
- 人権は、以下の理由によって、グローバルな論説として魅力がある。
  —普遍性
  —〔束縛から〕解放する力
- 1990 年代における共通価値の探索は、2005 年に採択されたユネスコのバイオエシックスと人権に関する世界宣言への道を準備した。
- この宣言は、国際コミュニティによってソフト・ローとして採択された、バイオエシックスにおける最初のグローバルな倫理的枠組みである。
- それは、道徳的対象の拡大する範囲—個人からコミュニティへ、人類へ、環境へ—をカバーする 15 の倫理原則を組み込む。
- このアプローチにおけるグローバル・バイオエシックスは、二層レベルの現象ではなく、継続的に相互作用する 3 つの構成要素を持つ：①原則のグローバルな枠組み、②解釈と応用のローカルな多様な文脈、③交換、インスピレーション、交渉のグローバルな実践。
- 2 つの理想がグローバルな原則の枠組みの根底にある：人権の論説、世界主義。
- 人権の論説は、グローバル・バイオエシックスにとって魅力的である。なぜならそれは：
  —類似したグローバルな切望を持つ。
  —受容された解釈の文脈を提供する。
  —バイオエシックスの規範力を増幅する。
  —実践的な応用を有する。
  —アドボカシーのような新たな活動様式を促進する。
- 世界主義は、グローバル・バイオエシックスを触発するグローバルな理想を提供する。個人は自らを「世界の市民」として再定義する。世界主義は 3 つのレベルで成長している。
  —主観的：増大するグローバルな意識
  —客観的：拡大するグローバルな法体系、グローバルな組織の増殖
  —政治的：限定される国の統治権、成長する市民社会の重要性

第 8 章 | 世界を共有する：共有(common) の パースペクティブ

　国際的な人権法と世界主義の理想は、グローバルな倫理的枠組みの発展を触発した。同時に、グローバル・バイオエシックスは、普遍的人権を道徳的論点や疑義にただ適用することではあり得ない。問題の1つは、人権の内容についての見解が異なることである。ある者は、それらはまず、否定的な権利（国家から個人が保護されるよう、国家の不干渉を強調する権利）であると論じる。それゆえ、市民的および政治的権利が、社会的および経済的権利よりも重要である。他の者は、とくに南半球から、人権は肯定的な権利（国家によって提供される必要のある一定の基本的事物や利益への権利）でもあると論じる。この論争は、個人の権利としての人権のミニマリズム的解釈と結びつけられる[*1]。この解釈によると、人権の論説は、個人の公的権限付与の言語である。その核心に道徳的個人主義がある。その主たる目的は、個人が自らの生をいかに処するかを自由に選択することを保障することである。人権の論説は、人の善き生について1つの見方を課すことをしない。他方で、ミニマリズムも批判される。否定的権利と肯定的権利の分離は人為的にみえるからである。もし人間存在のための基本的条件が与えられなければ、市民的および政治的権利は行使され得ない。すべての人権は相互依存的である。拷問に反対する権利は、生存権と同程度に重要である。最近増大している健康への権利の重要性は、人権が個人的次元だけでなく、連帯と集団的な善の次元をも有することを論証する。それゆえ、〔社会における〕人間の状態に共通の属性を強調することが重要である。人権の論説がグローバルなのは、人間が共通のニーズと傷つきやすさを共有するからである。

　世界主義の理想は、グローバル・バイオエシックスの内部における人権の解釈と適用のためのより広い文脈を提供する。さらに重要なことに、世界主義の理想はコミュニティだけでなく個人に属するものを結合する。人間は特定のコミュニティに組み込まれるが、普遍的コミュニティに属する。個人主義的アプローチは、それゆえ不適切である。個々の人格は、他者との関係的な文脈の内部で権限を付与される。この、より広い見方は、アフリカの Ubuntu の世界観のような非西洋におけるパースペクティブにおいて、とりわけ明確に表現される。

Ubuntu 倫理学

　バントゥー語で Ubuntu は、独特のアフリカの世界観を記述する。それは、人格は他の人々

---

*1　For the minimalistic interpretation of human rights: Michael Ignatieff (2001) Human rights as politics and idolatry. Princeton University Press: Princeton and Oxford (especially pages 57 and 66).

> をとおして人格になることを表現する。「私が存在するのはわれわれが存在するからである（I am because we are）」。個人を創り、定義するのはコミュニティである。人格であることは所与のものではなく、プロセスの結果、すなわち儀式と社会規則の学習によるコミュニティへの統合の結果である。個人は常に〔コミュニティという1枚の〕織物の結び目であるから、コミュニティの善が優先する。強調されるのは、コミュニティのメンバーが共有する属性と相互依存である。個人はそれゆえ、単に権利を持つのではなく、むしろ相互的な義務と責任を持つ*2。

　世界主義のもう1つの側面は、権利は義務と責任から分離され得ないことである。境界のない1つのコミュニティからなる世界において、市民は相互的な責任を持つ。この側面は通常、非西洋的アプローチにおいて表現される。

　世界主義はそれゆえ、グローバルな問題に対処する、より豊富な語彙でグローバル・バイオエシックスを提供する。それは、倫理学が別の言語——権利だけでなく責任の言語、原則だけでなく価値と徳の言語——においても表現されることを例証する。世界主義の理想は、さらに、いかにして道徳原則を、世界内のプラクティスと周辺環境において遂行するかの再考を助けることができる。人権の論説はたびたび批判される。なぜなら、その遂行は、関心がないかそれ自体が権利を侵害している国家に委ねられており、したがって遂行は有効でないか、または政治的に影響力を持たないからである。グローバル化の時代には、人権侵害に巻き込まれる可能性のある、国境を越える会社のような非国家的アクターの領域がある。バイオエシックスのエリアでは、原則の施行と遂行はよりいっそう困難である。その適用を審査および監視し、制裁を課すことのできる団体や組織体が存在しないからである。世界主義は、他の適用様式を提案する（後続の章で議論されるような）。それは、巻き込まれるアクターやステークホルダーの範囲を広げる。世界主義のもう1つの長所は、さまざまな場面で人権の解釈を導き得ることである。権利は衝突し得る。個人の自由は平等と、私的財産の権利は正義と衝突し得る。世界主義は、人間が共通に持つものに焦点を合わせる。すべての人間が同等な道徳的地位を有するグローバルな道徳コミュニティにおいては、共通のパースペクティブを定めることが重要である。これは単に、人間の基本的ニーズ、あるいは人間の繁栄の条件を経験的に決定するだけではない。人権は、すべての人間の間で共有され、個人が存在するために不可欠のニーズと条件を明記する。しかし共通のパースペクティブの決定は、何よりもまず規範的な機能である。もし人間が類似した基本的ニーズを持ち、同じ傷つきやすさ〔弱点〕を共有しているのなら、倫理学の論説の焦点は、個人にあるのではなく、全員にとって決定的に重要な、共通の属性の保存、保護、改善にある。共通のパースペクティブのかかる強調は、もしグローバル・バイオエシックスの問題（第5章で論じられたような）がグロー

＊2　Ubuntu ethics is explained in: Leonard Tumaini Chuwa (2014) African indigenous ethics in global bioethics: Interpreting Ubuntu. Springer: Dordrecht. See also: Thaddeus Metz (2010) African and Western moral theories in a bioethical context. Developing World Bioethics 10 (1): 49-58.

バル化の新自由主義的イデオロギーに関連するのなら、とりわけ要求される。世界主義と同様、人権の論説も、グローバル化の別の見方—社会と文化の脈絡の内部にある人格と環境に焦点が合わされる—を提示する。普遍主義は、新自由主義のグローバル化に挑戦するためには十分ではない。必要とされているのは、別の方向づけである。起こり得る搾取や社会的疎外に対して、人格の尊厳を保護することは必要な最初のステップであるが、十分ではない。よりいっそう重要なのは、〔社会における〕人間存在の状態が向上し、生の基準が改善されることである。これは、人間を結びつけるものへのシフトを要求する。言い換えると、個人的なパースペクティブを超えて、属性の共有と集団的アクションに集中する、拡張された倫理学的地平。ヘルスケアのエリアは、個人と共通善のつながりを十分に立証する。健康は、人の機能に必要かつ普遍的な条件である。それは、おのおのの人格の生を可能にする個人的な善である。同時にそれは、一定の予備的な条件が満たされるときにのみ実現される。衛生、清浄な空気と水、食物と栄養、必須医薬品—私的な商品としてではなく、誰もが利用し得る共通善としての。

グローバルな道徳コミュニティ

　バイオエシックスのグローバル化は、「コミュニティ」の観念にスポットライトを当てた。多くの非西洋文化では、個人がコミュニティを超える特権を与えられることはない。それゆえグローバル・バイオエシックスは、多くの国では、個人の権利が家族、コミュニティ、社会に対する責任以上に重要ではあり得ないことを承認すべきである。コミュニティへの注目が増したもう1つの理由は、最近の政策における健康の社会的決定子の強調である。健康が、個人のヘルスケアや医療技術よりも、社会的および経済的条件の結果としてもたらされたものであるとき、健康の促進は、単に地方および全国的にだけでなく、グローバルに正義を強化することを含意する。

　グローバル・バイオエシックスの出現は、単にコミュニティへの関心を刺激しただけでなく、同時にモラル・コミュニティというアイディアも拡大した。その例示となるのが、未来世代の保護および世代間の正義に関する討論である。ここでは人間のコミュニティは、現代世代以上の人間を包含する。後の世代に対する責任は、人類の生き残りを確実にするための基本である。コミュニティについての同様の関心が、恩恵共有（benefit sharing）の原則についての討論に出現した。この新しい原則は、生物学的な期待、たとえば薬の開発に使用される可能性のある自然物質の探索や収集の文脈において重要である。自然資源は、ブラジルやインドネシアのような豊富な生物多様性を持つ発展途上国において十二分に利用可能である。多くの発展途上国では、伝統医学はこのような自然資源に基づいている。これらの資源と土着の人口集団の伝統的な知識は、先住民のコミュニティに何らの賠償もなしに新たな収益の多い医薬品を製造するために商業会社によってますます〔不正に〕専有されている（「生物特許権侵害」として非難されるプラクティス）。最近の所有権の強調によって（本章で後述されるように）、伝統的な知識は誰の所有物でもないとみなされており、かくして取得は自由である。このような状況を背景にして、不正義を打破するために恩恵共有の原則が進展した。

生物特許権侵害

　バスマティ米〔南アジア、とくにインド、パキスタン産の長粒種の香りのよい米〕は、南アジアで数世紀にわたって栽培されてきた。地域の農民たちは、種子の選別と品種改良の実践によって米の品質を改良してきた。1997年9月、テキサス州の会社 RiceTec Inc はバスマティ米の系統と種子についての広い特許を獲得した。これは、民衆の激しい抗議を引き起こした。インドの NGO は国際的なキャンペーンを開始し、2002年にいくつかの特許申請の撤回へと導いた。もう1つの例は、日本の化粧品会社資生堂である。それは、アンチ・エイジング薬品とヘアトニックを製造するためのハーブとスパイスのいくつかの製法の特許を取得した。これらの特許は、インドネシアの中央ジャワの伝統的治療者と農民の知識とプラクティスに基づいている。その製品のボイコットを呼びかける抗議とメディアのキャンペーンによって、資生堂は2002年にいくつかの特許を取り消した。

　これらの新たな討論は、実際に、道徳的コミュニティとしての人類社会そのものにかかわる根本的な論説に関連している。相互に関連する2つの論拠が用いられる。1つの論拠は、グローバルなコミュニティが、人間だけでなくすべての自然を包含することである。コミュニティという概念は、人以外のものを包含するまでに拡大され得る。したがって、ヒト種でないものも、われわれのコミュニティのメンバーとして考えられる必要がある。われわれは皆依存性と傷つきやすさを共有しているからである。第二の論拠は、地球は1つの個別特殊な世代の所有ではないことである。各世代は、それを相続し、未来の世代に譲渡すべきである。人間の生命の相互依存性と、われわれの惑星の脆弱性（fragility）のゆえに、コミュニティの新たなビジョンは、過去、現在、未来の世代を包囲すべきである。ヒト種の継続的な存在は、人類社会それ自体が、グローバルな共有物（commons）―全体としての人類社会の保護下にあり、人類の生き残りを保障するために保持される必要のある共有物―をケアする「グローバルなコミュニティ」とみなされるときにのみ保障され得る。

　双方の論拠は、2つの次元においてグローバルなコミュニティという観念に広げられる。1つは共時的に、人間だけでなくすべての生命形態を含むことによって。もう1つは通時的に、さまざまな世代を含むことによって。その含意は、「グローバルなコミュニティ」は、内容（グローバルな伝統や機関の設置だけでなく、特定のグローバルな価値と責任の確認）だけでなく、広がり（「世界の市民」を包含する世界的射程）にかかわるがゆえに、道徳的に重要な観念になることである。グローバルなコミュニティを定義する価値は、人類が共有する属性に注意を向けさせる。とりわけ2つの概念がグローバルなコミュニティという観念に関係する。1つは共有遺産（common heritage）、もう1つは共有権〔共有物〕（commons）。これらは、すべての人間が共通のニーズと共通の傷つきやすさを有することを強調する。すなわち、人間は一定の共有された条件の下でのみ生き残って繁栄することができ、惑星〔地球〕上の生命は人々が協力するときにのみ持続し得る。次の2節は、これらの概念について詳述する。

共有遺産

　「人類の共有遺産」という観念は、海底や大気圏外空間のような共有資源を規制するために、1960年代末に国際法に導入された。マイルストーンは、マルタの国連総会使節 Arvid Pardo のスピーチであった（1967 年 11 月）*3。彼は、海底（sea-bed and ocean floor）は共有遺産であり、平和的な目的のために、また全体としての人類社会の恩恵のために使用され開発されるべきであると主張した。その新たな概念は、実は *res extra commercium*（商業外のもの、交換され得ない財産）という別のカテゴリー——たとえば共有財産（海のような）や公有財産（川のような）——を区別したローマ法のより古い伝統に遡る。このカテゴリーは、経済的に交換され得ず、したがって、誰によっても売却も獲得もされ得ない法の対象を明確に定める。私有財産と共有財産の区別は、周知のとおり、1609 年にフーゴー・グロティウスによって、著書「海洋の自由（*Mare Liberum*）」の中で使用された。彼の主張によると、海は空気や太陽のように *res omnium communes*（皆に属する、共有財産）であり、皆によって使用され享受されるが、誰によっても所有され得ない対象である。

　この観念は当初、海底、月、大気圏外空間、南極大陸のような、民族国家の境界外の物質的資源が存在する共有の区域に適用されたが、その後、熱帯雨林のような、個別の国の領土内に存在する生命維持に必要な資源に広げられた。ある区域を共有遺産としてラベルづけすることは、それが人類の生き残りにとって必要不可欠であることを意味する。それは、グローバルな責任を定めることをも意味する。共有区域は専有され得ない。それは、共同管理を創造するための国際協力を要求する。生じ得る利益は地理学に関係なく、国家間で衡平に共有されるべきである。平和目的のためにのみ使用されるべきである。最後に、それは未来世代のために保全する必要がある。1970 年代、このコンセプトは文化を含めて使用されるようになった。文化的偉業（たとえばマチュピチュあるいは中国の万里の長城）が傑出した普遍的価値（模範的で唯一で代替し得ない）を持つとき、また地球上の生命の持続可能性と質にとって桁外れに重要であるとき、共有遺産とみなされ得る。HUGO 倫理委員会が最初に、共有遺産の観念をヒトゲノムに適用した。次いで、ユネスコの「ヒトゲノムと人権に関する世界宣言」（Universal Declaration on the Human Genome and Human Rights, UDHGHR, 1997）が、ヒトゲノムは人類社会の遺産であると宣言した。

ヒトゲノムと人権に関する世界宣言（UDHGHR, 1997 年）

　第 1 条「ヒトゲノムは、人類家族の全構成員の根源的な一性、ならびにその生来的尊厳と多様性の承認の根底にある。象徴的な意味において、それは人類社会の遺産である」。この基

＊3　For the speech of Arvid Pardo in the United Nations General Assembly, 22nd session, 1 November 1967: www.un.org/depts/los/convention_agreements/texts/pardo_ga1967.pdf（accessed 4 August 2015）.

本的な声明は、以下のような実際的な含意を持つ。ゲノムは誰かの所有物として専有され、財政的に利用され得ない（第4条）。科学の進歩による恩恵は、全員に役立つべきである（第12条）。研究成果は、平和的な目的のために利用されるべきである（第15条）。科学的知識と情報は自由に交換され、公にアクセス可能であるべきである（第19条）。

さらなるステップは、共有遺産の観念をバイオエシックスそれ自体において適用することである。欧州評議会が1949年に設立されたとき、憲章は、精神的および道徳的価値は、評議会において結束する人々の共有遺産であることを確認した。価値は1つの世代から別の世代へと伝えられる。それは協力の基礎を形成し、人間の社会と文明の保全のために不可欠である。UDBHRで展開された倫理的枠組みは、同じ思考様式の内部で発展させられた。もろもろの倫理原則が確認され、人類社会の遺産とみなされなければならないことが宣言された。これらの原則は、グローバルな市民がグローバルな道徳コミュニティでともに行為し生きることを可能にする、道徳的価値の首尾一貫した記録を意味する。

普遍的なものと個別特殊的なものを架橋する共有遺産

共有遺産の観念を広げることは、「グローバルな道徳的コミュニティ」のアイディアを発展させることに貢献するかもしれない。特定のコミュニティが、一般に共有されるアイディアとシンボルをとおしてのみ成長し得るように、グローバルなコミュニティは、個別特殊的な道徳的価値と文化の対象を世界遺産として認定することをとおして支えられる。それは、まさにコミュニティの建設に不可欠であるがゆえに、遺産である。遺産というアイディアがグローバル・レベルで適用され、人類社会の遺産と考えられるとき、それは文化的シンボルだけでなく共通価値のグローバルなコミュニティを切望し創造する。これらの価値とシンボルは、常に固有のものである。個別特殊的アイデンティティの表現である。それらは歴史の中の、そして世界中の人間の多様な特徴を反映する。しかしそれらの価値とシンボルを共有遺産とみなすことは、それらが人類社会にとって意義を有することを意味する。それらの個別特殊性は、それらがもはや1つの個別特殊的文化を代表するのではなく、一般に人類の文化を代表することを示すことによって、普遍化され得る。これは、それらがその固有の特徴を失って均質化され、あるいはより広い枠組みに同化されることを意味しない。相互作用は等しくこの枠組みに影響を及ぼす。固有の素材、対象および価値は、それらが普遍性および唯一性と結びつけられるとき、人類の遺産とみなされる。それらは、人間を決定づける特徴としての多様性〔相違点〕を示すことによって、他の遺産とは異なっているべきである。ここで、普遍的なもの（人であることにとって典型的なもの）が個別特殊化される。多様性それ自体が共有遺産になる。

共有遺産の観念は、普遍的なものとローカルなものを結びつける。それは、人類社会が全多様性のうちに共有しているものを際立たせる。しかしその〔共有遺産の〕観念の使用は規範的含意を持つ。第一に、遺産は現在と未来の世代の恩恵のために保護されるべきである。第二に、それは、人類社会にとって重荷ではなく恩恵である。交換、革新、創造性の共有された源として使用されるべきである。

それは自然にとって生物多様性が必要であるのと同じように、人類の未来にとって必要である。第三に、それは、経済的資源以上のものである。遺産は搾取ではなく、全員の恩恵のために、すべての人間の包含と参与を要求する。人間の傷つきやすさ、社会的責任、また未来世代の保護のような倫理原則をグローバル・バイオエシックスの原則として「宣言すること」、およびそれらを人類の共有遺産として回復させることは、それらをただ人間の活動と創造性のための一空間として世界に案出するだけにとどまらない。遺産は静的なものではない。それは心に描かれた道徳的コミュニティのように人類を構築することを助ける。すなわち、それは分岐を組織化し表現するための一般構造を提供する。共有遺産の観念は、かくしてグローバルな道徳のコミュニティを創造するために用いられる世界主義プロジェクトの1つの道具である。道徳のコミュニティの前提にあるのは、存在を始めつつあり、拡大しつつある共有される象徴的な宇宙、共通の利益、およびグローバルな連帯である。グローバル・バイオエシックスはそれゆえ、単に普遍的価値を擁護するための、あるいは道徳的多様性を承認するためのプロジェクトではない。それは、普遍主義と個別主義を架橋する弁証法的努力である。難問は、収斂（convergence）と分岐（divergence）を結びつけることである。

異文化間性

　道徳的見方と道徳的アプローチにおける分岐の認識は、一般に共有される価値への収斂と、どのように調和され得るのか。第6章で議論したように、極度に単純化された「グローバル化」のとらえ方が克服されれば、解答が生じる。「グローバル化」は均一性も多彩性も生まない。それは双方をなす。人々は今日、複合的な文化に参与する。すべての文化的伝統はハイブリッドでダイナミックであり、固定しておらず、変わりやすい。同様の議論はバイオエシックスについてもなされ得る。もちろんさまざまな倫理的パースペクティブが存在し得るが、相違は共通の核があることを排除しない。それゆえ、「多文化主義（multiculturalism）」という語よりも「異文化間性（interculturality）」という用語が適切である*4。多文化主義というアイディアは疑わしいものになった。すなわち、それは、複合的な文化や価値体系の存在を認識する一方で、いかにして人々が共に生きることができ、新しいジンテーゼと社会関係を構築することができるかを真に考察することをしない。実際問題として、多文化主義は、多くの場合、以下の方針に関連づけられる。文化変容（「他〔の文化〕」が、優勢な文化に統合または同化される）、無関心（相互作用しないパラレルで分離したコミュニティを生み出しつつ、「他〔の文化〕」が文化の平和的共存のうちに許容される）、あるいは、伝統的なアイデンティティを表明してそこに引きこもりさえする（他の文化は、自らの文化を喪失するおそれを生み出すから、「われわれ」と「彼ら」の相違を補強しつつ）。しかし、グローバル世界は、単に多様な価値体系の存在によって特徴づけられるのではなく、まず第一にこれらのシステムの継続的な相互作用と相互学習に

---

*4　Michele Lobo, Vince Marotta and Nicole Oke (eds) (2011) Intercultural relations in a global world. Common Ground Publishing: Champaign (Ill); Ted Cantle (2012) Interculturalism: The new era of cohesion and diversity. Palgrave Macmillan: New York.

よって特徴づけられる。「異文化間性」の語は相互作用を強調する。「間（inter）」は、分離を指示するが、連関とコミュニケーションも指示する。多文化主義が多様性、個人の自由、正義、平等な取り扱いの尊重を強調する一方で、異文化間性は相互作用、対話、参加、信用、協力、連帯という道徳の語彙を導入する。異文化間性は、人々を分割するものよりも人々を一致させるものにいっそう関心を持つ。それは、多文化主義よりもポジティブな推力を持つ。人は共存するだけでは十分ではない。コミュニティを創造し得るプラクティスを生み出すために戦うべきである。もし共通の土地があるのなら、それは相互交換とコミュニケーションを通じて耕される必要がある。文化的対話は一様ではなく、一致、あるいはむしろ共有される属性の探求によって活発に推進される。収斂は「翻訳」の継続的なプロセスの結果として生じることになる。あらかじめ与えられた、根底にある、あるいは他の言語よりも根本的な言語が存在しない以上、コミュニケーションのプロセス以外をたどることはできない。グローバルな、普遍的に受容し得る「超・文化的」参照点は存在しない。ただ文化が相互作用し、オーバーラップする、また人々がコミュニケートする間質の〔隙間の〕空間のみがある。共通の理解に到達するための最初のステップは、ラディカルに異なる「言語」の存在を承認することである。コンセンサスが得られるのは、相違が表明され、承認された後のみである。われわれは、われわれのさまざまな言語において相互作用し、共有遺産を探索する以外の選択肢を持たない。収斂は所与のものではなく、現在進行中の熟考、コンサルテーション、交渉の作用の結果である。

異文化間性

- 相互作用、対話、およびコミュニケーションに焦点を合わせる。
- 相違を横断するジンテーゼ、共有すること、類似点、共通の属性に関心を持つ。
- 文化のダイナミックなアイデンティティと進展の承認。
- 一致と（社会的）結束の促進。
- どのように共に生きるかを学ぶ手段。

共有権（commons）

　共有遺産は過去に起因するものであるが、「共有権」の観念は未来に方向づけられる。どちらの観念も、個人のパースペクティブを超える。それらは、人間が共有するものと、人間が尊敬し保全する必要のあるものを強調する。それらは伝達の中心的役割を強調する。人間は、前の世代から受けたものを保護し、未来世代に伝える必要がある。どちらの観念も、喪失、有限性、そして生き残りについての関心の文脈を呼び覚ます。しかし共有権の強調は、注意をより明確に、共有された過去から未来に移す。共有権は、われわれはいかにしてよい祖先であり得るかという問いを惹起する。共有権は、地球の資源、未来世代、そして社会の変容についての関心を触発する。

　人類の歴史において、共有権は通則であった[*5]。古典的な例は、公用のために使用可能な、そして周囲のコミュニティによって管理される土地である。「共有権」としての土地は誰にも所有されない。それを維持することは共通の利益であり、協力と集団的行為を必要とする。遺伝的多様性はもう 1 つの例である。

植物遺伝子の多様性

　遺伝子の多様性は、人類社会の生き残りに不可欠である。それは、農学上の共有権であるのみならず、共有遺産ともみなされる。ローカルな共有権においては、農民は伝統的に、収穫が増し、作物が干ばつ、病気、害虫に傷つきにくいものになるよう、現存する植物の品種改良のために種子を交換した。このようなローカルな共有権は、工業化された農業の増大によって、しだいに消滅した。ブリーダーは、種子を集め、種子バンクに保管し始めた。かくしてブリーダーの共有権が創造された。1980 年代に、公営の品種改良プログラムが民営化された。これは、知的所有権によって種子を管理し、遺伝学的変種を保護する事業としての農業ビジネスを出現させた。ブリーダーが自由にアクセスできた共有権は終わった。5 つの会社（たとえば Monsanto and Du Pont）が世界の種子販売の 30%と農業特許の 38%を管理支配している。しかし、減少しつつある遺伝子の多様性への懸念は、共有権というアイディアを復活させた。2008 年に、スバールバル〔北極海にあるノルウェー領の島群。スピッツベルゲン島とその周辺の島々からなる〕グローバル種子地下所蔵庫 (Svalbard Global Seed Vault) が、ノルウェー政府の資金供与を受けて、スピッツベルゲン島の永久凍土層の内側深くに開設された。それは、450 万の種子の見本という貯蔵能力によって、穀物遺伝子の多様性の非商業的グローバル・プールを創造する。

　共有権のさまざまな類型が区別される。自然共有権（漁場、森、給水のような）、社会的共有権（たとえば福祉の整備、公共スペース、廃棄物除去、灌水システムなど）、知的および文化的共有権（文化的産物と同じく知識も）、デジタル共有権（とくにインターネットと世界規模の情報ネットワーク）、そしてグローバルな共有権（たとえば海洋および大気圏外空間）。これらの類型は異なる特質を持つ。ある類型は、枯渇させることができ（自然共有権）、他の類型は再生することができる（社会的および文化的共有権）。ある類型は、競争的な財に属し（多くの自然共有権におけるケースのように、ある人の使用が他の人に残される財の総量を減少させる）、他の類型は非競争的な財（知識、アイディア、情報を使用することは、他の人のための機会を減じる競争に関与せず、実際には機会を増している）に

---

*5　Derek Wall (2014) The commons in history: Culture, conflict, and ecology. MIT Press: Cambridge (MA) and London (UK).

属し得る。それゆえ、競争財についてはアクセスを制限することが重要であり、非競争財については
オープン・アクセスが要求されることになる。グローバルな共有権は排除し得ず（それへのアクセス
を制限することはできないから、それは誰にでも開かれている）、かつ非競争的である（個人による使
用は、他者による使用にインパクトを与えない）。

　〔このような〕異種性にかかわらず、すべての共有権は、基本的特色を共有する。第一に、私的所有
と公的所有との通常の区別にうまく合致しない。人々のグループによって共同で所有される（ローカ
ルな共有権におけるような）か、もしくは地球上のすべての人に帰属する（グローバルな共有権にお
けるような）、集団的所有権（collective property）に含まれるものとされる。第二に、それらは人間
の生存および長期の生き残りのために不可欠である（水、食料、シェルター、そして健康と知識も提
供するからである）。第三に、このように持続可能性は重要であるから、共有権は、未来世代のために
保護される必要がある。これは、それらがしばしばアクセスを規制しモニタリングする、そして過剰
な開発を防ぐ、包括と排除のメカニズムと関係している理由である。最後に、共有権は単なる資源で
はない。それらは社会的プラクティスである（「commoning〔共有権の履行〕」という用語の使用を擁
護する者もある）。それらは社会協力、相互関係、共有、社会的調和の論説を表現する。共有権は、
人々のみならず、自然、環境、土地との共同（「連合体 commonwealth」）に言及する。人間は共有権
を行使するが、人間も共有権の一部である。共有権は、共有される利益と理想に基づく社会の取り決
めである。

共有権における新たな利益

　共有権は長い間、古代の社会的プラクティスとみなされてきた。それは先進国においては消滅し、
今日では孤立した先住民のコミュニティにおいてのみ維持されている。一方で、共有権はフリーライ
ダー〔ただ乗り〕の振る舞いを促進するから、悲劇だと考えられた。集団的所有権に伴う問題は、
誰も責任を感じないことである。個人はコストを分担することなく、自らの恩恵を最大化するであろ
うから、個人の自己利益が皆の長期的利益を台無しにするであろう。他方、それは共通善を私的所有
権に変換する新自由主義プロジェクトの最善の例である。グローバル化は共有権への関心を再び活性
化した。たとえば、国連グローバル・ガバナンス委員会（1995年）は、ある好機として、グローバル
な共有物を議論した[*6]。それは、人類社会の生き残りのための資源である。未来世代の家であるグ
ローバルな隣人である。共有権を私的所有権に転じることの、そして共有権へのアクセスを制限する
ことの否定的効果が、しだいに注目され始めた。共有権を私有化することは、人々がそれを使用する
ことを妨げる。薬物研究とイノベーションの領域はその一例である。新たな発見に特許を与えること
は、たとえば、遺伝子の断片の複数の所有者資格を生じさせるかもしれない。同一物をカバーする過

---

*6　UN Commission on Global Governance (1995), see https://humanbeingsfirst.files.wordpress.com/2009/10/
cacheof-pdf-our-global-neighborhood-from-sovereignty-net.pdf, especially pp. 251-3 and p. 357 (accessed 4
August 2015).

剰な所有権が意味するのは、誰もそれを使うことができないことである。所有者資格は断片化され、その根底にある資源の使用は妨げられる。これは「反共有権（anticommons）」と呼ばれる。共有というアイディアを覆すからである。

生物医学研究における反共有権

「過去 30 年において、薬の研究開発〔創薬〕は着実に価格を上昇させてきたが、メジャーな新しい等級の薬剤の発見は下り坂である。製薬会社はそれに代えて、必要な所有権をすでに獲得した現存の薬剤のマイナーな副産品に集中する。この新薬発見のギャップは、いかにして生じたのか。特許の反共有権である。より多くのバイオテク特許権所有者が意味し得るのは、逆説的に、よりわずかな生命救助の革新である。存在すべき、存在し得る薬は創造されていない」[7]。

共有権のアイディアが興味深いのは、それが私的所有よりも社会的共有を、個人の利益よりも共通の利益を、競争よりも協力を強調するからである。それは、a）新自由主義の一般的な批判、b）所有権に関する特有の批評、c）環境と生物圏とのつながり、を提供する論説における重要な構成要素である。

a　地球上のすべての人に属する、あるいはローカルな超国家的コミュニティに属する集団的所有権、すなわち共有権があるというアイディアは、人々が常にかかわり合っていることを含意する。共有権は、単に専有、収穫、行使される資源ではない。そうではなく日々の生活、生き残り、繁栄のために依存しているコミュニティの社会的プラクティスによって発展、維持、管理される。共有権は、協力という人間の努力において生み出される。世界規模ネットワーク（www）、フリー・ソフトウエアのような、新たに出現した共同所有権の新形態や、知識や情報の共有を促進する Creative Commons〔創造的共有権〕、Public Library of Science〔科学の公開図書館〕、General Public Licensing〔一般公開事前許可〕のようなイニシアティブがその例である。人々は集団的事業に参与する。共通善にかかわりを持つからである。商業化と商品化〔本来商品とはなり得なかったもの〕は、共有権をもはやアクセスし得ないものにすることによって、現在と未来の世代の繁栄を脅威にさらす。これが、ヘルスケア分野における共有権の論拠のポイントである。健康は、たとえば清浄な空気、健康的な水、安全な食物によって決定される。それらは人口集団のすべてのメンバーにとってアクセス可能でなければならない。特権や商品としてではなく、権利として、時を超えて創造さ

＊7　Michael Heller (2013) The tragedy of the anticommons: A concise introduction and lexicon. The Modern Law Review 76 (1): 6-25 (quotation on page 21).

れてきた公衆衛生の共有権に属するからである（予防措置、衛生設備、水、汚水処理、予防接種を提供するシステムとして）。たとえば、地下水と帯水層は長い間共有権とみなされてきたが、今日徐々に私有化されている。ほぼ9億人が安全な飲み水を十分入手できない。世界の人口の40％が信頼できる衛生設備をまったく利用できない。1万人近くが安全でない水と貧困な衛生設備が引き起こす予防可能な病気によって、毎日命を奪われている。このデータは、水は共有権であるべきことを立証するために用いられる。なぜならそれが、すべての人が水を入手できるようにする唯一の手段だからである[*8]。

水戦争

　ボリビアで3番目に大きな都市 Cochabamba は、世界銀行の要求で1999年に市営の水供給を民営化した。民営会社は徹底的に水の値段を上げた。コミュニティ連合体は、一連の抗議を組織化した。2000年に政府は民営化を覆さなければならなかった。世界銀行総裁は、無料のまたは政府助成金による水の供給は濫用を招くことになる、という彼の見解を繰り返した。2010年にボリビア政府のイニシアティブで、国連総会はきれいな飲み水と衛生設備へのアクセスは人権であることを宣言した。それは共有権として、基本的な人間の必需品として不可欠である。しかし、世界における主要な瓶詰め飲料水会社ネスレの会長は、水は「他と同じような食料品」であり、それゆえ、市場価値を持つべきであると主張する。

　共有権の言語は、「私財」対「公共財」、「市場」対「国家」という新自由主義的二分法の中間を占める第三のオプションを活性化する。それは、公的にアクセス可能であるべき共通の区域、領土、資源があることを立証する。なぜならそれらの共有物は、すべての人間にとって特別な役割を担うからである。

b　共有権の論説は、グローバル化に関連する知的所有権（IPR）制度に批判的である（とりわけ著作権、商標、および特許）。所有権は、数世紀にわたって存在し、新しい知識やテクノロジーの革新や創造と結びつけられてきた。1980年代以降、特許申請は新たな薬剤についてだけでなく、遺伝学的資源、伝統的知識、生物学的有機体、および生命のあらゆる形態についても同様に急増した。特許は、作成し、使用し、売却し、あるいは発明品を輸入する権利に関する一時的独占権の認可である。それは、通常20年間付与される。現代生活の多くの領域における IPR のグローバルな広

＊8　COMEST (World Commission on the Ethics of Scientific Knowledge and Technology) (2004) Best ethical practice in water use. UNESCO, Paris.(http://unesdoc.unesco.org/images/0013/001344/134430e.pdf) (accessed 4 August 2015).

がりは、とくに生命科学と医学においては最近のものである。それは、グローバル化における主要な構成要素になった。

特許権取得と生物医学

1980　米国 Bayh–Dole 法：大学の特許権は、公的に資金供与された生物医学研究の成果に基づいて与えられる。これは、新しいバイオテクノロジー・カンパニーのブームへと導く。2014 年に米国の生物科学企業は 160 万人を雇用した

1980　米国最高裁判所 Diamond vs Chakrabarty 事件判決：生物工学〔処理された〕細菌は、特許資格を持つ

1984　米国 Moore 事件：ヒトの細胞系列について特許権を認可

1988　ハーバード腫瘍マウスについて、米国特許権〔取得〕：遺伝子変更された動物に対する最初の特許権

1994　知的所有権の貿易関連の側面に関する協定（TRIPS）

1995　世界貿易機関（WTO）設立

2001　TRIPS 協定と公衆衛生に関するドーハ宣言

2011　欧州司法裁判所：ヒト ES 細胞は特許資格を持たない

2013　インド最高裁判所：ノバルティスのがん治療薬 Glivec についての特許を却下

2013　米国最高裁判所：「遺伝子とそれらが暗号化する情報は、……単に周囲の遺伝物質から分離されたのみであるから、特許資格を持たない」。しかし、合成の DNA は特許資格を持つ

　グローバル IPR 制度の主な批判は、それがグローバルな不平等を強化することである。特許活動は、北半球における比較的少数の会社に集中している。これは、バイオテクノロジーにおいてとくに明白である。生活型（life forms）〔生物が自然環境の変化に応じて示す形態〕に関する特許の 90% は北半球の会社によって保有されている。しかし先進国の内部でも、所有権は通常、わずかな権利保持者に集中している。特許は、単独のオーナーが資源へのアクセスを阻止できるような市場独占を引き起こす。研究論文は、市場独占が薬価を上昇させることを示している。市場独占は、あまり高価でないジェネリック医薬品が市場に入り込むことを妨げる。

　知的所有権へのフォーカスは、そのうえ、生物特許権侵害の現象と関連する[*9]。商業的視点からは、生物学的または遺伝物質の収集は、特許取得可能な商業製品に帰結し得るから興味深い。植物由来の

---

*9　Daniel F. Robinson (2010) Confronting biopiracy. Challenges, cases and international debates. Earthscan: London/New York.

薬剤の多くの例がある。キナノキ〔アンデス原産のアカネ科キナノキ属の樹木〕由来のキニーネ、あるいは rosy periwinkle〔キョウチクトウ科ニチニチソウ属の一種〕由来のビンクリスチン〔アルカロイド科の一種、白血病治療に用いる〕など。これらの物質は西洋の会社によって、それぞれマラリアの治療のために、また化学療法として、抽出され、特許取得され、市場売買される。ポイントは、それらの物質が、数世紀にわたって先住民によって伝統的な知識の一部として使用されてきたことである。ペルーのケチュア族〔南米ペルー中部の先住民族、かつてはインカ帝国の支配者層を構成した〕は、解熱のためにキナ皮〔cindhona trees の樹皮〕を使い、他方、ニチニチソウは数世紀にわたってマダガスカルで民間医療として知られていた。長期間にわたって共通の知識であったものが、私的所有に変換される。この知識を生み出す先住民のコミュニティの重要性は無視される。これらのコミュニティは、彼らがこれらの物質の医学的使用を発見したことを証明できなかった（書面の特許申請はない）。彼らの知識は、全住民が参加するオープンなものであった。それは、個人が成し遂げたものではなく、恩恵を共有する古くからのプラクティスを示していた。

グローバル IPR 制度は、不平等を強化するだけでなく、それ自体がアンフェアなグローバルな制度的秩序の帰結である（Pogge によって論証されたように。第 4 章参照）。この秩序は、世界貿易機関（WTO）と、知的所有権の貿易関連の側面に関する協定（TRIPS）によって慎重に確立された。それは、発展途上国に対する所有権の保持者としての西洋諸国と国際ビジネスによる、調整された圧力の成果であった。関係諸国のフェアな代表はなく、完全な情報の共有もなく、民主的な交渉もなく、政治的および経済的威嚇と威圧の混合があった。公衆の関与も欠けていた。すべての交渉は閉ざされたドアの背後であった。諸国は二国間貿易協定（bilateral trade agreement）〔対立する 2 つの側だけで締結される貿易協定〕をとおして応じるよう、圧力を加えられた。WTO は、もし諸国が規則を破れば、懲罰措置を適用し得る論争解決システムを有する。知的所有のグローバル化は、主として西洋諸国に恩恵をもたらした。国際法の文脈は、知的所有権者によって創造されてきた。それは彼らの利益を首位に据えている。知的所有権制度は、健康とヘルスケアのグローバルな文脈それ自体がアンフェアであり得る 1 つの例証である。

増大する批判、とくに入手可能な薬物療法へのアクセスの不足によって、所有権の厳格な履行は緩和されてきた。ドーハ宣言は、公衆衛生と健康への権利は特許権保護より重要であると主張する発展途上国にとって、成功とみなされる。

ドーハ宣言（2001年）：特許権 vs 健康への権利

TRIPS 協定は、知的所有権のグローバルな保護を目指す。それは、公衆衛生を保護するための「融通性（flexibility）」を包含する。多くの発展途上国は、これらの融通性を用いることができなかったため、ドーハ宣言は、必須医薬品へのアクセスを促進するためのさらなる好機を創造した。諸国は、特許権保持者の許可なしに特許医薬品を製造または輸入する、ジェネリック医薬品の強制認可を利用できる。また、一国から他国への最安値での特許医薬品の

並行輸入も利用できる。

　しかし実際には、発展途上国は薬剤へのアクセスを促進するために、融通性を用いることができない。その主な理由は、地域的な二国間自由貿易協定は、TRIPS 協定の要求よりも厳格な知的所有権の規定を含めて、EU と米国によって署名されることである。たとえば、その規定は、特許の持続期間を拡大し、薬剤に関するテストデータの排他的保護を要求する。後者のケースにおいては、臨床試験で獲得され、新薬の承認を得るために提出されたデータは、ジェネリック医薬品の承認を得るためには使用できない。その結果、諸国は、あまり高価でないジェネリック医薬品をその住民のために開発または購入できないことになる。

薬剤へのアクセスの削減

　2008 年の世界保健総会は、知的所有権は「加盟国が公衆衛生を保護するための措置をとることを妨げないし、妨げるべきでもない」ことを明言した[*10]。にもかかわらず、現実は異なる。たとえば 2004 年に署名された中米貿易協定は、データ独占権を含む強力な所有権保護を規定する。これは、外国の製薬会社が、ジェネリック医薬品会社と競争することなく市場で薬剤を売ることを可能にする。住民の 75％が貧困線〔貧困であるか否かを区分する最低収入〕以下で生きているグアテマラにおいて、その効果は、薬価が上昇したことであった。いくつかのジェネリック医薬品が市場から追放され、他の薬は市場に参入できなかった。貿易協定はそれゆえ、薬剤へのアクセスを削減した。

　IPR 制度の支配は、公有（public domain）〔保護期間の満了・相続人の不在などの理由による著作権・特許権などの権利消滅状態〕のステータスについての問いを引き起こす。厳密に、全員にとって利用可能なものは何か。われわれが共同して働くことのできる共有スペースは何か。民営化され商品化され得るものに、何らかの限界はあるか。所有制度がより厳密に適用されればされるほど、知識と情報へのアクセスはいっそう制限される。これは、ヘルスケアにとってもろもろの帰結を伴うが、科学にとっても同様である。伝統的に、科学情報はオープンにアクセスできる。人は特定の科学理論や発見を使用し、それに磨きをかけるために許可を得る必要はない。新しいアイディアは、競争からだけではなく、協力からも生じる。すなわち、ネットワーク、人格的コミュニケーション、オープンな

---

*10　World Health Assembly: Global strategy and plan of action on public health, innovation, and intellectual property, 24 May 2008: http://apps.who.int/gb/ebwha/pdf_files/A61/A61_R21-en.pdf (quotation on page 6, item 8) (accessed 4 August 2015).

公表、および批判的アイディアが繁栄し得る環境において、アイディアを共有すること。創造的活動は、自由な交換と議論を要求する。それは、他者のアイディアの上に建設され、それを変形する*11。しかし現在の傾向は、自由な文化から許可の文化—そこでは財産法が情報をコントロールし、現存している商業的利益を保護するために使用される—へと移行している。知的所有権は、それゆえ、表現の自由や健康への権利のような人権を侵害するかもしれない。現在の文脈では、所有権の保護が、人間の基本的ニーズを供給することよりも重要であるようにみえる。これらの権利〔所有権や知的財産権〕はもはや、すべての人間の繁栄が促進されるよう、人権を履行することを助けるべき道具的権利とはみなされない。人権は、力のない者（the powerless）を保護する、あるいは少なくとも保護すべきであるにもかかわらず、力のある者（the powerful）のツールになった。この基本的な批判は、新しいグローバルな論説の必要性を喚起する。そこでは、所有権の倫理的価値が、健康、教育、文化、そして科学と釣り合わされる。それはさらに、生じつつある倫理的衝突を考慮しない、広く行われている知的財産法のテクノクラティックな〔技術者支配の〕概念の批判を要求する。所有権は今や、専門家の限られたコミュニティの特製品（speciality）である。

c　第三に、共有権の観念は、人間、環境、生物圏を結びつける。社会的プラクティスとしての共有権は、コミュニティを、共有財産として共有される特定の区域、領土、あるいは資源と結びつける。これをうまくマネジメントするためには、社会規範が発展し、境界が設定され、システムが監視され、制裁が適用されるよう、社会の協力と個人の参加が必要である。集団的ガバナンスは、持続可能性に照準を定める。共有権を枯渇させないよう、ケアがなされる。森林共有権は伝統的に、人類社会のために保存される必要のある、種のコミュニティを包含する、生物学的多様性の貯蔵所とみなされた。森林は樹木の集合、あるいはユーカリノキやヤシの栽培場のような、より利潤率の高い資源によって置換され得る、紙や木材のための経済的資産ではなかった。自然との調和的関係としての居住者と居住環境との絆としての、共有権のこの伝統的特色は、グローバルな環境の崩壊によって、今日、いっそう興味深いものになった。環境は、環境と開発に関する世界委員会の見解では、共有財産である。生態系は共有される。人の生命は、より広い文脈に統合されるべきである。それは、すべての生命および環境との調和においてのみ持続可能である。それゆえ共有権は、たいていの場合、成長ではなく持続可能性と関係する。目下、とくにラテンアメリカで生物と自然との伝統的なつながりを再び現実化する、新たな世界観が促進されることは興味深い。「上手に生きる（living well）」というコンセプトは、新自由主義のイデオロギーとは異なる生のビジョンを促進する。基本的な要素は、生命の源としての自然の全一性（integrity）の尊重である。このビジョンは、多くの先住民を持つエクアドルとボリビアの憲法に導入された（2008年、2009年）。ボリビアのイニシアティブで、国連は4月22日を、地球とその生態系がわれわれの家であることを承認する「国際母なる地球デー」として宣言した。

---

*11　Lawrence Lessig (2004) Free culture: The nature and future of creativity. Penguin Books: New York.

Buen Vivir（Sumak Kawsay）：上手に生きる

　エクアドルの経済は、1970年代には繁栄していた。1995年から2000年にかけて、エクアドルはラテンアメリカで最貧国になった（貧しい人の数は、1995年の34%から2000年には71%に上昇した）。ヘルスケアや教育のような公共サービスは、政治的不安定、汚職、そして新自由主義経済政策によって崩壊した。この背景は、新たな社会的および政治的アプローチの必要性を生んだ。アマゾンとアンデス地方における先住民の世界観がインスピレーションを与えた。エクアドルでは、それは、Sumak Kawsay（ケチュア語由来）として、ボリビアでは Suma Oamaña（アイマラ語由来）として表現されるが、実際には多くの見方〔世界観〕が、さまざまな人口集団の間に存在する。たとえば、カナダにおける先住民の社会は、個人、土地、家族、価値、スピリチュアリティ、日常生活を結びつける世界観を持つ。この見方は、樹木として象徴される。すなわち、個人の振る舞いは葉のようである、共同体の習慣は小枝のようである、倫理学は大枝のようである、価値は幹のようである、だが樹木全体は地球に根差している*12。

　これらの〔新自由主義に代わる〕代替的アプローチは、2つの意味で共有権のアイディアを用いる。第一の意味はグローバルである。惑星はわれわれの家である。母なる地球（あるいは Pachamama）は存在のための基礎である。それは所有され得ない。われわれは人間として、それ〔地球〕に属しており、われわれは皆それを共有している。第二の意味はローカルである。人間はコミュニティの一部であり、これらのコミュニティは自然と親密に結びついているから、人間は、彼らが共有する射程内で、すべての生きている被造物を尊重する責任を有する。

バイオエシックスと共有権

　共有権における新たな利益は、グローバル・バイオエシックスの論説にいくつかのインパクトを与える。

- 第一は、特許という観念それ自体が、批判的に再検討される*13。1990年以降、発展途上国におけるIPR制度の実施は、薬剤のアクセス可能性と入手可能性をネガティブに変えた。許容された融通性にもかかわらず、発展途上国は、先進国や企業によって、TRIPSやドーハ宣言の要求以上に厳格

---

*12　Alberto Acosta (2014) Le Bien Vivir: Pour imaginer d'autres mondes. Les Éditions Utopia: Paris.

*13　Michele Boldrin and David K. Levine (2012) The case against patents. Working paper. Research Division, Federal Reserve Bank of St. Louis: St. Louis (http://research.stlouisfed.org/wp/2012/2012-035.pdf). Alternative approaches are elaborated in: Dan L. Burk and Mark A. Lemley (2009) The patent crisis and how the courts can solve it. The University of Chicago Press: Chicago and London.

な所有権保護を適用するよう、圧力をかけられる。発展途上国で研究や開発を促進するために、特許保護が必要であるという主張に証拠はない。これは、特許廃止、あるいは少なくとも他のアプローチ発展の訴えを導いた。特許は革新を奨励せず、公衆衛生と社会福祉にダメージを与える。そのうえ、IPR制度は人権とも衝突する。知的所有権保護は、それ自体において目的であるべきではなく、人間の繁栄に貢献すべきである。健康は貿易よりも重要である。

● もう1つのインパクトは、特許権を付与され得る一連の「対象」は縮小されるべきである、という主張に由来する[*14]。2002年にバイオテク活動家たちは、遺伝学上の共有権を共有する取り決めを提案した。彼らは、地球、動物、そして人の生命は、特許権を付与されるべきではないと主張した。この提案は、ゲノムは人類の共有遺産であるというアイディアを繰り返すものである。しかし1980年以降、生きている有機体や遺伝物質に対する特許は、ますます承認されるようになった。ヒト遺伝子に特許を与えるこのプラクティスは、現在再考されている。

Myriad事件：ヒト遺伝子は特許資格がない

　1990年に、2つの遺伝子、BRCAIとBRCA2は、乳がんと子宮がんの高いリスクと関係することが発見された。数年後、バイオテク会社Myriad Geneticsは、これらの遺伝子について特許を付与された。乳がんの遺伝子検査は、当時診断検査に4,000ドルを請求する会社の専売であった。公衆衛生へのインパクトと、より安価な検査を妨げるMyriadのプラクティスは、米国において特許に反対する法的アクションを招いた。2013年6月、米国最高裁は、自然的に発生するヒト遺伝子には特許資格がないことを決定した。自然の産物と人間の発明とは区別されなければならない。変更されたDNAは、特許資格を与えられ得る。この決定は、ヒトゲノムは人類社会の遺産であるというアイディアを裏書きする。知識へのアクセスは制限されるべきではなく、科学的アイディアは自由に交換されるべきである。公有が再定義され、開放された。診断検査がより手頃なものになるだけでなく、科学研究もまた、この決定から恩恵を得ることになる[*15]。

2013年にインドの最高裁は、製薬会社ノバルティスのがん治療薬Glivecの特許申請を拒否した[*16]。

---

*14　Donna Dickinson (2013) Me medicine vs. We medicine: Reclaiming biotechnology for the common good. New York: Columbia University Press.

*15　For the US Supreme Court ruling (2013) www.supremecourt.gov/opinions/12pdf/12-398_1b7d.pdf (accessed 4 August 2015).

*16　The ruling of the Supreme Court of India (2011) is given in: http://indiankanoon.org/doc/1692607/(accessed 4 August 2015).

裁判所は、その薬が「発明」であること、すなわち以前のバージョンと十分異なることを確信しなかった。ジェネリック医薬品メーカーは、かなり低コストで薬を供給し続けることができる。

● 第三のインパクトは、薬物療法へのアクセスについての討論にかかわる。発展途上国における必須医薬品へのアクセスの欠如は、さまざまな要因によってもたらされた結果である可能性がある。医学研究における 10/90 の格差（第 5 章参照）は、その 1 つである。もう 1 つは、ヘルスケアのための貧困なインフラである。しかし医薬品の特許付与、ジェネリック競争の制限、および価格上昇も、確実に重要な要因である。ケアと治療のアクセス可能性および入手可能性に対する特許のネガティブな影響を制限するためのアプローチがいくつかある。倫学的には、グローバルな道徳秩序は本質的に不正義であるとして批判され得る。人権アプローチは、健康への権利の履行を強化し得る。政治的には、所有権の法的枠組みにおいて、融通性が規定され得る。経済的には、ジェネリック医薬品の製造と使用が奨励され得る。しかし学術研究者や大学固有の責任に訴えるような、より高い目標を掲げる倫理的アプローチもある。

ヘルスケアへのアクセス拡大：大学の責任

　もっとも革新的な薬剤のほぼ 20％は、大学によって特許取得されている（HIV 薬については 25％である）。大学は発展途上国における薬剤のジェネリック製造について人道的な認可〔ライセンス〕に同意することができる。この様式は、2001 年に南アフリカで、より高価でない薬物療法をエイズ患者に提供するために、最初に用いられた。イェール大学は 1986 年に抗レトロウイルス薬 Stavudine の特許申請書類を正式に提出した。特許は薬剤 Zerit を開発した製薬会社に認可された。Zerit は 1994 年に市場取引が認められ、WHO 必須医薬品リストに算入された。一時は、Stavudine が世界でもっとも処方された抗レトロウイルス薬であった。それはイェール大学に特許権使用料 2 億 6,000 万ドルをもたらした。南アフリカでは多くの者にとって、それは入手不可能であった。毎日の投与量に 2.23 ドルを要するからである。NGO、国境なき医師団は、イェールの権威筋に、インドの会社によって製造された Stavudine のジェネリック版—34 倍安価であった—を輸入する許可を依頼する手紙を書いた。大学は要求を拒否した。豊富な公的資金で Stavudine を発見した研究者は、ジェネリック医薬品輸入の要求を支持するよう、ニューヨーク・タイムズ紙に手紙を送った。イェール大学の学生たちが活動に加わった。最終的に、大学は特許権を行使しないことに同意した。その結果、薬価は 96％低下した。2001 年に学生たちは、必須医薬品のための大学連合（UAEM）、すなわち、公衆衛生財へのグローバルなアクセスを高めるために、大学と研究者の責任を強調することを最終目的とする研究大学出身の学生たちの世界組織を設立した。

● データ共有は、「公有〔パブリック・ドメイン〕」を定義するために「共有権〔コモンズ〕」の観念が使用される、もう１つのエリアである[*17]。臨床試験の結果は、規制機関（regulatory agencies）によって、新薬の市場承認を出願するために使用され、その結果は、常にではないがたいていの場合、科学誌に公表される。しかし患者レベルのデータそれ自体に、公にアクセスすることはできない。それらのデータは、スポンサー会社の所有と考えられる。現在、これらのプラクティスは変わるべきであると論じられている。データを共有することは、薬剤を改良し、患者に恩恵を与えることになる。臨床試験データは複雑である。それらは、証拠が確証されるよう、批判的な独立した研究者を含むさまざまなステークホルダーによって分析され、評価される必要がある。かくして安全性、有効性、効果について利害関係者のクレームが詳細に調査され得る。あまりにも多くの最近の事例が、公表された臨床上の証拠が選択的でバイアスがかかっている、あるいは不完全であることを示している。より依拠し得る情報を持つことの公的恩恵は、データ保護や商業の秘密よりも、倫理的により重要である。データ共有もまた、科学的活動が協同事業であることを立証する。

タミフル

　2009 年 6 月、WHO は豚インフルエンザ（H1N1 インフルエンザ）の世界的流行、パンデミックを宣言した。2 カ月後、WHO は可能なかぎり早く、抗ウイルス薬タミフル（oseltamivir）による、症状を呈する患者の治療を勧告した。これに応えて諸政府は、タミフルの買いだめを始めた。英国保健省は 4,000 万回分、米国は 6,500 万回分を購入した。WHO の勧告は、2003 年に公表された 10 の臨床試験のうちの 1 つのメタ分析に基づいていた。研究者たちの独立した非営利組織コクラン共同研究（Cochrane Collaboration）は、エビデンスを再調査しようとした。彼らは製造業者〔メーカー〕に、臨床試験（公表された試験ではなく）の生データを用いた臨床研究報告書を要求した。データは企業秘密であるという論拠によって、要求は拒否された。数年後、コクラン・チームはついに、すべての臨床試験に由来する完全なデータへのアクセスを許された。チームは 2014 年 4 月、その薬は汎流行性インフルエンザの有効な治療薬である十分な証拠はないと結論づけた。200 億ドル以上の公的資金が浪費された[*18]。

　欧州医療機関は、決定されしだい、2015 年 1 月以降、薬剤の認可申請をサポートする臨床報告書を公表することを伝えた。2016 年から EU の新しい臨床試験法は、すべての試験が登録され、臨床研究

＊17　Marc A. Rodwin (2012) Clinical trial data as a public good. JAMA 308 (9): 871-872.
＊18　Tom Jefferson, Mark Jones, Peter Doshi, Elizabeth A. Spencer, Igho Onakpoya and Carl J. Hennighan (2014) Oseltamivir for influenza in adults and children: Systematic review of clinical study reports and summary of regulatory comments. British Medical Journal 348: g2545.

報告書が公に利用できることを要求することになる。いくつかの主要な製薬会社は、彼らの政策を変更し、今ではデータへのアクセスを供給している。データ共有のキャンペーンは、科学者、メディア（たとえば *British Medical Journal*）、NGO を結集させた。データ共有は、合成生物学のような、新生の研究分野においても勢いを増している。

● 第五のインパクトは、オープンで共有された活動として、科学を再定義する努力のうちにみることができる。バイオテクノロジーの商品化と、生物医学研究の民営化によって、過去わずか数十年間で、科学は学術的な努力から、法人的な努力へとシフトした。これは、科学コミュニティの伝統的な規範に影響を及ぼした。科学的不品行と利益衝突〔相反〕のケースの増加によって、科学的正確性と客観性が危険にさらされる懸念が増加した。

汚される科学

　2000 年 2 月、*New England Journal of Medicine* の編集者は、利益衝突ポリシー適用の失敗について、公に謝罪した。過去 3 年以上にわたって、ジャーナルに公表された薬物療法に関する記事のほぼ半分が、記事の中で論じられた薬物を製造する会社の財政支援を受けた著者らによるものであった[19]。

　これらの懸念は、科学研究の倫理学についていっそう注意させることになった。〔科学研究にかかわる〕政策と規制は、科学が収益よりも知識や健康のような基本的価値のための、独立かつ共同の試みであることを保障すべきである。これらの試みは、科学は共有権、すなわち広く利用可能で、共有されるアイディアと知識に基づいていることを論証する。オープンなコミュニケーションとアイディアの自由な交換は、科学の成長に不可欠である。これは、われわれの時代の二大技術開発によって例証される。公に利用可能なゲノム・データは、ゲノム情報へのアクセスを容易にし、また、ヒトゲノム・プロジェクトの成功に不可欠であった。同様に、公に共有されるコードと、オープン・ソース〔出典開示〕ソフトウェアなしに、インターネットはこれほど迅速に発展し得なかった。科学的共有権は、別の理由によって保健研究に不可欠な条件である。健康は、医学製品やサービスによってのみ促進されるのではなく、振る舞いを変えるよう個人を動機づける信頼性のある情報によっても促進される。日常的な飲食物の変更、より頻繁なエクササイズ、禁煙は、科学情報の結果として生じ、心血管疾患の発病率を減じた。しかしその前提条件は、かかる情報が公的に利用可能で、かつ信頼性があること

＊19　David Weatherall (2000) Academia and industry: Increasingly uneasy bedfellows. The Lancet 355: 1574; Robert Cook-Deegan (2007) The science commons in health research: Structure, function, and value. Journal of Technology Transfer; 32 (3): 133-156.

である。科学的共有権というアイディアは、さらにオープン・アクセス刊行物の展開を活気づける。刊行物への制限なしのアクセスは、科学の進歩と知識の普及にとって不可欠である。

科学の公開図書館（Public Library of Science）

　オープン・アクセスの科学誌を出版するために、科学者たちの非営利プロジェクトとして2003年にスタートした会社は、現在、7つのピアレビュー誌を出版している（ex. 生物学、臨床試験、遺伝学、医学）。読者は、〔利用申請が〕承諾された後、すべての出版物を自由に利用できる。著者は出版料金を負担する。しかし、特定の低所得国出身の研究者は、出版料金を負担させられないであろう。これに応えて、他のジャーナルもオープン・アクセス・オンライン出版に変更した。大学、科学者、資金提供団体は、彼らが資金提供した研究成果がオープン・アクセスであることをしだいに要求しつつある。

共通のパースペクティブ

　ここまでの議論で、グローバル・バイオエシックスの枠組みは人権の論説と世界主義の理想からインスピレーションを得ていることを論証した。インスピレーションの2つの源は、どちらも世界市民としての個人の権利と責任を強調する。しかし2つの源は、個人が独立であること、そして個人が共通の苦境を共有することも想定する。すなわち、個人は皆傷つきやすく、類似した基本的ニーズを持ち、生き残りが可能かは、他者との協力と生物圏の持続可能性にかかっている。共有される属性に焦点を合わせるべきことについては、本章で子細に記述した。私的利益サービスにおける経済的および財政的パワーに支配される今日の文脈において、「共通のもの」についてどのように考えるべきか。グローバルなコミュニティ、共有遺産、共有権のような観念は、たいていの場合、アルカイックまたはユートピア的なもの、伝統的な生活の仕方へのロマンティックな回帰、あるいはあらゆる場所に遍在するグローバル化のインパクトを決して変化させることのできない、偏狭な局地的思考とみなされる。本章は、この〔「共有」、「共通」のような〕観念が、グローバル・バイオエシックスに適切なものであることを論証する。この観念は、グローバルな勢力範囲（reach）を持つ一方で、ローカルなプラクティスにもしっかり組み込まれている。それ〔この観念〕は、グローバルとローカルを架橋することによって、また協力と集団の作用力を際立たせることによって、現在われわれに突きつけられているグローバルな難問の持つ特質に直面する。それは、倫理的関心事の別の次元—個人の、共通の、社会の、惑星の—ともつながる。それはさらに、別の種類のグローバル化—民営化と商品化の新自由主義的論説に支配されないグローバル化—が可能であることを示すためにも、頻繁に用いられてきた。それは、取引、健康、正義の間に、自由と支配との間に、個人と公共の利益との間に、そして個人の繁栄と人類の生き残りとの間に、バランスをもたらす助けとなり得る。

　共有遺産と共有権の観念をグローバル・バイオエシックスに役立つものにするのは、それらの規範的含意である。これらの含意は、単に規定する（prescriptive）だけでなく、制限もする（restrictive）。

制限的含意

　共有遺産は商業の領域外にあり、恩恵の共有を要求するから、人間の活動には限界がある。共有権は、人の生命の継続のために絶対不可欠である。人類社会にかかわる問題であるから、それらは「境界を越える〔境界を施すことのできない〕利益」を引き合いに出す。それゆえ、個人、国家、会社による開発〔搾取〕に対して、それらを保護する必要がある。科学技術の介入にも限界がある（「開発の唯一の限界は技術の限界である。なし得ることはなされる」というベンジャミン・フランクリンの格率（maxim）〔主観的な実践原則〕に反して）。これらの限界は、新自由主義のイデオロギーに制約を置く。共有物〔共有権の対象〕は、誰にも所有されるべきではない。しかし、たとえ誰かがそれを所有しても、共有物は皆に使用され、享受されるべきである。共有遺産や共有物とみなされるものは、取引可能な、また交換価値を持つ商品に変えられるべきではない。その価値は別のところにある。共有遺産や共有物に価値があるのは、それらがヒト種の生き残りに必要であり（ex. 水）、自由で調和した人間の発展を擁護し（ex. 知識、情報）、活動的な生と人間の繁栄に不可欠であり（ex. 健康、教育）、創造と革新のための文脈を決定する（ex. デジタル共有権）からである。

規定的含意

　共有遺産と共有権の観念は、さらに、なされるべきことについての注意に焦点を合わせる。それらはグローバルなバイオエシックスの原則の根底にある論理的根拠を提供し、またそれゆえ、バイオエシックスの討論を新たに方向づけることができる。これらの観念は、メインストリームのバイオエシックスの個人主義的方向づけを広げ、補完し、包囲する。人間は、孤立した個人ではない。共有遺産だけでなく共有物も、つながりを含意する。それは、単に物質的な客体や非物質的な資源にすぎないのではなく、それについてコミュニティが協力する社会的な慣例や制度でもある。なぜならコミュニティは、人間が繁栄し生き残るための関心事を共有するからである。したがって、個人の繁栄に焦点を合わせた原則は、コミュニティ、社会、生物圏の福利に関連する原則によって補完されるべきである。グローバル・バイオエシックスは単に個人の善のみならず、さらに重大なことには、共通善に関心を持つ。共有権と共有遺産の観念は、恩恵共有、未来世代と環境の保護、連帯と協力のような、この新しい方向づけを容易にする倫理原則を導入し、明示する。

　結論として、本章で議論された共有〔共通〕（common）のパースペクティブは、前章で概観されたグローバル・バイオエシックスの枠組みにおいて提案された原則の論理的根拠を提供する。もし共有遺産と共有権の観念の道徳的意義がグローバルな論説のために承認されるのであれば、これらの原則は正当化される。これらの観念は、メインストリームのバイオエシックスとは異なる道徳的パースペクティブを提供する。それは、バイオエシックスがグローバルな試みへと発展し得るよう、その地平を広げる。この異なった道徳的ビジョンは、個人の利益よりも共有を明確に記述する。すなわち、競争ではなく協力を、市場での交換ではなくコミュニティにおける共有を、消費者と生産者ではなく〔共

通の利益で結ばれた〕団体（commonwealth）に配慮する市民を、利用と開発〔搾取〕ではなく保存と保全を、現在のニーズではなく未来を、排除ではなく包含を、個人の自律と自己満足ではなく所属、共同（collaboration）、ネットワークを。

　共有のパースペクティブは、とくにバイオエシックスにとって重要である。なぜなら、それらはヘルスケアのプラクティスだけでなく、科学研究の別の見方を促進するからである。人間の活動のこのエリアを共有権とみなすことは、それを新自由主義の優勢な統治から切り離す。しかし共有権は常に私有化され、私財に転じられるリスクにさらされている。それらは、共有するものへの関心において結束するすべての関係者の継続的な精査を要求する。共有権はそれゆえガバナンス、すなわち次章の主題を要求する。

　支配的な論説に対して、バイオエシックスがより批判的であることを可能にするような「バイオエシックスの共有権」が生じているかどうかも問われる。ここでの難題は、グローバル・バイオエシックスの枠組みが実践的に詳述され、適用されるか否かである。倫理的考察は申し分のない満足させるものであるかもしれないが、それらは現実の世界において何らかの影響力を持つであろうか。新自由主義のグローバル化と、システム（ex. IPR 制度）が強力なステークホルダーによって防御される蛮行が浸透しているなら、バイオエシックスの論説は、無能で無益なものに思われる。しかし歴史上の実例は、倫理学の論説は無力ではないことを示している。最良の例は、奴隷制の排除である[20]。奴隷制は、非常に収益性の高いプラクティスであった。その経済的重要性は、米国や英国のような諸国でそれが公式に禁じられた後、もっぱら19世紀に増大した。しかし、人々は、このプラクティスに反対する道徳的論拠を表明し続けた。奴隷制の廃止は、道徳的ムーブメントの成果であった。単に倫理的論拠のみが用いられたのではなく、道徳的理想を実践的活動に変えながら、社会を変化させるためのさまざまな戦略とツールが用いられた。続くいくつかの章は、いかにしてグローバル・バイオエシックスが実践的な変化を実現し得るかを論じる。

【本章の要約】

- 人権の論説と世界主義は、グローバルな倫理学の論説を触発する。グローバル・コミュニティ、共有遺産、共有権などの「共通〔共有〕（common）」の観念を共有するからである。
- グローバル・バイオエシックスは、「コミュニティ」の観念への関心を増しており、道徳的コミュニティ（未来世代だけでなく、あらゆる形態の生命を包含する）のアイディアを拡大した。
- 人類の共有遺産：
　―この観念は、世代から世代へと受け継がれる私的および公的財産の枠組みの外にあるも

---

*20　Seymour Drescher (2009) Abolition: A history of slavery and antislavery. Cambridge University Press: New York.

のを指す。

―それは固有の特徴を持つ：非専有、共同マネジメント、恩恵共有、平和的利用、未来世代のための保存。

―その適用は、共同エリアから文化へ、ヒトゲノムへ、倫理原則へと展開した。

―それは、ローカルとグローバルとを架橋する。それは、それ自体の価値と象徴を持つグローバルな道徳コミュニティを創造する。

- 共有権：

　―さまざまな類型がある：自然的、社会的、知的および文化的、デジタル、グローバル

　―その特徴：集団的所有権、生き残りのために不可欠、集団的アクションおよび協力、社会性、共有

- グローバル・バイオエシックスは、共有権という観念を用いることができる：

　―新自由主義の一般的批判として

　―グローバルな不平等を強化する国際所有権制度に対する固有の批判として

　―人間を環境および生物圏と結びつける論拠として

- 現在のバイオエシックスの討論には、共有権の観念の再考がみられる：

　―特許取得のプラクティスの廃止または縮小の訴え

　―特許資格のある対象の制限

　―薬物療法へのアクセスの増加

　―データ共有

　―オープンな科学と出版

- 「共有遺産」と「共有権」の規範的インパクト：

　―制限的：商業的、および技術的介入の制限

　―規定的：恩恵共有、傷つきやすさ、未来世代、正義、連帯、社会的責任、環境および生物圏に関する固有の倫理原則の促進

第9章 | グローバル・ヘルス・ガバナンス

　グローバル・バイオエシックスの原則を定めることと、原則を適用することは別の事柄である。地方および国内レベルで、バイオエシックスの問題は、政治の通常のメカニズム、すなわち法律制定、政治的意思決定、専門職の自己規制、公的討論、専門家の勧告および実践ガイドラインなどで処理されている。グローバル化は、このような政治への接近に対する異議を引き起こした。グローバル・レベルで、原則の適用に責任を持つ権威は存在しない。原則のグローバルな性質は、国内的なアプローチを不適切なものにする。1つの国で倫理的に拒否され、時として法的に禁じられるプラクティスが、他の国では許容される。第1章で参照した代理母の事例がよい例である。フランスのような国は、代理母のあらゆる形態を禁止した。商業代理母は、英国のような国では非合法であるが、たとえばインドや米国のいくつかの州では合法である。この相違は、代理母の倫理的評価がさまざまであること、しかしまた、この評価の適用はプラクティスにおいては限定されていることを例証する。一国の内部での倫理的立場を、グローバル・レベルで施行することは不可能である。すべての国が道徳的価値と原則の重要性について同意するときでさえ、これらの価値を世界中のヘルスケアのプラクティスにおいて遂行することはなお挑戦的な難題である。それは、繰り返し頻発する性差別、臓器取引、インフォームド・コンセントの欠如の事例が立証するとおりである。ここでの問題は、今日、何が「ガバナンス」とみなされるかである。もしグローバルな倫理的枠組みがあるなら、いかにしてそれらはグローバルな問題に対処するためにグローバル・レベルで適用され得るのか。倫理原則は、それが理論的パースペクティブからみて普遍的か否かにかかわりなく、実践的条件においてのみ、意味のあるものになる。この実践的条件において、倫理法則はローカルな法、価値、習慣、制度、プラクティスに導入され、この実践的条件において、人々は、倫理法則が日常のヘルスケアの場面に現実に適用されるよう訴えることができる。問われるのは、世界政治やグローバルな政治的権威が存在しない場合、これがグローバル・レベルでどのようになされるかである。

　本章は、ヘルスケア、医学、医学研究の領域における「ガバナンス」の概念について詳述し、また、とくにグローバル・バイオエシックスにおけるガバナンスの役割を検討する。初めに「グローバル・ガバナンス」という観念を説明する。次に、健康に焦点を合わせるグローバル・ガバナンスのメカニズムと活動について詳述する。ガバナンスの問題は、現行のエボラ流行〔エピデミック〕のマネジメントにおいてみることができる。この問題は、本章第3節で探究され、グローバル化のさまざまなアプローチと関係づけられる。本章はその後、とくに問題のグローバルな性質のために、ガバナンスの新たな形態が必要とされていることを論証する。グローバルな難問を扱うためのさまざまな仕方があるが、ほとんどのアプローチは試験的で、無秩序で、あまり効果的ではない。バイオエシックスは2つの仕方でグローバル・ガバナンスに関与している。本章は、1つの仕方を議論する。それは、グロー

バル・バイオエシックスという観念が、規範的な動機と選択を含意することを論証するであろう。グローバル・ヘルス・ガバナンスは、最終目的〔ゴール〕と方法論の批判的分析を要求する。それはテクノクラティック〔技術官僚的〕な道具であるよりは、むしろ倫理的な問いを提出する。すなわち、―商業、経済成長、および安全と比較対照される健康の価値とは何か。―介入は特定の疾患に焦点を合わせるべきか、あるいはヘルスケア・システムのインフラに焦点を合わせるべきか。―エボラ・ウイルス疾患のようなグローバルな脅威に直面したとき、グローバルな連帯は何を要求するか。これらの問いは、バイオエシックスへの最初の通路を開く。―グローバル・ガバナンスのメカニズム、指揮、成果についての批判的考察。次章では、バイオエシックスそれ自体がガバナンスの特権的メカニズムになるときの関与の第二の仕方を取り上げる。

グローバル・ガバナンス

　グローバル・ガバナンスというコンセプトは、グローバル・ガバナンス委員会の報告書（1995年）で用いられた後に知られるようになった。それは、国家の権力および権威と結びついた「ガバンメント〔政治〕」と同じではない。新しい用語「ガバナンス」が導入されたのは、グローバルな問題に取り組む国家の役割が、グローバル化によって小さくなったからである。しかし、そのコンセプトはあいまいであるとして異議が唱えられ、有力ではない。ある学者たちにとって、それは、世界政治があるときにのみ機能するであろう、ユートピア的なアイディアである。他の学者たちは、グローバル化が果たしてコントロールされ、規制され、あるいは管理され得るかを疑う。それにもかかわらず、気候変動、パンデミック、移民、災害救助、貧困などのグローバルな問題は、国家、および各州間の協力のみによっては適切に対処され得ないことがしだいに明らかになった。

グローバル・ガバナンス

　「ガバナンスは、公的および私的な個人および機関が、共通の事柄を処理する多くの仕方の総和である。それは継続的なプロセスである。このプロセスをとおして、衝突する、あるいは多様な利害関係が調停され、協力的なアクションをとることが可能になる」[*1]。

　「グローバル・ガバナンス」は広いコンセプトである。それは、少なくとも5つの面を持つ。

1　グローバルな問題へのフォーカス。現代の脅威は、もはやローカルではなく、個別的な国に向けられてもおらず、グローバルで相互につながりがある。それは単一の国家やアクターにとって、あま

＊1　Commission on Global Governance (1995) Our global neighbourhood. Oxford University Press: Oxford, p. 2.

りにも複雑である。現在のリスクと問題は、それゆえ、新たなアプローチを要求する。

2　集団的アクションの必要性。共同政策と施策は、新たな原則、規範、制度、および意思決定手続きを創設するよう要求される。パートナーシップと集団的アプローチは不可欠であり、協議、透明性、説明義務を基盤とする。

3　さまざまなアクター。グローバルな問題への取り組みは、政府だけでなく一連のアクターを引き入れる。政府間組織（ex. WHO、ユネスコ）、多角的な経済機関（WTO、世界銀行、および IMF）、国際法、非政府組織（NGO）（アムネスティ・インターナショナル、ヒューマンライツ・ウォッチ、トランスペアレンシー・インターナショナル）、社会運動（WMA）、慈善事業エージェンシー、メディア、宗教団体および大学（科学者たちの認識のコミュニティを伴う）など。

4　さまざまなレベルの活動。集団的アクションが、グローバル、地域、国、および国に準じるレベルで起こる必要がある。

5　分岐する目的。グローバル・ガバナンスは共通の関心事に焦点を合わせる一方で、ガバナンスが何を達成しようとするかについては同意がない。その目的は、国際的な生における秩序、安定、人権、平和、民主主義、平等、および正義の促進とは別のものであり得る。この分岐は、グローバル・ガバナンスの理解の相違に依拠する。それは、主として管理の問題にかかわるテクノクラティックなアプローチなのか。あるいは、問題の原因を除去し、それらを生み出すグローバル・システムを批判する規範的および政治的アプローチなのか。第一の見方においては、知識、技術、そして実践的専門知が要求される。第二の見方においては、グローバルな規範、アイディア、そしてアクションが必要である。

　グローバル・ガバナンスのもっとも古い目的の１つは、健康である。今日、健康はミレニアム開発目標において表明されたように、国際協力の中心的なトピックである（第7章参照）。個々の国家がその市民の健康に責任を持つ一方、問題のグローバルな性質は、共同のアクションを要求する。同時に、政治の最高権威の欠如によって、グローバルな健康の問題は、グローバルな協力を不可欠のものにするような、さまざまな非階層的な方法で対処され、管理され、コーディネートされる必要がある。

健康のグローバル・ガバナンス

　ヘルスケア領域における国際協力は、19世紀末に始まった。1820年代遅くにインドで始まり、1830年代に欧州に広がった打ち続くコレラの異常発生によって、1851年から国際保健会議が招集され始めたが、もろもろの条約は、全般的に効果的に履行されずに終わった。共同の主たる動機は、西洋外部の源泉国の健康施策を強調しつつ、疾患を西洋諸国から締め出すことであった。同時に、諸国は何よりもまず、かかる措置〔主として隔離〔検疫〕〕が国際貿易を崩壊させないことに関心を持った。ようやく20世紀の初めになって、最初の国際的な保健協定（1903年：国際衛生規則）と最初の公式グローバル・ヘルス機関（1902年：米国国際衛生局、1907年：国際公衆衛生局）によって、健康目的での国際協力がいっそう強化された。世界保健機関は1948年に設立された。1990年代以降、グローバル・

ガバナンスは、グローバル・ヘルスへの関心の著しい成長によって、パートナーシップ、救援、基金の出現によって、新たな段階に入った[2]。

グローバル・ヘルス

　過去 20 年にわたるグローバル・ヘルスへの新たな関心は、いくつかの展開によってもたらされた[3]。第一は、新しい疾患、とりわけ珍奇な感染症の出現である。過去 30 年にわたって、新しい感染症が毎年出現してきた（エボラ、西ナイルウイルス、あるいは SARS〔重症急性呼吸器症候群〕）。結核のような既知の疾患が耐性〔薬に強い菌〕によって再び出現した。これらの感染症は、その感染源でない国においても、人の健康に対するグローバルな脅威をもたらした。30 の感染症が発展途上国においてのみ存在すると見積もられる。一方で、先進世界にのみ存在する疾患はただ 1 つだけである（在郷軍人病〔1976 年の米在郷軍人会大会での発生が最初に確認された〕）[4]。

　第二の展開は、貿易と疾患のつながりである。このつながりは古く、グローバル・ガバナンスの初期段階における隔離についての意見の不一致を説明するが、グローバル化はその影響力を増した。病原体は、数時間で地球の別の地域に旅することができる。インターネットやメディアは即座に〔伝染病の〕急激な発生の情報を拡散する。たとえば環境災害は、政府、NGO、会社、そして国際組織をも引き入れる多国籍的な規模を持つ。同じことは、食料汚染についてもいえる。産業生産食品は、多くの国に輸出される。安全基準に適合しないときは、国内の犠牲者を生むのみにとどまらないであろう。それは、貿易取引上も否定的なインパクトを持つことになる。2008 年の中国のベビーミルク・スキャンダルはその一例である。プロテイン含有量を増すために、メラミン、有毒な化学製品がミルクとベビー・フォーミュラ〔調整乳〕に混入された。数万人の赤ん坊が入院した。中国食品の評判は崩壊し、少なからぬ国が中国の日用製品を禁止した。

コートジボワールにおける有毒廃棄物汚染

　2006 年 8 月末、400 万の居住者を持つコートジボワールの首都アビジャンで、ほぼ 3,000 人が腸管と呼吸の問題を経験した。愁訴は、アビジャンの貯水池ラグーン周辺のさまざまな現場で夜間、船舶 Provo Koala によって投棄される有毒物質の煙霧に起因した。保健省は、それが下水汚物だと思いながら投棄を公認してきた。分析の結果、少なくとも 2 つの有毒物質が含有されていたことが示された。硫化水素（揮発性の）、および有機塩素殺虫剤

＊2　Mark W. Zacher and Tania J. Keefe (2008) The politics of global health governance: United by contagion. Palgrave Macmillan: New York.

＊3　Sophie Harman (2012) Global health governance. Routledge: London and New York; Jeremy Youde (2012) Global health governance. Polity Press: Cambridge (UK).

＊4　B. Cockerham and William E. Cockerham (2010) Health and globalization. Polity Press: Cambridge (UK) and Malden (USA).

（周囲の環境中に残存し、食物連鎖中に蓄積する）。政府は1週間後にアクションを起こしただけであった。政府は国連に対して、問題に対処する能力がないと報告した。国際的な支援が9月に要求された。フランスの専門家らは、有毒な汚泥の除去を急き立てた。健康問題は、1日に1万件以上の医療相談によって増加した。23人が入院し、17人が死亡した。

　第三の展開は、新自由主義政策のインパクトの増大である。1980年代から1990年代にかけて、これらの政策は、とりわけ発展途上国で公衆衛生の劣化を引き起こした。世界銀行のような機関は、健康と発展〔開発〕の関係を強調し始めた。世界銀行は2000年以降グローバルに、ヘルスケア最大の外部資金提供者になっている。WTOの政策は、薬剤へのアクセスを多くの国において複雑にしており、1994年のTRIPS合意以来、国際的な闘争の焦点になった。

　グローバル・ヘルスへの関心は、最終的に、パートナーシップの指数関数的な成長に反映される。1990年代に、グローバル・ヘルスに関する総消費が停滞し、多くの発展途上国でヘルスケアは著しく切り詰められたが、それ以降、支出は指数関数的に成長した。現在、より多くの健康支援のための資源が、かつてないほど利用可能である。注目すべきは、市民社会グループ（とくにNGO）とグローバル・ヘルス・パートナーシップの成長である。政府間および人道的組織、NGO、私的企業、慈善事業財団など、多くの新しいアクターが、グローバル・ヘルスの領域に算入している。世界エイズ・結核・マラリア対策基金（2002年）のような広範な基盤を持つパートナーシップが創造された。

世界保健機関（WHO）

　国際保健政策の主要機関として、WHOは、「すべての人々が可能な最高レベルの健康に到達すること」[*5]を目的に掲げている。基本的なアイディアは、健康はすべての人間の根本的権利であることである。一方で、同時に、健康は広義に定義される（「単に疾患や病気の欠如ではない」）。WHOは特定の領域において成功を収めてきた。天然痘は1980年に根絶された。ギニア虫病、ハンセン病、ポリオは、長期間のキャンペーンによって著しく減少した。SARSの流行〔エピデミック〕（2002〜2003年）のマネジメントは、効果的なマネジメントのサクセス・ストーリーの一つとみなされる。他方、WHOは2009年に、あまりに早く豚インフルエンザ（H1N1インフルエンザ）の流行に対応し、かくしてグローバル・パニックを引き起こしたとして批判された。

　グローバル・ヘルス事象の集団的マネジメントは、少なくとも2つの理由によってWHOにとっては疑わしい。第一に、保健を専門にする国連機関として、WHOは国家を中心とする。プログラムは予算と同様、メンバー国によって決定される。メンバーの分担金によるWHOの通常予算は、2011年以来、下降している。財源の2/3は特定の目的のために配分される特別予算寄付金である。それゆえ、組織はプライオリティを設定するための融通性やキャパシティを減じることによって、自身の財政をほとんどコントロールしていない。第二の理由は、グローバル・ヘルスのための財政援助が、ますま

＊5　See: Kelley Lee (2009) The World Health Organization (WHO). Routledge: London and New York.

すWHOから独立していることである。世界銀行のような他の機関だけでなく、WHOよりも大きな基金を持つ富裕な民間財団も資金を提供している。国家はWHOから切り離された、それ自身の予算と権限を持つ新たな機関やパートナーシップ（たとえば、別の統一体としてのグローバル・ファンド）を慎重に創造してきた。が、それによってWHOの信頼性とリーダーシップは徐々に傷つけられることになった。

グローバル・ヘルス・ガバナンスのアクター〔実行行為者〕

- 世界保健機関
- 他の国連組織：UNICEF（子どもの免疫処置〔予防接種〕、母乳養育、経口補水）、国連人口基金（リプロダクティブ・ヘルス）、UNDP（子どもの健康、妊産婦の健康およびHIV/AIDS、MDGsのための世話人）
- 他の政府間組織：世界銀行、IMF、WTO
- NGO〔非政府組織〕、たとえば：赤十字国際委員会（設立年：1958年）、MSF（1971年）、人権のための医師（1986年）、パートナーズ・イン・ヘルス（1987年）、民衆健康運動（2000年）、グローバル・ヘルス・ウォッチ（2005年）、フード・アンド・ウォーター・ウォッチ（2005年）
- 慈善事業財団：パストゥール研究所（1887年）、ロックフェラー財団（1913年）、アガ・カーン財団（1967年）、カーター・センター（1982年）、ビル・アンド・メリンダ・ゲイツ財団（2000年）
- G8、G20のような政策フォーラム。2002年に、世界エイズ・結核・マラリア対策基金を設立
- 国家と非国家のアクターたちを結合する公的・私的パートナーシップ。例：ワクチンと予防接種のための世界同盟（GAVI、2000年）、国際エイズワクチン推進構想（IAVI、2001年）、UNITAID（2016年）
- 国内および国際的市民社会組織。たとえば、治療アクション・キャンペーン（1998年、南アフリカ）、健康格差・地球規模アクセス・プロジェクト（1999年）、治療アドボカシー・リテラシー・キャンペーン（2005年、ザンビア）
- UNおよびNGOのためのヘルス・セレブリティと親善大使（BonoやElton Johnなどのミュージシャン）、結核とHIV/AIDSのためのWHO大使（中国の女優Peng Liyuan）

多くのアクター、ディレクターの不在

上述のような発展によって、グローバル・ヘルス・ガバナンスというコンセプトはとらえどころのないものになっている。当初は、集団的対応に責任を持つWHOのような機関とかかわっていたが、

今やグローバル・ヘルスにおける多くのステークホルダーとつながっており、ヘルス・セクター外部の諸機関と関係している。これらの組織は、健康を他の価値のうちの重要な一つと考えつつ、別の目的と関心を有する。世界銀行は、健康と経済のバランスを図りながら、経済的成長と発展に焦点を合わせている。WTOは通常、健康の規制よりも、貿易の促進を優先する。多国籍企業は基本的な健康のニーズを提供するよりも、出資者〔シェア・ホルダー〕に対する利益を最大化することを目標にする。NGOは広範で多様な活動を実際に展開する─情報の監視・報告・伝播、特定の大義の擁護、救助と援助の提供など─が、それらの範囲と使命はしばしば限定されており、特定の論点に集中している。

　ガバナンスは政治ではない。グローバル・ヘルスの領域は、その意志を押しつけることのできる中央権力が存在しないことを立証する。首尾一貫した行為の枠組みはなく、時にオーバーラップし、時に衝突する一連の規則、規範、原則のみがある。異なる関心と議題を持つ多くのアクターがいる。多くの学者たちが新たなガバナンスの配置が緊急に必要であると論じている*6。さらなる首尾一貫性と調整のみならず、薬物療法へのアクセス、社会的に無視された人口集団、貧者、傷つけられやすい人の保護、そしてグローバルな正義のような、プライオリティと特定のゴールへのよりよいフォーカスもまた、あるべきである。

ガバナンスの問題

　1960年代の間、政策立案者たちは、感染性疾患はもはや深刻な脅威ではないことを確信した（米国公衆衛生局長官は、1967年に「感染症の本を閉じるとき」を宣言した）。今日、感染性疾患は、主要な難題とみなされている。それは「グローバル化のダークサイド」である。人のコミュニケーションと輸送がより速く、より集中的である現在、既知および未知の感染性疾患が世界中に拡散しつつある。それらを阻止する努力は、必然的にグローバルでなければならない。グローバル・ヘルス・ガバナンスの焦点は、伝統的に感染性疾患に合わされてきた。このため、病原体〔接触感染〕との戦いは、アクターたちの広範な提携を1つに集めることができたが、ガバナンスの効果的なシステムの出現は、最近のエボラの例が例証するように、困難である。

エボラの脅威

　中央アフリカで1976年に初めて確認されたように、エボラ（出血熱）は未知の疾患ではない。コンゴ、ガボン、スーダン、ウガンダのようなさまざまな国で、24の大発生（アウトブレイク）があった。これらは最大で数百の症例をもって、たいていの場合は貧しい田舎の村に限定されていた。疾患は罹患者の半数を死に至らしめるが、それほど伝染しやすいものではない。それは、インフルエンザのように空気をとおしては伝染しない。対応策は知られている。症状を示す患者を隔離すること、接触を追跡すること、症状を示す間、彼らの接触を観察すること（21日間）。感染した患者の体液との

---

*6　For example, Thomas G. Weiss (2013) Global governance. Why? What? Whither? Polity Press: Cambridge (UK) and Malden (USA).

接触が回避され得るかぎり、疾患の拡散は阻止され得る。これは、セネガルやナイジェリアのような国では、成功した戦略であった。残念ながら、治療やワクチンはなかった。

エボラ・ウイルス疾患

　2014年3月23日、ギニア共和国〔西アフリカ〕の保健省は、シエラレオネとリベリアに近い多雨林の遠隔地域におけるエボラ・ウイルス疾患のアウトブレイクをWHOに通知した。29人の死者を含む総計49の症例が報告された。しかしアウトブレイクは、すでに2013年12月に始まっていた。国境なき医師団（MSF）は、2014年2月にその地域にチームを派遣した。最初の症例はリベリアで3月に、シエラレオネで4月に報告された。その後、5月に疾患はリベリアの首都モンロビアで爆発的に増加した。1カ月後、MSFはエボラの異常発生をWHOに警告し、6月に再び、流行（エピデミック）はまったくコントロールできていないとの警告を発した。

　2014年8月の初めに米国の救援隊員2名が感染した。彼らは米国に連れ帰られ、実験段階の薬剤Mappで治療された。さて、世界は問題に気づいたようにみえた。8月8日、WHOは、エボラは「グローバルな緊急事態」であると宣言した。このときまでに1,299人の死者を伴う2,240の症例が確認されていた。特別国連調査官が指名されたが、整合的な応答はなおみられない。2014年10月、最初のエボラ患者がスペインと米国で死亡した。2015年の夏、症例総数は、死者11,000人以上を伴う25,000人近くであった。

　エボラ流行のマネジメントは、グローバル・ガバナンスの失敗例である[*7]。MSFは警告を発したが、応答は非常に遅い、もしくは欠如していた。保健省は準備ができていなかった。もろもろの政策は秩序立っていなかった。西洋の使節の個人的な悲劇が、災害の匿名の統計の影を薄くした2014年8月以降になってようやく、グローバルな責任が形成された。米国政府はエボラに「安全上の脅威（security threat）」のラベルづけをしつつ、治療センターの建設を助けるために、数千の部隊を送ることを決定した。しかし2014年9月になっても、主要な国連の応答はなかった。

　批判的な著者たちの言葉を借りれば、このケースにおいて欠けていたのは、大規模な、コーディネートされた人道的な、社会的な、公衆衛生と医学的応答である。適切なアクター、知識、〔実践的〕専門知、予防的戦略はすべて存在していた。批判はとくに、WHOによるリーダーシップの欠如に集中した。WHOは、流行の拡散とインパクトの認識において遅かった。初期段階でイニシアティブを

＊7　Lessons from Ebola are provided in: Save the Children: A wake-up call. Lessons from Ebola for the world's health systems. London, March 2015 (www.savethechildren.org/atf/cf/%7B9def2ebe-10ae-432c-9bd0-df91d2eba74a%7D/WAKE%20UP%20CALL%20REPORT%20PDF.PDF) (accessed 4 August 2015).

取らなかった。救援の努力をコーディネートしなかった。WHO は後に、緊急事態のマネジメントの誤りを認めた。WHO は、確固たるコーディネートの役割を演じることができたはずであった。しかし、非難は WHO だけに向けられないと指摘する者もあった。近年、加盟国は、組織の予算を厳しく削減している。最近、感染性疾患に対する努力が取り去られたことで、健康危機のための予算は半分に減額され、数百人のスタッフが解雇された。グローバルな応答の遅延は、かくして加盟国の緊縮政策の結果でもある。

　ガバナンスの失敗についての第二の説明は、前述のテクノクラティック〔技術官僚的〕なアプローチに言及する。一般原則として、エピデミックをどのように阻止するかはよく知られている。隔離、詳細な調査（canvass）、および観察である。もろもろの施策が講じられるべきであり、バイオハザード・スーツ〔防御服〕が空から投じられる（flown in）べきである。しかしこのアプローチは、流行病の社会的、政治的、経済的な文脈を過小評価している。ギニア、リベリア、シエラレオネは、世界の最貧国である（人口のそれぞれ 55、64、53％ が、国の貧困ライン以下である）。ギニアは 2010 年まで軍事独裁制の歴史を持ち、他方、シエラレオネとリベリアは 2002 年と 2003 年に終わった 1990 年代の市民戦争によって荒廃させられた。この歴史によって、人々は、自分たちの政府を素朴には信頼していない。これらの国の保健設備やインフラは破壊された。多くの保健専門職は去った。ヘルスケアのほとんどは、ドナーからの支援で交付されている（シエラレオネでは 60〜70％、リベリアでは 80％）。平均寿命は短い（シエラレオネで 48 歳、ギニアで 59 歳）。このような背景に対して、国は単に準備がないだけではなく、必要な処置を講じることができない。主たる問題は、保健専門職の不足であった（ギニアは 1,000 万の人口に対して 940 人の医師、シエラレオネは 2,000 万人に対して 136 人、リベリアは 400 万人に対して 51 人）。専門家は、エボラの治療は患者 1 人当たり 4 人の高度に訓練されたスタッフを要求することから、追加の数千人のヘルスケア従事者が必要とされることになると見積もった。さらに、300 人以上の保健専門職が疾患で死亡した[8]。

　第三の説明は、道徳的参画の欠如、あるいはむしろグローバルな連帯の不在にかかわる。貧困なグローバル・ガバナンスは、まず第一に道徳的失敗の結果である。国際援助と連帯の不在は、無関心を立証する[9]。エボラの感染が広がった国々はエピデミックにうまく対処することができなかったのにもかかわらず、国際援助は、少なくとも初期段階においては、限定的でコーディネートされていなかった。大国によるイニシアティブは取られなかった。一方で、NGO（たとえば MSF）はボランティアを送り、キューバのような小国が数百のヘルスケア従事者を送った。ほとんどの西洋諸国は、それを源泉で除去することよりも、国境で脅威を停止させることを試みながら、自分たち自身の脆弱さを保護することに、より関心を持った。エボラはまず第一に、発展した世界にとっての安全への脅威と

---

[8]　For the data on poverty, see: https://data.un.org/Data.aspx?d=MDG&f=seriesRowID%3A581 Data on the number of physicians per country: see Global Health Observatory Data Repository (http://apps.who.int/gho/data/view.main.92000). Data for Guinea are for 2005, Sierra Leone for 2010, and Liberia for 2008.

[9]　エボラのガバナンスを規範的失敗として批判するものとして、Anthony S. Fauci (2014) Ebola-Underscoring the global disparities in health care resources. New England Journal of Medicine 371 (12): 1084-1086. Fauci は、無関心と奏功した協調の欠如を論証する。欠如していたものは「国際的な支援とグローバルな連帯」であった。(Fauci, 2014, p. 1086).

みなされた。おそらくそれは、このウイルスがきわめて危険であることがすでに知られていたことによって、いっそう強化された。冷戦の間、エボラは旧ソ連の生物兵器プログラムの一部であった。これに対して、米国は陸軍の特別バイオセーフティ〔生物学的研究における安全性〕実験室において、薬剤とワクチンを開発するための研究に投資していた。この研究に対する資金提供は、予算削減の結果として2012年に中止された。2014年8月に国外在住使節に対して使用可能であった限られた量の実験的薬剤は、アフリカの患者のために新たに製造されることはなかった。

　2014年夏、WHOはエボラ感染の倫理的論点についての遠隔会議を招集した。焦点は、立証されていない薬剤を患者に使用し得るか否かであった。グローバル・レベルでのコーディネート不足、被害を受けた国々における状況の悪化によるローカル・レベルでのジレンマ、そしてグローバル・コミュニティの無関心と連帯の不在についての倫理的問いは発せられなかった。倫理学は、広がりつつある現実の公衆衛生の災害よりも、個人の治療を約束することに集中した。たとえその効力とリスクについてあまり多くが知られていないにせよ、あたかも破局は薬剤によって根絶され得るかのごとくに。

ガバナンスにおける5種類のギャップ

　国際的な学者Thomas WeissとDavid Heldは、グローバル・ガバナンスの難しさを、問題の性質と、それに対処するために存在する手段との不一致として説明する[*10]。多くの政府間および国際機関が設立されてきた（20世紀には平均して1日に1つ以上の国際組織が設立された）が、それらは超国家的な論点を解決できない。当初、これらの機関は、国家によって基礎が据えられ、着手され、国家間の協力の結果として誕生したが、国際（国家間）レベルからグローバル・レベルへの移行における困難があった。たとえばWHOは加盟国の組織である。それは、国際協力をコーディネートすることができるが、諸国家の指揮下にある。国際的な応答は、長期的でグローバルで持続的であるよりも、通常、短期的でローカルである。これはポッターが早期に確認した、政治の問題を想起させる。Weissはグローバル・ガバナンスにおける5種類のギャップを区別する。

グローバル・ヘルス・ガバナンスにおけるギャップ

- 知識：問題の性質についての合意の不在
- 規範：国際的規範と、問題にいかに対処するかについての合意の不在
- 政策：規範の定式化、選定、実施についての不一致
- 機関：十分な資源と権威を持つ確固たるグローバルな機関の欠如
- コンプライアンス：限定的な監視と施行。コミットメントを監視する責任、権威、能力に

＊10　Thomas G. Weiss (2013) Global governance. Why? What? Whither? Polity Press: Cambridge (UK) and Malden (USA); David Held (2010) Cosmopolitanism: Ideals and realities. Polity Press: Cambridge (UK) and Malden (MA).

> ついての明瞭性の不在[11]

分岐する規範的パースペクティブ

　エボラの事例は、知識不足が決定的な問題ではないことを例示する。ウイルスははっきり確認されており、診断テストは利用可能であり、接触感染のメカニズムも予防措置も知られている。しかし、知識は無視され得る。19世紀の国際衛生会議は貿易の遅れを懸念し、感染症は人から人に拡散するから厳格な隔離が正当化されるという、増大している科学的証拠を無視した。最善の政策についての合意の欠如は、いっそう頻繁に異なる規範的見解の影響を受けた。

　グローバルな機関、とりわけWHOが過去60年以上にわたって果たしてきた機能は、そのどちらも健康の観念の解釈に関係する、2つの緊張——健康は広義において考えられるべきか、それとも限定された意味において考えられるべきか、および、健康は安全、貿易、権利のような、他の重要なグローバルな関心事とどのように関係するのか——の源を明らかにする。

健康：広義か、それとも狭義か

　WHOはその憲章において、当該組織に包摂的な権限を与えるような、健康の広い定義を提示している。しかし実践的な現実においては、加盟国は疾患に焦点を合わせるアプローチを好んだ。WHOの役割は「技術的支援」を提供することである。多くのプログラムは特定の疾患に取り組んでおり、他方、支援は多くの場合、ヘルスケア・システムを改善することなく、薬剤や予防接種を提供することに集中する。研究もまた、傷つきやすい人口集団の社会的、経済的状態を調査することよりも、むしろ疾患をコントロールし、根絶のための新たなワクチンを試みる新たなテクノロジーの開発に関心が向けられる。このような広義と狭義の健康概念の緊張は、エボラの事例に反映されている。

健康と他のグローバルな諸価値

　緊張のもう1つの源は、グローバルな共通善としての健康と他のグローバルな価値の間に存在する。早期に議論されたように、健康は人権とみなされ得る。グローバルな世界においては、健康は頻繁に貿易や商業と競争状態に置かれる。健康は発展とも結びつけられる。健康的な人口集団なしに、国は十分発展しないであろう。最後に、健康はますます安全保障と関連づけられる。エピデミックは健康を脅威にさらすが、国の安定性をも脅かす。それは、グローバルな交換、旅行、貿易を妨げる。それは、不確かさ、おそれ、そして時にパニックを創造する。同時に、バイオセキュリティへの懸念がある。微生物は生物兵器として使用され得る。

分岐する政策

　健康のさまざまな規範的枠組みは、分岐する政策に移行する。介入〔内政干渉〕は、垂直的か水平

---

[11]　Thomas Weiss (2013) Global governance, pp. 45-61.

的である。垂直的介入は、特定の疾患や健康の論点に対して提示される。たとえば、マラリアと灰白髄炎（小児麻痺）に対する WHO のキャンペーン、カーター・センターのギニア虫疾患撲滅の努力などである。これらのアプローチは、生物医学的関心事、個別的テーマ、そして期待される科学技術の進歩に焦点を合わせる。水平的介入は、長い目でみれば、健康の構造的決定子に対抗し得るインフラが創造されるよう、ヘルスケア・システムの強化に向けられる。これらのアプローチは、健康とグローバルな不平等の相互的なつながりを明示する。それらは、〔個別的テーマとしてではなく〕人口集団と社会経済的文脈をターゲットにする。2つのアプローチは、それぞれ異なったプログラムと活動を導くだけではなく、異なった論説を含意する。水平的介入は、たいていの場合、新自由主義政策に批判的である。公衆衛生のインフラは、多くの国におけるヘルス・サービスの民営化、使用者料金の導入、そして公衆衛生予算の削減の数十年によって、増大する健康の不衡平を生み出しつつ、損なわれてしまった。新自由主義は国家の責任よりもむしろ、個人の責任を強調してきた。グローバル・ヘルスは共通善として扱われてこなかった。健康のインフラを強化し再建することは、それゆえ、第一の優先事項である。ガバナンスは、根底にある構造に注意が向けられるときにのみ有効である。問題は、かかる長期の努力について、実際に誰が責任を導き、担うかである。他方、垂直的アプローチは、特定の測定可能なターゲットを持つから魅力的である。成果は明瞭で、より多くの資金提供を引きつけるために使用され得る。同時に、一定の病気の優先化（HIV/AIDS、マラリア、結核）は、熱帯病（ex. シャガス病〔アメリカトリパノソーマ症〕、中南米における風土病）や、非伝染性疾患のような、健康の他の懸念の軽視へと導く。健康の構造的な背景にほとんど注意が払われないために、頭脳流出、貧困、女性の健康などの論点が、垂直的政策の課題として過度に拡張される。

　規範的分岐のもう1つの影響は、政策が、主に先進国の関心によって強引に推し進められることである。先進国は、ガバナンスの議題を決定するための〔実践的〕専門知と資源を持っているからである。南半球は、危険な疾患の貯蔵庫とみなされている。病原体が境界を越えて広がるという恐怖がある。政策の主たる関心は、先進国に感染症が移動するおそれを妨げることである。これらの先進諸国は、病気に冒された国の傷つきやすさよりも、自分たちの傷つきやすさを強調する。北半球のライフ・スタイルやヘルス・ハザード（不健康な食品、慢性および非伝染性の疾患）が、南半球で問題を生じさせることにはほとんど関心がない。

適応性に欠ける機関

　われわれの時代のパラドックスは、われわれはますますグローバルな難題に直面しているのに、それに対処するための手段が弱いことである。グローバル・ガバナンスの機関は、とくに2つの理由から、適切に装備されておらず、不十分である。

・能力の問題　機関の射程〔対象領域〕と性格は、グローバルなリスクを扱うには不十分である。ガバナンスはインフォーマルかつ広範で、政治のように階層的ではない。協力と調整の問題については一連のアクターがいるが、〔責任を担う〕担当者はいない。権威者はなく実行能力は欠けている。健康にかかわる部局や組織の中に、明確な労働区分は存在しない。WHO それ自体が、ジュネーブ

に本部、比較的独立した6つの地方事務所、そして150カ国に事務所を持つ複雑な構造を備えている。組織は加盟国に依存する。その資源は、すべてのニーズに応えるには不十分である。さらにリーダーシップの役割は、それ自身の加盟国によって競われる。機関は簡単にグローバル・ガバナンスを指揮するよう編成されていない。

- <u>責任の問題</u>　現存する機関を通じてのグローバル・ヘルス・ガバナンスは、第一に国家に基礎を置くから、グローバルな問題の所有者資格（ownership）が欠けている。集合的な問題解決の解答は、国内の利害が生じるときに浮上する。そのときまで、どの国家も他国の健康の脅威に対して責任を感じないことになる。国家間の力の相違が主要な役割を演じ、多くの国が意思決定プロセスから除外される。そのうえ、国際組織の議題は、国の限られたグループの利害によって強引に推し進められる。最後に、説明責任が欠けている。

エボラからの教訓

　2014年のエボラ・ウイルス疾患に対するグローバル・ガバナンスの失敗は、批判と同様、新たな提案を生んだ。主要な教訓の1つは、財源不足、人材不足、ばらばらのヘルス・サービスは、決してエボラのような流行病に対抗し得ないということである。グローバル・ガバナンスは、それゆえ、ヘルス・システム〔保健制度〕の改善に焦点を合わせるべきである。実際、これはコストの節約である。ヘルス・システムを構築することは、エボラに対応するための現在のコストよりも3倍少ない費用しか要しないであろうからである。もう1つの教訓は、諸国における不適当なヘルス・システムは、たいていの場合、長年にわたる新自由主義政策の結果であるということである。第三の教訓は、未来の健康の破局を阻止する唯一の道は、不可欠なヘルスケアを誰にでも、とくに貧しく傷つきやすい人口集団に利用可能にする普遍的なヘルス・カバレッジ〔保障範囲〕であるということである。

　エボラのガバナンスの失敗は、現在、新たなグローバル・ヘルスの議題の出発点として用いられている。グローバル・ガバナンスはこの議題を定式化し、実施するための主要な入力情報を持ち得る。それは、健康にプライオリティを与える倫理的論拠を提供し得る。これらの論拠は政治的討論を扇動するために用いられるべきである。たとえば、大多数のアフリカ諸国は、健康〔保健〕に対して政府の支出総額の10%以下しか消費していないが、アフリカの国の支配者たちは2001年のAbuja宣言で、少なくとも健康に15%を費やすことを約束していた[12]。バイオエシックスは、特定の疾患や論点よりも、ヘルス・システムを優先するための倫理的論拠を明確に表現すべきである。これは、NGOや慈善事業エージェンシーの現在の政策の批判を含意することになる。IMFのようなグローバルなアクターの政策は、バイオエシックスのパースペクティブから批判的に分析されるべきである。なぜなら、それらは実際にヘルスケアのアクセスを制限し、長期的な健康の改善よりも、短期的な経済成長を優先するからである。最後に、バイオエシックスは、誰もが必須水準のヘルスケアにアクセスできる状態を達成することは道徳命令であることを論証しつつ、普遍的なヘルス・カバレッジへのコミットメ

---

*12　The Abuja Declaration, 24-27 April 2001: www.un.org/ga/aids/pdf/abuja_declaration.pdf (accessed 4 August 2015).

ントを支持する強い足場を築くべきである。それは、健康への人権を履行する効果的な方法である。

上からのガバナンスと下からのガバナンス

　ガバナンスの問題は新しいものではない。学者たちは、ヘルス・ガバナンスは1990年代半ばまで、とくにHIV/AIDSの流行に関して弱かったことを認めている[*13]。第一に、経済的利益が、たいていの場合、健康の考慮に勝った（前章で議論したIPRの例を参照）。第二に、問題への応答について、意見が分かれた。それは、生物医学的な応答、つまり疾患をコントロールするための新技術と薬剤、および根絶のためのワクチンを開発することであるべきか。それとも、差別や社会的無視のような政治的、社会的論点を強調する、人権を基盤とした応答であるべきか。第三に、問題の否定と怠慢に帰結する、国家によるコミットメントの不足があった。本質的に、これらが、今日と同じガバナンスの弱さの源である。2000年代初期、ガバナンスを改善し、その射程を広げる多くのイニシアティブが取られた。もろもろのアクションは、薬物療法へのよりよいアクセスを提供するよう、政治を圧迫した。ドーハ宣言は、諸国に対して原則として公衆衛生を保護する、さらなる好機を提供した。2001年に国連総会は、HIV/AIDSの流行を、単に医学的問題ではなく、社会経済の発展の土台を掘り崩す「グローバルな緊急事態」と宣言した。そのうえさらに、グローバル・ファンドのような新たな資金供給のメカニズムが樹立された—このメカニズムは、より強力な諸国家のコミットメントの表明であるが、現存する国連のメカニズムを迂回するものでもある。

　グローバル・ヘルス・ガバナンスの難しさと弱さは、グローバル化のとらえ方〔視界〕の相違と関連する。第4章で説明された弁証法的なパースペクティブは、グローバルとローカルの間にアンチテーゼはないことを含意する。多くのローカルな事象は、はるか遠方での発展によって形成されるが、一方でグローバルな事象は、頻繁に固有の文脈と条件の影響を受ける。グローバル化は、それゆえ、1つのグローバルな文化が個別特殊的な文化を支配するに至る、単なるプロセスではない。かかるプロセスは、ローカルな文脈を、コントロールの困難な、そして固有のアイデンティティと価値を均質化する、外部の力に従属させる。それにもかかわらず、そのような「上からのグローバル化」が、ガバナンスの政策における支配的なパースペクティブであるようにみえる。これらの政策は、国家権力に依拠する。なぜなら、国家は強力な国際組織の不在において、法を施行し得る唯一のものだからである。強いグローバルな機関があるとき（世界銀行やIMFのような）、それらは覇権主義的経済力（hegemonic economic forces）のために新自由主義政策を課するが、一方でグローバルな情報は、西側のメディア会社によってコントロールされている。インドの人間学者Veena Dasによって論じられた上からのグローバル化の例は、WHOとユニセフのイニシアティブでインドで国家によって実施された、予防接種のキャンペーンである[*14]。継続的な進歩が報告されたが、実際には出生時についての情報は信頼し得るものではなかった。記録は、サクセス・ストーリーを推し進めたい役人によって保

---

*13　Geoffrey B. Cockerham and William E. Cockerham (2010) Health and globalization. Polity Press: Cambridge (UK) and Malden (USA).

管されていた。免疫処置が施された〔予防接種を受けた〕子どもの数ではなく、配給された抗原の量だけがカウントされた。ヘルスワーカーたちは、ワクチンに不都合な反応の報告を奨励されなかった。他方、この地域のエピデミックは間もなく再発した。

　対照的に、グローバルとローカルなレベルの弁証法を真摯にとらえれば、グローバル化の多くは「下から」である。このとらえ方〔視界〕では、誰もがグローバル化に参与している。「グローバル」は、たいていローカルの内部に構築される。グローバル化はそれゆえ、単に受動的に経験されるのみではなく、多くのケースにおいては市民グループ、エージェンシー、機関によって、ローカル・レベルでアクティブに生み出される。この視界においては、グローバル・バイオエシックスは、単に多様な文化を超越し、あるいは外部からそれらの文化と相互作用している倫理的価値や原則を引き合いに出すだけでない。ローカルな価値システムとの相互作用によって、グローバルな価値を共同生産する。グローバルな倫理的枠組みは、いわば世界中の人々の間で急成長している、多方面にわたる相互的つながりからも発出している。グローバルな価値は、「ポスト普遍的」である。それらは「異文化間性」の領域で明確に表示される（第7章、第8章で論証されたように）。

　下からのグローバル化は、ガバナンスへの別のアプローチを含意する。それは、ローカルな伝統に根差し、多くのステークホルダー（傷つきやすい、そして排除された人口集団を含む）や草の根運動やネットワークの参加を可能にし、グローバルな市民社会を巻き込み、また水平的な協力におけるグローバルな連帯を探索する[*15]。脈絡のある知識の重要性を想定すれば、ガバナンスは個人へのフォーカスを超えて、もろもろの構造と関係に傾注する必要がある。共有権の共同マネジメントのように（第8章参照）、グローバル・ガバナンスは、権力と資源を、国家の部局とグローバルな機関からローカルなコミュニティへとシフトしつつ、ローカルな人々を巻き込まなければならない。このアプローチは、公共の論説、社会活動、政治闘争をとおして、国境を越える相互関係と連帯を創造するもろもろのグローバル・プラクティスを強調する。それゆえ、世界主義の切望（cosmopolitan aspirations）は理論的枠組みを触発するが、それは緩慢な日常の努力をとおして実現される。

治療アクション・キャンペーン（TAC）

　アパルトヘイト後の南アフリカは、1996年に新憲法を採択した。健康への権利がこの憲法に正式に書き記された。同年、人口の3%がHIVに感染し、1999年に10%に上昇した。新しい有効な治療法が1996年に利用できるようになったが、高価すぎた。1998年、AIDS活動グループが治療への権利を擁護するための治療アクション・キャンペーンに乗り出した。抗議、社会運動、そしてリーガル・アクションを結合しつつ、TACは必須医薬品へのア

---

*14　Veena Das (1999) Public good, ethics, and everyday life: Beyond the boundaries of bioethics. Daedalus 128 (4): 99-133.

*15　Jeremy Brecher, Tim Costello and Brendan Smith (2000) Globalization from below: The power of solidarity. South End Press: Cambridge (MA).

クセスを改善するために運動した。1つの焦点は、高すぎる薬価であった。2001年に多国籍製薬会社のコングロマリットがより低価格の薬剤の製造または輸入を許す新しい薬事法を阻止しようとしたとき、TACは政府をサポートした。もう1つの焦点は、南アフリカ政府自体である。憲法上の健康への権利に基づいて、政府は治療を提供する積極的義務を有する。政府は公衆衛生を怠っている（かくしてそれ自身の憲法に違反している）と主張して、TACは事例を裁判所に持ち込んだ。2001年、憲法裁判所はTACに有利な判決を下し、政府に対して国家アンチ・レトロウイルス治療プログラムを実施するよう命じた。プログラムは2004年の初めに開始された。南アフリカは今、世界最大のプログラムを有する[*16]。

ガバナンスの新たな形態

　国家によるガバナンスの代替としてのグローバル・ガバナンスの新システムの発展において、グローバル・バイオエシックスは主要な役割を担うことができる[*17]。必要とされるものはまず第一に、多くの学者によると、グローバル化とガバナンスの新しいビジョンである。次に、より多くのアクターとステークホルダーを引き入れる、ガバナンスへのより広いアプローチがなければならない。最後に、さまざまなリーダーシップの形態によって奨励される新たなプラクティスが徐々に展開されるべきである。

a. ガバナンスのより広いビジョン

　下からのグローバル化のパースペクティブは、単にグローバル・プロセスの別のとらえ方（グローバルとローカルの間の弁証法のような）を含意するだけでなく、グローバルな発展につながるようなローカルな活動を触発する。この相互的つながりにおいて、共に生きる新たな道が、共有された世界と共通感覚に基づいて発展しつつある。超国家的つながりは、他方で同時に固有の価値を明確に表明しながら、グローバルな価値とグローバルな市民性の感覚を促進するであろう。これらの異文化間的かつ弁証法的プロセスは、いかにしてグローバルな問題にもっともよく対処し得るかについての合意が出現するよう、ガバナンスに導入されるべきである。要求されるものは、それゆえ、哲学者 Karl Otto Apel が人間の相互作用の新規な秩序として「第二水準のグローバル化（second-order globalization）」と呼んだものである。―これは、単にマネジメントだけでなく、変化を必要とするものである[*18]。このガバナンスへのアプローチは、少なくとも WHO のようないくつかの国際組織―それら

＊16　Mark Heywood (2009) South Africa's Treatment Action Campaign: Combining law and social mobilization to realize the right to health. Journal of Human Rights Practice 1 (1): 14-36.

＊17　Proposals for improving global governance for health are made by the Commission on Global Governance for Health (2014) The political origins of health inequity: Prospects for change. The Lancet 383: 630-667.

＊18　Karl Otto Apel (2000) Globalization and the need for universal ethics. European Journal of Social Theory 3 (20): 137-155.

は、別の仕方で運営されるべきであるが─の強化を要求するであろう。それは、共有される価値と目標の共通の枠組みのより徹底した明確な表示をも要求するであろう。より明確に方向づけられたこの種のグローバル化は、規範的考察と活動を要求する。─全体としての人類社会にとって重要な価値の明確な表示。─未来世代のために惑星〔地球〕を保全するという、目指すべき最終目的地〔ゴール〕の正確な記述。─全員が科学の進歩において共有し得るグローバルな正義の促進。この点で、バイオエシックスは、ヘルス・ガバナンスが常に政治化された文脈の内部に場所を占めることを承認することによって、また、価値、理想、ゴールを確認し、明らかにし、批判する必要を強調することによって、積極的な貢献を果たすことができるであろう。新たなビジョンの重要性は、何よりもまず「規範のウェブ（normative web）」、すなわち社会活動に構造を与えることのできる原則、価値、規範のネットワークと呼ばれ得るものの必要性にかかわる。かかるウェブの内部で、特定の目的を持つ行為者は、作用し、相互関係を持ち、協力することができる。

b.　より多くのアクターの関与

　現在のグローバル・ヘルス・ガバナンスは、なお諸国家によって支配されている。下からのグローバル化は、より広い、より包括的な、そして個人参加型のアクターとステークホルダーの連携を要求する。WHO のようなグローバルな機関は、NGO のような非国家的アクターと連絡（reach-out）しようとすべきである。現在、市民社会との調整はもとより、協力もほとんど行われていない。科学コミュニティもまた、グローバル・ガバナンスによりかかわるべきである。ガバナンスにおける科学の役割を強化することは、多様なアクターの水平的なつながりを容易にする、テクノロジーの今日的な意義にかかわる。現代の情報技術は、専門家グループと個人、研究センター、省庁、NGO や国連組織のネットワークを構築しつつ、またグローバルな監視能力を増大しつつ、ガバナンスのさらなる可能性を創造する。潜在的な〔疾患の〕アウトブレイク、災害あるいは他の重要なグローバルな健康事象に関する情報は、もはや国家（ときどきそのような情報を遅らせるか隠蔽することに利害を有する）の報告に依拠していない。とりわけ疾患の発生に関しては、新たな電子ネットワークが確立されている（ex. 2000 年の地球規模感染症に対する警戒と対応ネットワーク）。それは、より広いアクターのグループが協力するとき、何がなされ得るかを示している。同じ潜在能力は、救援や支援のエリアにも存在する。ヘルス・エイドの 70% が互恵的なもの〔対立する 2 つの側だけで締結される〕（1 つの国家からもう 1 つの国家へ）であるが、グローバル・パートナーシップ、ファンディング、個人献金の成長は、赤十字や MSF のような非国家アクターをますます重要なものにしている。

c.　さまざまなプラクティスとリーダーシップ

　リーダーシップは、グローバル・ヘルス・ガバナンスを指揮するために不可欠である。WHO はリーダーシップの欠如を批判されてきた。1987 年、WHO は AIDS に関するグローバル・プログラムを創造することによって指導的役割を果たしたが、このリーダーシップの役割は、1996 年に別のプログラム UNAIDS の樹立によって侵食された。WHO はまた、SARS のアウトブレイクを当初否定したことについて中国を批判し、カナダのような加盟国の要望に反して、旅行の警戒を発した。同時に、

疾患の社会的脈絡と保健のインフラの重要性を明確に表示する努力—かくして個々の疾患をターゲットにするのを超えるような努力—には、多くの場合熱心ではなかった。健康と人権を結びつける、その指令にかかわらず、WHO はグローバル・ヘルスを荒廃させてきた他のグローバル組織の新自由主義的政策を批判しなかった。それゆえ、WHO の役割の強化は、その加盟国によってはもたらされないであろう。しかしグローバル化のプロセスは、グローバル・ガバナンスに好機を与える新たな協力のプラクティスを生み出しつつある。TAC の例は、どのようにしてグローバルなアイディアが配置され得るか〔具体的に適用される場を見出し得るか〕を例証する。健康への権利のようなグローバルな原則は、国内法、教育的キャンペーン、コミュニティの誓約、政治的活動、および国際ネットワークの強みを使いながら、特定の文脈の内部で特定され適用される。新しいタイプのローカルおよびグローバルな行動主義は、ネットワークされたガバナンスを生じさせる。これらのプラクティス（第11章参照）は、よいガバナンスの核心的価値—透明性、説明義務、表現、参加—に貢献する。それらはまた、グローバル・ガバナンスにおける第五のタイプのギャップ、すなわちコンプライアンスの欠如を強調する。基準の設定と試行は、これとは別の事柄である。

結　論

　グローバル・ヘルスのガバナンスは、今日の世界に突きつけられている主要な難題である。健康の論点に取り組むには、国家間のみならず、さまざまなエージェンシーやアクターの集団間の境界を越える協力が必要である。それは、健康に対する脅威はもはや個別的または国内的なものではなく、グローバル化されていることを認識しつつ、知識と経験を共有することをも要求する。それは共通の関心を表す。さらに、健康は社会的および経済的条件に依拠する。健康は「世界における極度の貧困と不平等のバロメーター」とみなされてきた[19]。本章は、バイオエシックスはグローバル・ヘルス・ガバナンスにおいて特別な役割を演じ得ることを論証した。バイオエシックスは、グローバル・ガバナンスにおけるギャップを縮小するのを助けることができる。第一に、グローバルな問題の性質を明らかにする知識を提供する。第二に、分岐を精査しつつ、また収斂の可能性を見極めつつ、規範的パースペクティブを検討する。第三に、政策の定式化と採用を支援する。第四に、グローバルな責任、正義、連帯の重要性を明確に示すことによって、グローバルな機関を強化し得る。ガバナンスは、単に事実、科学的専門知、科学技術に基づく技術的または管理的アプローチにとどまらないから、バイオエシックスが役割を担う。ガバナンスは、価値、規範、そしてアイディアをも巻き込む。その熟考の蓄積によって、バイオエシックスは、他よりも明細な方向づけにおいて、政策と機関を導く規範的パースペクティブを明快に説明するための知的および批判的貢献をなし得る。もちろんこれらの貢献は、潜在的で間接的である。日々のプラクティスにおいては、実用的な政策への関心がより強力であり得る。しかし、今日バイオエシックスは、グローバル・ガバナンスにいよいよ直接的に関与している。次章が示すように、バイオエシックスは徐々にそれ自体をガバナンスのメカニズムにしつつある。

＊19　Sophie Harman (2012) Global health governance. Routledge: London and New York, p. 1.

【本章の要約】

- グローバル・バイオエシックスは、グローバルな問題に対処するための国家と非国家のアクターの集団的努力にかかわる。
- グローバル・ヘルス・ガバナンスは、グローバル・ヘルス、とりわけ感染性疾患に焦点を合わせる。その主たる機関は世界保健機関である。今日、グローバル・ヘルス・ガバナンスにおける多くのエージェンシーと組織があるが、調整のための中心的権威を欠く。
- 2014～2015 年のエボラ・ウイルス疾患は、ガバナンスの現代の問題を例証する。
- グローバル・ヘルス・ガバナンスは 5 つのギャップを持つ。
  ─不十分な知識
  ─分岐する規範的パースペクティブ（ex. 健康の広い、または狭い観念）
  ─分岐する政策（ex. 特定の疾患、または保健システムへのフォーカス）
  ─弱い機関（能力と責任の問題を伴う）
  ─コンプライアンスの欠如
- グローバル・ヘルス・ガバナンスにおける支配的パースペクティブは、「上からのグローバル化」である。しかし国家のインパクトは限られているから「下からのガバナンス」がより影響力を有する。
- 新たなガバナンスの形態は、グローバル・バイオエシックスが貢献するもののために必要である。
  ─共有される価値と対象の共通の枠組みに基づいた、ガバナンスとグローバル化のより広いビジョン
  ─さらなるアクターとステークホルダーの包摂と参加
  ─リーダーシップの別の形態によって触発される新たなプラクティスの展開
- バイオエシックスは、ガバナンスのメカニズム、方向、成果に関する批判的考察をとおしてグローバル・ヘルス・ガバナンスに貢献し得る。

第10章 | バイオエシックス・ガバナンス

　前章では、いかに「ガバナンス」がグローバル化とのつながりにおいて発展したかを明らかにした。政治の伝統的なメカニズムと手続きは、それらが国家の内部で提供され得るかぎりで適当であった。しかし国家間協力において、またグローバル・レベルで、それらはもはや十分ではなかった。ガバナンスに関する難題は、それが政治とは異なるアプローチを要求することである。それでもなお、グローバルなレベルで多くのアプローチが、国内および国際政治の前提に基づいている。同じ難題は、グローバル・バイオエシックスにもみられる。

　伝統的に、ヘルスケア業務〔プラクティス〕は、医専門職自身によって規制されてきた（第2章参照）。個々の従業者〔実践者〕の人格が強調された。倫理学の論説は、責任があり、信頼し得る専門職であるために必要な徳、行為、義務を明確に表示した。基準と規程は、専門職組合によって発展させられ実施された。この「専門職による政治」は、科学技術の進歩が道徳的懸念を生じたとき、しだいに問題のあるものになった。1970年代におけるバイオエシックスの出現は、これらの懸念を討論し、分析する新しいプラットフォームを創造する1つの努力とみなされ得る。「ガバナンス」の新しいシステムは、最初米国に出現し、後に他の国々において模倣された（第3章参照）。このシステムにおいて、医療のエキスパートはもはや支配的役割を演じておらず、広い多様なアクターがかかわり合うが、主要な推進力は国内政治である。法律を制定し、ガイドラインを公布し、委員会を設置し、研究のスポンサーになり、倫理学教育を推進するのは国家である。同時に、国家の努力は、もしそれが他のアクター、とりわけバイオエシシストによって推進され一般大衆によって受容されるときにのみ、成功を収めることができた。国内政治のこのモデルは、とくに1990年代以降、国際的なレベルに拡張された（第4章参照）。国際的な活動と制度は、国際的な協力と調整を強調しつつ、おおむねバイオエシックスの本質的要素を国内レベルで再現した。しかしバイオエシックス・ガバナンスへのグローバルなアプローチは、なお形成途上である。本章は、グローバル・バイオエシックス・ガバナンスに不可欠な要素を見極めるために、国内ガバナンスから国際ガバナンス、そしてグローバル・ガバナンスへの移行を検討することから始めよう。その後、バイオエシックス・ガバナンスの2つのタイプ—バイオエシックスをとおしてのガバナンスと、バイオエシックスのガバナンス—が区別される。前者は、研究における政策とプラクティスを発展させ管理・運用するためのさまざまな努力に対するグローバル・バイオエシックスの貢献を強調する。後者は、それがより効果的にグローバル・バイオエシックスの問題に対処することができるよう、バイオエシックスそれ自体を発展させ管理・運用するための努力に焦点を合わせる。

国内レベルでのバイオエシックス・ガバナンス

　多くの国の内部で発展した倫理学のインフラは、前章で議論されたガバナンスと同様の構成要素を持つ。唯一の相違は、問題がただちにグローバルではないことである。バイオエシックスのガバナンスの必要性は、政策立案者が新しいタイプの問題に直面したために出現した。科学技術の前進は、たとえばトランスジェニック・アニマル〔遺伝形質を転換した動物〕、臓器移植、あるいは医学研究に関して、社会的討論と論争を生み出している。専門職の自己規制は、もはや市民の社会的道徳的懸念を阻止し、安心させることはできない。第2章で議論したように、新たなテクノロジーに関する医学研究のスキャンダルと倫理的疑義は、医学倫理学から新たなそしてより広い倫理学的論説への移行を引き起こした。一方で、科学技術の進歩は、科学、産業、そして市民社会のパースペクティブと関心がさまざまであることを証明する。他方で、伝統的なガバナンスの形態はもはや適当ではない。これらの形態は、科学的権威と〔実践的〕専門知を強調するテクノクラティック〔技術官僚的〕なものであり、透明性がなく、閉鎖的である。それらはさらに、科学における公衆の信頼を減じる可能性さえある。バイオエシックスはこの文脈において、政策立案者にガバナンスのための新たな可能性を提供した。それは、革新的なテクノロジーを市民の関心に結びつけ、さまざまなパースペクティブと利害を調和させ、それによって論争と討論を鎮圧することができた。バイオエシックスという新しい学問分野において体現された、より広い倫理的コンセプトの特性（第2章で詳述された）は、バイオエシックスを、より民主的にガバナンスにアプローチするための理想的なメカニズムにした。―「包括性」は、一連の学問分野とアクターの関与を要求した。―「熟考」は、審議、対話、論証の必要性を強調した。―「全体的アプローチ」は、健康と人格の広い見方を含意した。―「人間的価値」は、事実が唯一の重要な考察ではないことを確認した。それゆえバイオエシックスは、より包括的で透明で説明可能な、そしてさまざまなアクターのコンサルテーションに基づいて、さまざまなレベルでもろもろの活動を引き入れる、ガバナンスの新たな形態を形成するために有益である。最初に学術的な学問分野として確立したバイオエシックスは、すぐに政策の道具になった。米国における1974年の最初の国家バイオエシックス委員会の創設、脚光を浴びる裁判例、そして明確な法制は、他の国々で迅速に模倣されるパターンを設定した。

雄牛ヘルマン

　1990年12月、世界初のトランスジェニック〔遺伝形質転換〕雄牛ヘルマンの誕生は、動物のバイオテクノロジーについて、オランダで激しい公的討論を引き起こした。この動物は、雌の子孫がヒトの母乳タンパク質ラクトフェリン〔乳タンパク質の1つ。鉄分を結合する。伝染病に対する抵抗力をつけさせる〕を生産するよう、発生学的に作り変えられていた。動物保護組織は、動物が科学知識と商業生産のための道具に引き下げられたと論じた。その

数年前に英国において、牛海綿状脳症〔BSE：脳組織がスポンジのようになるウシの神経性疾患。えさに含まれる感染症タンパク質 prion が原因とされている〕（「狂牛病」）がバイオ産業の不健全な状態を公衆に警告していた。それは、行政が繰り返しリスクは最小であり牛を食べることは安全であると保証することで、いかに人に対するリスク管理を誤り得るかをも明らかにした。しかし実際には、決定的な証拠は与えられないままであった。行政の政策への公衆の信頼は、感染数が増加するにつれて低下した。この文脈において、オランダ政府は主として科学の専門家の意見に依拠しつつ、通常のガバナンスをもって継続することはできなかった。倫理的受容性と認可について首相に諮問する倫理学とバイオテクノロジーの専門家による国家特別倫理委員会（動物バイオテクノロジー委員会：Committee on Animal Bio-technology；CAB）が 1997 年に創設された[*1]。

国際レベルでのバイオエシックス・ガバナンス

　国際レベルでのバイオエシックス・ガバナンスは、別のタイプの問題に直面する。類似した社会的・道徳的懸念がさまざまな国で起こり得るが、これらの問題は境界内では阻止され得ず、国家間の関係にインパクトを与えている。生命科学とバイオテクノロジーは、国際的な試み（endeavors）である。それらは大規模な共同研究を必要とする。バイオ製品は市場競争における経済効果を持つ。その導入と応用のために、公的支援は不可欠である。それゆえ国際レベルでの問題は、政策の調和の必要性である。諸国が何らかの共通の構造において協力する場合は、とくにそうである。異なった種々の国家政策があるのなら、科学と産業の利害は、どのようにして世論との釣り合いを保つことができるのであろうか。

　例証となるケースは、欧州のガバナンスである。それは明快に、テクノクラティックな形態から、よりオープンなガバナンスの形態へと発展した。政策の問題は、経済的ポテンシャル〔将来性〕や「科学的進歩」の語で語られるのが常であった。政策は主として専門家のパネル〔委員団〕による科学的リスク・アセスメントに依拠した。しかし、1990 年代における遺伝子組み換え（GM）食品の導入は、多くの欧州諸国において増大する抗議を招いた。これらのバイオテクノロジー製品に対する反対運動を展開する消費者グループや NGO は、リスクのパースペクティブを超える、たとえば人権、人間の尊厳、そして自然の尊重に関する道徳的懸念があることを指摘した。そのうえ、公衆のリスクの知覚は、科学的な知覚とは異なり、生物多様性や有機農業への環境上のインパクトや潜在的な害を強調する。さらに、経済競争がグローバルな脈絡に置かれ、唯一考慮すべき事柄は勢力のある産業経営者たち、および世界最大の GM 作物の輸出者としての米国の利益であるが、それが必然的に意思決定を導

*1　The example of the Committee on Animal Biotechnology in the Netherlands is studied by L.E. Paula (2008) Ethics committees, public debate and regulation: An evaluation of policy instruments in bioethics governance. Thesis Vrije Universiteit Amsterdam.

くべきではない、と論じられた。

遺伝子組み換え食品

　大豆やジャガイモのような遺伝子組み換え食品は、1990 年代半ばに市場に到達し始めた。欧州とアジアでは、その技術に反対する多くのグループと組織が出現した。多くの国において、世論は GM 食品（「フランケン食品」）に強く反対している。抗議者は、今日なお GM 作物試験の有効性を否定する。公衆の抵抗は、とりわけ EU において、規制の衝突を生み出した。科学および商業グループからの圧力下で、最初の規制は GM 食品のリリースを目指した。その結果、抗議とボイコットがオーストリア、ドイツ、フランスのような国で生じた。いくつかの国では、GM 作物の導入についてのモラトリアムを宣言した。この脈絡において、欧州委員会は、政策を変更しなければならなかった。1997 年に、欧州委員会は消費者の選択を増すために、すべての GM 食品の強制的ラベルづけを導入した[*2]。

　この論争的風潮のなかで、欧州の政治は再設計された。その目的は、市民とよりよくつながり、より透明性を保ち、説明責任を負うことである。それゆえ、新しいガバナンスの実践の基本的特色は、広く多様なアクターの参加と協議だけでなく、公的討論と市民社会の関与である。しかし、国際的なアリーナにおける良好なガバナンスの原則の適用は、国内レベルのガバナンスの経験に基づいて設計されている。焦点は引き続き、—より学際的でオープンなものではあるが—専門家のアドバイスにある。この枠組みの内部で、バイオエシックスは鍵となる役割を担う。政策立案者はバイオエシックスを、多様な文化的・道徳的パースペクティブを超えるための、また共通の言語で論点を討論するための、—その結果として緊張状態が調停され、対立する倫理的立場を克服することができる—メカニズムとみなす。欧州のガバナンスにおけるバイオエシックスの位置づけは、2 つのステップをたどった。第一のステップは、共通の倫理的枠組みの決定である。これは 1997 年にオビエド条約によって達成された。欧州にとって根本的なものである一定の価値について同意しつつ、条約はバイオエシックスに政策手段としての正当性を付与した。第二のステップは、固有の倫理委員会の設立である。1991 年に創設された、科学と新技術に関する欧州倫理部会（EGE）は、EU の意思決定者の諮問機関である。その役割はしだいに、情報と政策勧告を与えることから、市民社会を代表し公衆を引きつけることへと拡大した。欧州評議会は 1985 年に、バイオエシックス専門家委員会（Committee of Experts on Bioethics）を最初は臨時のものとして、後に常設の機関として立ち上げた。委員会は代表者会議を、そ

＊2　Les Levidow, Susan Carr and David Wield (2000) Genetically modified crops in the European Union: regulatory conflicts as precautionary opportunities. Journal of Risk Research 3 (3): 189-208; Nuria Vazuez-Salat, Brian Salter, Greet Smets and Louis-Marie Houdebine (2012) The current state of GMO governance: Are we ready for GM animals? Biotechnology Advances 30: 1336-1342.

して後に追加のプロトコルを準備した。

グローバル・レベルでのバイオエシックス・ガバナンス

　ヒトゲノムと人権に関する世界宣言（UDHGHR）は、グローバル・バイオエシックス・ガバナンスへの最初の機動力として記述される[*3]。この宣言は、ユネスコによって採択されたが、1998 年に国連総会によっても採択された。それは、経済的考慮に対抗させられた、人の身体と生命にかかわる道徳的論点についてのグローバルな討論を開始した。討論は、グローバル・レベルのバイオエシックス・ガバナンスに典型的な 2 つの重要な次元を際立たせた。第一の次元は、共有される原則を要求するグローバルな共有権（commons）としての科学へのフォーカスである。1990 年に開始されたヒトゲノム・プロジェクトは、たとえその特定の応用が私有化され得るとしても、公有化されるべき知識を生み出すであろう。新たな知識は、人類社会に利益を与えるべきである。それは、研究の試みに自らかかわっていない国々に、広く伝播され、利用可能なものにされるべきである。それゆえ、ゲノムは人類社会の遺産であるから、厳格な経済的パースペクティブを超える必要がある。第二の次元は、人権の強調である。発生学のテクノロジーは、かくして新たな差別とラベルづけを導入しつつ、生殖の自由を制限し、性の選択を促進するために使用され得る。遺伝学のサービスと、可能な新しい治療へのアクセスもまた、異なる国々において、さまざまな理由で制限され得る。新たな知識は、倫理的懸念、とくに人権とのかかわりに対して特別な注意が払われるときにのみ、全体としての人類社会に利益を与えるであろう。

　これらの 2 つの次元は、グローバル・バイオエシックス・ガバナンスにおける問題の性質が、まず第一に不衡平（inequity）であることを例証する。グローバルなレベルでの主要な関心事は、いかにして論争が静められ得るか（国内レベルで）、あるいはいかにして異なるアプローチが調和され得るか（国際レベルで）ではない。いかにしてグローバルな正義が果たされ得るかである。ガバナンスの他の構成要素は、さまざまなレベルで類似している—協力の必要、アクターの多様性、活動のいろいろなレベル、分岐する目標。もっともそれらに対処することは、グローバル・レベルでは、はるかに広い任務である。もし基本的な原則についての同意がなければ、倫理的見解がいっそう分岐するだけでなく、実施のメカニズムや監視プロセスも存在しない（後に詳述するように）。

　バイオエシックス・ガバナンスの方法論は、明らかにすべてのレベルで同一である。第一はグローバル倫理委員会、すなわち 1993 年の国際バイオエシックス委員会の創設である。第二は、最初に遺伝子のエリアにおける、後にバイオエシックス一般における、倫理的枠組みの発達である。これによって、科学的進歩と関連する倫理的価値の探究、検討、特定化、交渉のための別の空間が創造された。グローバル・バイオエシックス・ガバナンスの目的は控えめである。UDHGHR は国内法制のための

---

*3　For the global impact of the Genome Declaration, see: Brian Salter and Charlotte Salter (2013) Bioethical ambition, political opportunity and the European governance of patenting: The case of human embryonic stem cell science. Social Science & Medicine 98: 286-292.

刺激として企図された。実質的な国内法制は欠けており、国際人権法はこのエリアではあまりにも漠然としており明確な規定がない。したがって、すべての国に枠組みを強制するためではなく、いかにヒト遺伝子が全員のために発展させられ得るかについてのグローバルな対話を始めるために、グローバルな第一歩を踏み出す好機である。しかし、この控えめな目的でさえ、さもなければ効果のない声明に終わることになる論争の緊張を和らげるために、熟考と相互作用の繊細なプロセスとプラクティスを要求する。クローニングのグローバル・ガバナンスは、その一例である。

ヒトクローニング宣言

　1997 年 2 月、スコットランドの研究者たちは、羊ドリーによって世界を感動させた。ドリーは乳腺から採取された成体幹細胞からクローンとして作成された。プレスでは、体細胞核移植の同じテクニックが人間のクローン作成にも使用され得ることがただちに示唆された。人間の生殖クローニングに反対する協定を起草したフランスとドイツのイニシアティブに続いて、国連総会は 2001 年に議論を開始した。赤ん坊を作成するための胚のクローニングは禁じられるべきであることの合意があった。諸国は、胚性幹〔ES〕細胞を得るために、体細胞核移植によって胚を創造する、いわゆる研究クローニング（治療目的は将来のものであるのに「治療的」クローニングとも呼ばれた）については、一致しなかった。双方の目的のために使用される同じテクニックが胚の破壊へと導く。この理由によって、大多数の国はヒトクローニングの全形態を禁じることを欲した。コンセンサスに達することはできなかった。最初から、国家の代表者によってニューヨークで行われた交渉は政治的であり、バイオエシックス委員会、科学者、一般大衆の関与はなかった。総会は 2005 年 3 月、ヒトクローニング宣言を賛成 84、反対 34、棄権 37 カ国で採択した。法的拘束力のある条約について、当初、合意があったが、生殖クローニングと研究クローニングの結合が弱い合意を生んだ。投票後、多くの国は、宣言を尊重しないであろうと宣言した[*4]。

　国内レベル、国際レベル、そしてグローバル・レベルでのバイオエシックス・ガバナンスの発展は、バイオエシックスがグローバル・ヘルス・ガバナンスの不可避の構成要素になりつつあることを示している。それは、社会的および道徳的諸問題に対処するのに、もはやふさわしくないガバナンスの伝統的形態に取って代わりつつある。グローバル・バイオエシックスは、グローバルな問題に取り組むために貢献するようますます要求される。それゆえ、今日ガバナンスは、より頻繁にバイオエシック

＊4　United Nations Declaration on Human Cloning. www.nrlc.org/uploads/international/UN-GADeclarationHuman Cloning.pdf. Also: UNU-AIS report: Is human reproductive cloning inevitable: Future options for UN Governance. United Nations University, Yokohama, Japan, 2007（http://archive.ias.unu.edu/resource_centre/Cloning_9.20B.pdf）.

スをとおしてなされる。しかしこの新たなバイオエシックスの役割は、バイオエシックスのガバナンスについての問いを提出する。どの学問分野あるいは専門知識の形態が、この役割を担うために要求されるのか。どのような意味において、それはなお倫理学、すなわち生命科学とヘルスケアにおける発展の規範的評価であり得るのか。グローバルな問題に対処するために、どのような種類のバイオエシックスが必要とされているのか。そして「対処すること」は、ここでは何を意味するのか。これらの問いは、今日のガバナンスにおけるバイオエシックスの新たな役割の批判的検討の後にのみ解答され得る。

バイオエシックスをとおしてのガバナンス

　最近のガバナンスへのバイオエシックスの導入は、科学技術の進歩についての文化的・社会的関心事を道徳的関心事に変える。バイオエシックスは意見の交換を容易にし、妥協によって勧告や決定に到達し得るような仕方で問題を再構成する〔枠づけし直す〕新たな言語を提供する。これは初期には、国内および国際的なバイオエシックスの討論にとって、原則主義の強みであった。バイオエシックスが基本的に限定された数の原則の応用であるという確信は、バイオエシックスが政策立案だけでなく、研究およびヘルスケアのプラクティスに役立つ明確な任務を持つことを含意する。グローバルな枠組みのために、連帯、協力、社会的責任、グローバルな正義、などの他の観念が、討論を拡大するために要求されることになる。これらの特徴ゆえに、バイオエシックスは科学的、経済的利益と公衆の懸念との潜在的衝突への対応において、グローバルな政策立案の助けとなる。

4 つの機能

　バイオエシックスをとおしての新たなガバナンスのアプローチは、グローバル・バイオエシックスの 4 つの機能に基づく[5]。

1　規制　バイオエシックスは、異なる規範的手段―ガイドライン、勧告、宣言、条約―を発展させることに関与する。多くの国は、ヘルスケアと医科学に関する規制行為の増殖に立ち会っている。中国はその一例である。もし中国が生命科学におけるグローバルな演者であろうとするのであれば、グローバルな基準と調和する規制の枠組みを発展させる必要がある。そして、中国はごく最近、それを確実に行った。

2　監視　倫理委員会のネットワークは、とくに保健研究のエリアで監視メカニズムを提供しながら、多くの国で発展を遂げた。これらの審査システムは、ますますグローバルに調整されている。研究倫理委員会のネットワークがもろもろのアプローチを調和させ、標準化するために創造される。国

---

[5]　The four functions of global bioethics are analysed by Ayo Wahlberg et al. (2013) From global bioethics to ethical governance of biomedical research collaborations. Social Science & Medicine 98: 293-300.

家倫理委員会のグローバル・サミットが、経験とベスト・プラクティスの交換のために招集される。

3 　審議　ガバナンスは科学、技術、ヘルスケアにおける発展が公に議論されることを要求する。しかし討論のための国内スペースは、まったく異なったものであり得る。これらの科学的発展によって出現した倫理的論点は、科学者や政策立案者の専権事項ではなく、現実にどの市民にもかかわる。対話と意見交換は不可欠であるが、市民社会のアクターの関与は、ある文化においては他の文化よりも遠慮のないものである。

4 　相互作用　グローバル・バイオエシックスは、価値と倫理原則について相互作用を要求する。政策とガイドラインは、個人によって、他の個人に向けて、実践において適用されるであろう。研究者は研究主体と、医師は患者と、看護師はケアを必要とする人格と、相互作用する。インフォームド・コンセントのプロトコルは、倫理委員会によって是認されるが、それらが実践においていかに適用されるかについてのフォローアップとクオリティ・コントロールは、一般にはほとんどみられない。

グローバル・バイオエシックス・ガバナンスに関する問題

　以上の4つの機能によって、倫理学のインフラが多くの国で構築されてきた。同じ機能が、国際レベルとグローバル・レベルで類似のインフラを準備するために使用されてきた。グローバルなパースペクティブにおいて、これらの努力は深刻な問題に直面している。

• 多様性（diversity）と相違（variety）　4つの機能がいかに遂行されるかについての相違は著しい。監視機能を例にとると、今日、多くの国は、研究領域で倫理再調査委員会を利用している。しかし、好ましいモデルはない。国家倫理再調査委員会が存在する場合でさえ、ローカル・レベルでの審査スタイルは、制度上の文脈（学術的、商業的、あるいはケアの文脈）に依拠する異なったものであり得る。規則上の文脈が同じであるとしても、審査のプラクティスは異なり得る。これと同様の多様性は、政策のためのバイオエシックス委員会にもみられる。最初の国家バイオエシックス委員会は、大統領のデクレによって、1983年にフランスで設立された。それは、1994年に「バイオエシックス諸法」として採択された制定法の勧告を提案することができた。英国には、公式に認められた国家バイオエシックス委員会ではなく、ヒト遺伝学、遺伝子治療、ヒト胚とヒト組織を用いた研究のような、議論のある領域について、いくつかの専門家委員会がある。おそらく国家バイオエシックス委員会は、世界中で90カ国以上に存在する。それらの目指す最終目的はさまざまである。一政策へのアドバイス、患者のケアの改善、ヒト研究参与者の保護、健全な専門職のプラクティスの確立である。ある委員会は、単一の任務だけを持ち、他はいくつかを兼務する。命令、ミッション、作業実務、構成はさまざまである。この多様性は、バイオエシックス・ガバナンスが一様でないことを含意する。たとえばイスラエルには、国のバイオエシックス規制部局はない。多数の重要な法令をもってする断片的な規制、専門家に支配された臨時諮問委員会のウェブがあるが、有意義な公衆の関与はない。このシステムは、公的な専門家倫理委員会のテクノクラシーとして特徴づけられ

てきた。他方、シンガポールでは、分散化された審査委員会が公衆の信用と研究の清廉性を保護するためのガバナンスの枠組みを提供し得ないことが明らかになったとき、政府はバイオエシックス諮問委員会を設置した。現存する多様性は、とくに保健研究の分野で、効率化と調和の継続的な要求を促進する。その論拠は、国際的な共同研究が、比較可能な基準と手続きを必要とすることである。国際的な論争への応答は、通常、普遍的な原則の履行をより強調しつつ、監視を強化することである。難題は、それらが常に文脈の内部で適用される必要があることである。この文脈の特徴は、とくに倫理的評価において考慮されるべきである。それゆえ、たとえば研究計画は、単に技術的な仕方においてだけでなく（ex. 個人の権利へのフォーカス）、価値構造の中に埋め込まれる（コミュニティと社会の強調）。その帰結は、共通の基準とローカルな実践との間の緊張である。バイオエシックス・ガバナンスは、倫理的枠組み、あるいは原則、ガイドライン、規則のより厳格な適用を課すことではない。グローバルとローカルの弁証法によって、国内レベルのガバナンスは、共通の関心事に基づいた国際協力を生み出すために、グローバル・ガバナンスと相互作用するであろう。それは、グローバル・ガバナンスに影響を及ぼすだけでなく、グローバル・ガバナンスが科学とヘルスケアのための社会条件の倫理的評価に注意を払うことを余儀なくさせるであろう（不衡平、搾取、腐敗を回避する）。国内のガバナンスはグローバルな文脈に適合しなければならないから、それは、国内のガバナンスにも影響するであろう。科学の規制は、異なる動機によって推進され得る―科学的進歩は国内では道徳的に疑わしいという理由によって、あるいは、グローバルな道徳的期待に適合させる必要があるという理由によって。中国はよい例である。中国は最近、国際ガイドラインに従うバイオエシックス・ガバナンスのための規制枠組みを設定した。研究者はもとより権威者も、中国の科学の評判を維持し、研究の合法性を保障し、国際的な科学コミュニティの信用を得るためには、倫理再調査が必要であることを考慮した。政府のガバナンスは、最初は権威主義的かつ実用主義的であったが、科学者自身がよりアクティブに関与するようになり、エネルギッシュなバイオエシックス・コミュニティが出現した。たとえば幹細胞研究のエリアでは、倫理的な論点がまず中国国外で確認され、中国国内で非倫理的な論点を倫理的な論点に変容させた。グローバルな基準が実際にローカルな規範に映る鏡として奉仕し、「内的なグローバル化」と呼ばれるものへと導いている。

中国における研究倫理学

　中国における研究の清廉性の審査の後、サイエンス誌は、出版において繁茂するブラック・マーケットの存在を結論づけた。1,600 ドルから 26,300 ドルまで変動する料金で、サイエンス・サイテーション・インデックス（SCI）ジャーナルにおける著作者の地位が売りに出されている。Shady 社は、SCI 論文で取引している。中国の規制当局は、中国科学のグローバルな影響力と評判に関心がある。彼らは、教育と行為規程をとおして、研究倫理学を改善するイニシアティブを取っている。しかし SCI 論文は多くの大学における昇進の基礎

である。それらは、特権と財政的報酬をも導く。重点は、制度的な研究チームよりも、競争と対抗を奨励する個人の研究に置かれる[6]。

- 代表および実践的専門知（expertice）　グローバル・バイオエシックス・ガバナンスの第二の問題は、バイオエシックスそれ自体の性質にかかわる。どのような種類の知識や実践的専門知を提供するのか。誰が、自らを正当にバイオエシシストとして紹介してもよいのか。バイオエシックスの学際的な性格は、ポッターにとっては新たな学問分野の強みであったが、同時に、ガバナンスにおける弱みでもある。たとえば、国際バイオエシックス委員会（IBC）のメンバーシップは、文化的、地理的および学問分野の多様性に基づく。彼らは生命科学における、また社会および人文科学における専門家でなければならない。法律、人権、哲学、教育、コミュニケーションのような分野には言及されるが、倫理学やバイオエシックスは参照されない。バイオエシックス委員会のメンバーとして資格を得るために、特別な教育、訓練、あるいは専門知は何ら要求されないように思われる。したがって、委員会のメンバーのほとんどは科学者であり、バイオエシシストは小さな少数者集団にとどまる。この構成は重大な結果を招く。1つは、個別特殊的な作業方法の優先である（次節参照）。しかしそれは、バイオエシックスの専門家の役割と、バイオエシックスの討論への公衆の関与についての問いも引き起こす。バイオエシックスの実践的専門知は多義的であいまいである。ガバナンスのメカニズムにおいては、道徳的論点に固有の実践的専門知があることが仮定される。このメカニズムの目的は、したがって通常のテクノクラティックなアプローチを放棄して、単に科学的・経験的な事象を超える、考察と熟考のためのプラットフォームを提供することである。バイオエシックスの討論は、さらに公衆の懸念に傾注すべきである。バイオエシックスの実践的専門知は、「世俗の」道徳的視点の代表とみなされる。ガバナンスのメカニズムのこの見方において、分野（バイオエシックス）とアクターが区別される。幾人かのアクターはスペシャリスト（バイオエシシスト）であるが、全員が二重の役割において機能する。技術的専門家〔エキスパート〕（多様な学問分野における）として、また市民社会の利益の代表者として。

- 公衆の参加　バイオエシックス・ガバナンスは、一般に公衆を関与させることの必要性を強調する。たいていの場合、公衆の懸念が、倫理委員会を設置する理由であった。たとえば EGE は、EU における公衆の円卓会議開催の指令を受けて、意見交換のために NGO の代表を招くことができる。公衆の参加は、おそらく間違いなくいくつかの利点がある。それは、もろもろのパースペクティブの連なりを包含するから、信用を増し、論争を減少させ、より受容可能な決定へと導く。しかし実際には、公衆の参加は限られている。委員会のワーキング・セッションは通常、プライベートである。公的討論を組織するさまざまなやり方がある—コンセンサス会議、インターネット・ダイアログ、フォーカス・グループ、諮問パネル、市民陪審、公聴会。何がもっとも効果的なアプローチか

---

[6]　Maria Hvistendahl (2013) China's publication bazaar. Science 342: 1035-1039.

ははっきりしない。委員会は多くの場合、公的討論に対して限られた貢献をする。オランダのCABは、パブリック・ヒアリングを企画したが、討論は「動物の専門家」の小グループによって独占された。双方向の対話は現れなかった。討論はまた、認可〔ライセンス〕要求という、特定の事例に焦点が合わされた。動物の道徳的地位のような、より広い倫理的論点は認められなかった。それゆえ、批評家たちは、かかる倫理委員会を、公衆を論争好きな討論に送り込むことを促進する乗り物とみなすが、同時に、倫理的討論において公衆の声を変化させ、フィルターをかけ、制限するガバナンスの道具ともみなす[*7]。委員会が公衆の参加に携わるとき、委員会は誰を招くかを決定することもできる。誰が公衆の正当な代表とみなされるであろうか。どの程度の意見の相違が存在するかは、たいてい事前に知られている。過激な意見は容易に除外されるか、あるいは無視される。そのうえ、公的討論が政策や政治的意思決定に与えるインパクトははっきりしない。2003年にGMフードについての公的討論が英国で企画された。2万人の参加者を巻き込んで、600回以上のミーティングが開催された。政府はこの討論を望まなかった。政府は期間を限定し、短いタイム・テーブルを課した。結果は明らかであった。英国の公衆は、GM作物を好まなかった。これは、歓迎される結論ではなかった。そして、政府は簡単にそれを無視した。2004年3月、政府は条件つきでGMトウモロコシの商業栽培を承認した。

　結局のところ、公衆の参加の強調は、グローバルなパースペクティブにおいては疑問である。市民社会を政策決定に関与させることは、世界中で一様ではない。たとえば日本ではヒト胚性幹〔ES〕細胞研究について、西洋諸国と比較すると、公衆はほとんど関心がない。日本政府は国内討論を企画したが、もろもろの社会組織は実質的に関与しなかった。中国では、胚研究に関する討論に市民の関与はなかった。科学者自身は、ガバナンスの形成に非常に積極的であった。彼らの多くは公衆の参画に反対した。

ガバナンスの目的と形態

　4つの機能の実践を準備する段階への移行に際してのグローバル・バイオエシックス・ガバナンスの問題は、目的の明確性のより根本的な欠如に関係する。すなわち、バイオエシックス・ガバナンスは、まず第一に解決に焦点を合わせるべきなのか、それとも問題に焦点を合わせるべきなのか。

　解決を提供するという目的は、倫理委員会の作業において可視的である。社会の不安定と衝突を扱うプラットフォームとして、倫理委員会は問題解決者としての有用性を立証しようとする。たとえばオランダのCABは、動物の道徳的地位への公衆の関心から設立されたが、主に認可（licensing）の具体的論点に焦点を合わせた。委員会は、個々の事例に段階的にアプローチした。このプラグマティック〔実用主義的〕なアプローチで遺伝子変更における動物の地位を問うことは不可能である。動物の内在的価値のような概念は用いられない。討論の範囲を画し、制限することによって、一般的

＊7　Lonneke Poort, Tora Holmberg and Malin Ideland (2013) Bringing in the controversy: Re-politicizing the de-politicized strategy of ethics committees. Life Sciences, Society and Policy 9: 11; doi: 10.1186/2195-7819-9-11.

批判は〔爆弾の信管を外して〕無害にされ、実践的な決定に到達し得る。同様の運用上のプラグマティズムは、国内の討論においても機能している。中国ではヒト幹細胞研究に関する主たる関心事は、とくに西洋諸国における、この研究の許容性であった。倫理的問題は、中国国内ではほとんど出現しなかったため、徹底的な公的討論の必要はなかった。しかし倫理的応答は、外国の関心のために必要とされていた。

　問題を明らかにするという目的は、さまざまである。たとえばGM食品の商業的導入についての公衆の関心は、真剣に考慮される必要がある。それは何を意味するのであろうか。問題を探究することによってのみ、そこにかかわっているさまざまな関心を、適切に釣り合わせることができる。倫理委員会は、実用的な機能を持つ問題よりも、象徴的機能を持つ問題に集中する。それは、政治的意思決定者が倫理を真剣に考慮することを示す。それは、倫理的懸念の公的なマニフェストである。倫理委員会のガバナンスへの貢献は、解決を提供することではなく、公的討論のためのチャンネルを創造することである。

　この2つの異なった目的（解決 vs 問題）は、バイオエシックスのガバナンスの2つの異なった形態を生じさせる。行政的形態、および政治的形態[*8]。おのおのの形態は、それぞれ固有の運用方式を有する。

1　行政的ガバナンス　解決を提供することは、固有の方法論を要求する。第一は、すでに示したとおり、プラグマティズムである。解決される必要のある特定の問題がある。抽象的な道徳的概念に訴える一般的な討論は、回避されるべきである。議事手続き（proceedings）は、特定の論点、事例、定められたターゲットに集中すべきである。第二に、そのような境界線を画されたアプローチは、固有の合理性を要求する。事実の発見と科学的証拠が作業の第一段階でなければならない。もし討論の主題が明確なら、意思決定手続きが適用され得る。詳細な分析、論拠、正当化、説明が後に続き、勧告に帰結するであろう。第三に、問題を解決することは、合意を要求する。バイオエシックス・ガバナンスは、頻繁に合意形成の言語を使う。バイオエシックス固有の専門知は、争いのある論点についての審議を可能にするために、この言語を提供することができる。それは、個別特殊的問題やプラクティスを分析し正当化するための、概念的枠組みをも提供する。

　　ガバナンスのこの形態は、より初期のテクノクラティック・ガバナンスとほとんど異ならない。それは、他の観念や他の論説を巻き込むが、焦点は規制と解決に合わされ続ける。唯一、別のタイプの専門知が、目下直接的に関与している。科学的商業的利益が、公衆の懸念と対立しているために、バイオエシックスの専門家は、関連するさまざまな道徳的見解を釣り合わせる役割を割り当てられている。

2　政治的ガバナンス　問題へのフォーカスは、ガバナンスのもう1つの形態を要求する。科学、テクノロジー、商業化についての公衆の懸念のために、新たな政策が必要である。これらの懸念は、探

＊8　The two forms of governance are distinguished by L.E. Paula (2008) Ethics committees, public debate and regulation: An evaluation of policy instruments in bioethics governance. Thesis Vrije Universiteit Amsterdam.

究され、明確に表明される必要がある。規制アプローチよりもむしろ、単に政策決定者や科学者の
みならず、一般大衆との道徳的論説に関与することが、まずは望ましい。この〔道徳的論説への〕
関与は、別の方法論を要求する。第一に、オープンで民主的なアプローチが、問題を明確にするで
あろう。倫理的懸念は、それが真摯に取り扱われるときにのみ静められ得る。それゆえ、審議は市
民社会の懸念を含んでいなければならず、さまざまな利益を考慮に入れるべきである。第二に、事
実と価値は都合よく分離され得ない。科学技術の進歩についての論争は、すでに道徳的論争と相互
に異なる倫理的見解を含意している。科学的証拠は、中立的な事実を提示せず、価値を帯びてい
る。いかに問題を解決するかに焦点を合わせた手段的、合理的アプローチの代わりに、責任、義
務、関係、人権との関連において問題を解決し、究明する政治的理性が要求される。それゆえ、
オープンな審議における科学者の役割は限られている。科学は情報と知識の唯一の源ではない。さ
らに、公的なインプットは別であるべきである。市民を、情報を必要としている者とみなすべきで
はない。その場合、公的協議は公衆に情報を与え、教育することを意味する（情報不足を想定しつ
つ）ことになる。しかしそうではない。市民は、「何が問題か」についての別のビジョンを明確に
表明するような対話に参画させられるべきである。協議は参加を意味しなければならない。第三
に、合意の強調は、たいていの場合、道徳の討論を沈黙させる。合意の強調は、議論の個別特殊的
枠組を設定し、批判的熟考の場を与えないままにする。プライオリティは技術的、実践的事柄に
置かれる。他方で、政治的ガバナンスは、共通価値を探すプロセスが合意よりも重要であることを
強調する。すべての重要な見解を考慮する審議の公的プロセスが重要である。これは、不同意に声
が与えられること、論争が回避されないこと、そして多元的視点が高く評価されることを意味す
る。

　バイオエシックス・ガバナンスのどちらの形態も、グローバル・バイオエシックスの4つの機能を
果たす（規制、監視、審議、相互作用）。しかしそれは、異なった仕方においてである。行政的ガバナ
ンスは、そのアウトプットへのフォーカスと効率性のゆえに魅力的である。それは、政策立案者の利
益に向けて政策決定を発展させ、社会問題を解決するのを助ける。政治的ガバナンスは、人権、公衆
の参加、民主化へのフォーカスのゆえに魅力的である。それは、アウトプットよりもインプットに焦
点を合わせる。それは、市民の選好と市民社会の参画に基づく政治的意思決定を支援する。このよう
な理由から、バイオエシックスはますますガバナンスの実践に関与するようになった。

バイオエシックス・ガバナンスの批評

　同時に、この関与は、非難の増大を招いた。ほとんどの批判は、行政的ガバナンスに向けられる。
ガバナンスのこの形態のテクニカルなアプローチは、倫理的疑問を明確化することを助けるかもしれ
ないが、その受容可能性についての規範的声明をほとんど生み出さない。バイオエシックスは規範的
役割を立証するよりも、かえって異議申し立てを中立化し、政策決定を容易にすることにかかわる。
それゆえバイオエシックス・ガバナンスは、「牧師職の権力（pastoral power）」の新たな形態であ
る[9]。それが育成している合意の文化は、グローバル・バイオエシックスの切望と理想にとって破壊

的である。なぜなら、権利や価値に関するより広い論点は議論されないからである。また、合意の強調は、国内レベルのバイオエシックス・ガバナンスと、グローバル・レベルのバイオエシックス・ガバナンスとの重要な違いを際立たせる。国内レベルでは、問題は、討論を特定の論争に狭めることによって解決され得るが、グローバル・レベルでは、合意は、一般的な論点と大まかな原則に焦点を合わせることによってのみ獲得され得る。合意は、グローバルな対話と協力を促進するが、論争のあるトピックを回避するという犠牲を伴う。UDBHRは、特定の道徳的論点にかかわらないことによってのみ、採用されることができた（ICは例外であった）。ヒトクローニングについての討論は、ある特定の論点に焦点を合わせることによって開始されたが、調停することのできないより広い倫理的枠組みを導入したことによって、ただちに複雑なものにされた。行政的ガバナンスは、実際には専門家政治（expert-cracy）の別のタイプにすぎない、との別の批判もある。過去の専門家政治との唯一の違いは、現在は新しいタイプの専門家が影響力を持っていることのみである。バイオエシシストは、初期の時代における科学的権威者たちと同じように、閉鎖的で不透明な仕方で働く。彼らは、自らを市民社会の懸念の代理表現者とみなすから、外部者との真の対話は必要がない。公衆の参加は、決定に対する支持を増すための宣伝活動の手段としてのみ重要である。すなわち、公衆の参加は、規範的論拠のためには重要ではない。その理由としてあげられるのは、たとえば、市民は決定に参加する権利を持つから、あるいは最終的な政策決定の質は改善されることになるから、などの形式的・非実体的な理由である。

　政治的ガバナンスが非難される頻度は、より少ない。それは、多くの場合、実践的でないとして簡単に退けられる。もしガバナンスのメカニズムが政策の問題の解決に貢献せず、それらをより複雑なものにするのであれば、政策立案者にとってのバイオエシックスの有益性は、速やかに減少するであろう。多元主義の強調が意味するのは、倫理委員会はさまざまな意見を持つメンバーを擁するが、ラディカルなパースペクティブはたいてい排除されてしまうことである。少数者の見解は無視される傾向にあるが、それらは審議に包含されることによって、同時に中立化される。

　ガバナンスの両形態とも、「バイオエシックスがバイオポリティクスになった」という論拠によって、根本的に批判される。この批判は第12章で扱われる。核心は、「バイオエシックス・ガバナンスの有効性は、科学的および経済的利益を社会的および道徳的関心事と釣り合わせることにある」ことである。しかしそうすることによって、バイオエシックス・ガバナンスは商業取引だけでなく科学技術の進歩も容易にする。たとえばオランダのCABは、許認可の適用を拒絶することがほとんどなかった。CABは、動物の利益よりも、まず第一に研究と産業の利益を促進していることを非難される。欧州におけるGM食品についての関心は、政治的な文脈が「グリーン」政党の出現によって変化したとき、そして欧州議会が市民社会のためのプラットフォームになったときにのみ真剣に取り上げられた。解決は、食品のラベルづけを強調することによって見出された。それは、GM食品の倫理的受容可能性についての社会的関心を、市民/消費者の私的選択へと変化させる。この例は、バイオエシック

＊9　Alison Harvey and Brian Salter (2012) Governing the moral economy: Animal engineering, ethics and the liberal government of science. Social Science & Medicine 75: 198.

スの論説の有益性を例証する。すなわち、バイオエシックスは、社会的関心を、個人的エージェンシーに固有の道徳的言語に翻訳する。その言語は、もはや科学の進歩と商業的交換を妨げない。バイオエシックスは、討論の範囲に境界を画し、根本的批判を受けるおそれのないよう、個別特殊的な仕方で討論を枠づけることを助ける。

　バイオポリティクスの批評は、国際的およびグローバル・レベルではさらに遠慮がない。EU におけるバイオポリティクスの論争における倫理的媒介者としての EGE の役割に注目される[10]。委員会の指令は不明瞭である、メンバーシップはエリート主義である、作業方法がわかりにくい、倫理的論拠のレパートリーが狭く、他の見解を排除する、などとして批判される。それにもかかわらず、EGE は、EU の法制、政策立案プロセス、そして政策の遂行に著しい影響をもたらした。また、それはバイオエシックス・ガバナンスの領域を拡大した。たとえば、ヒト ES 細胞の特許権付与についての討論は、経済的および法的アプローチがもはや十分でないことを論証した。特許権付与は、技術的な事業ではなく、倫理的考察を必要とする。同時に、一方では科学と商業の価値、他方では市民の道徳的懸念の間を仲裁するにあたって、選択は通常、前者に与えられる。それは、バイオエシックス産業のさらなる発展のための倫理的是認（endorsement）を提供する。バイオエシックスのこの役割は、時に明確に表明される。たとえばシンガポールのバイオエシックス諮問委員会は、「知識経済（knowledge economy）のための倫理的基礎の設置」をとおして国の経済政策を促進するために、2000 年に開設された[11]。このような背景の下で、バイオエシックス固有の役割についての問いが引き起こされる。もし今日のバイオエシックスの難題の多くが新自由主義市場のイデオロギーの支配によって出現し、バイオエシックスそれ自体がこのイデオロギーを容易にする新たなガバナンス・メカニズムに導入されてきたのであれば、バイオエシックスそれ自体が基本的な問題の一部になったのである。バイオエシックスの問題が生み出される脈絡を綿密に吟味するよりも、バイオエシックスはむしろ、幾人かの観察者たちがいうような、「価値の取引と交換が常態化され、合法化されるグローバルな道徳経済を創造するための政治的手段」になったのである[12]。この批判が、バイオエシックスの性質を真剣に問うていることは明白である。バイオエシックスがグローバルな問題のガバナンスにかかわっているとき、バイオエシックスそれ自体が、グローバル・ガバナンスに関して批判的で独立的な地位を発展させ得るように「統治される」ことは可能であろうか。

*10　Helen Busby, Tamara Hervey and Alison Mohr (2008) Ethical EU law? The influence of the European Group on Ethics in Science and New Technologies. European Law Review 33: 803-824.

*11　Calvin Wai Loon Ho, Leonardo D. de Castro, and Alastair V. Campbell (2014) Governance of biomedical research in Singapore and the challenge of conflicts of interest. Cambridge Quarterly of Healthcare Ethics 23: 289.

*12　Brian Salter and Charlotte Salter (2007) Bioethics and the global moral economy: The cultural politics of human embryonic stem cell science. Science, Technology & Human Values 32 (5): 555.

バイオエシックスのガバナンス

　バイオエシックスは、本章で例証されるように、グローバル・ガバナンスにおいて増大する役割を有する。それは、第9章で記述した統治の新形態の進展に貢献するユニークなポジションを占める。第一に、バイオエシックスは、人類社会とその未来の存続に目標を定めたガバナンスのより広いビジョンをイメージする価値、理想、最終目的を明確に表現することができる。第二に、バイオエシックスは、最初にローカルおよび国内レベルで発展させられ、広範囲のアクターを引き入れるため、市民社会を下からのグローバルなアプローチに関与させることができる。第三に、バイオエシックスは協力と行動主義の新たなプラクティスを触発することができる。これらの好機にもかかわらず、バイオエシックス・ガバナンスは比較的新しい。それは、深刻な挑戦や批判に直面している。ガバナンスは、バイオエシックスそれ自体についての根本的な問いも提出する。

　ガバナンスの観念をバイオエシックスに適用することは困難であるようにみえる。それは、いつでもどこでも一様に遂行することのできる事業や分野ではない。それは、多様な活動をカバーし、多くの異なったアクターを巻き込み、異種の役割を遂行する。同時に、現在、バイオエシックスのアイデンティティを明確にし、バイオエシックスの研究を調整し、バイオエシックスの貢献とガイドラインや法令のような所産を調和し、バイオエシックスの専門家を特定し、またバイオエシシストを専門職化するための、多くの努力がみられる。その一例が、バイオエシシストのための倫理規程（codes of ethics）の提案である。

バイオエシシストのための倫理規程

　　Robert Baker は、倫理規程の草案を提案した。バイオエシシストの基本的徳は、適応能力、独立、清廉、専門職意識である。規程は、バイオエシックスの責任を定義する。「バイオエシシストは、専門職にふさわしく、誠実に、有能に、そして清廉をもってアドバイスする責任を有する。彼らは異なる声を聞き、不確かな、あるいは衝突の根底にある価値の性質を見極め、重要なデータを集め、重要なコンセプトと規範的論点を明らかにし、道徳的に受容可能な選択を見極め、合意の構築を教え、仲介し、促進すべきである。バイオエシシストはまた、さまざまな立場、政策、プラクティスを分析、批判、および/あるいは擁護し、そして最終的に勧告してもよい」[*13]。

＊13　Robert Baker (2005) A draft model aggregate code of ethics for bioethicists. The American Journal of Bioethics 5 (5): 38.

ここではバイオエシックスのアイデンティティについての３つの関心事が検討されることになる。

領域、学問分野、あるいは専門職としてのバイオエシックス

バイオエシックスのガバナンスは、ガバナンスのための他と明確に区別される領域があることを当然のこととして想定する。最小限、バイオエシックスは、健康、ヘルスケア、および関連するテクノロジーにかかわる特定の道徳的問題群を扱う特別な領域とみなされる。その領域は、研究倫理学、臨床倫理学、公衆衛生倫理学、組織倫理学、専門職倫理学のような、いくつかの下位区分を有する。新たに専門分化されたナノ・エシックスやニューロ・エシックスのような下位区分も生まれつつある。グローバル・レベルでは、すべての下位区分が等しく発展しているわけではない。グローバルに核となる活動は、教育、研究、政策、およびヘルスケアである。これより多少広い考察では、バイオエシックスは学問分野である。バイオエシックスは、固有の概念、理論、方法論を持つ。それ自身を応用倫理学と理解するような「原則主義」がそのパラダイム〔典型、範例〕である。最大限の見方は、バイオエシックスを専門職あるいは少なくとも専門職化を経験しつつあるものとみなす。1970年代に出現して以来（第3章参照）、バイオエシックスは、専門化された機関やセンター、ジャーナルや教科書、資格付与プログラム、専門職組合や常任委員会のような専門職の装具を獲得してきた。倫理規程は、さまざまな状況で働くバイオエシックスの専門職に対してガイダンスを提供するために、またバイオエシシストは一定の基準に従っており、徳を条件としてきたことを社会に対して立証するために、必要とされる。規程は完成品ではなく、改訂と再考を必要とする。それは専門職のコミュニティを構築することを助け、それゆえ専門職化を促進することになる。

バイオエシックスの専門職化というアイディアには論争がある。バイオエシックスの質が保証され得るよう、何らかの基準（知識、適応能力、および経験に関して）があるべきことに多くの者は同意するが、それをどう進めるかについては一致しない。臨床倫理コンサルテーションは、標準化のエリアとして非常に頻繁に取り上げられる。2006年に米国バイオエシックスおよび人文学協会（ASBH）は、ヘルスケア・コンサルテーションのコアとなる適応能力を提案した[*14]。この適応能力に基づいて、証明書発行メカニズムが確立された。倫理コンサルテーションが、相応のトレーニングを受けていない人によって実施されることは不可能になった(5%のみがバイオエシックスの特別研究員あるいは卒後教育プログラムを完了した)。現在強調されているのは、個人従業者の検定である（ポートフォリオと試験をもってする）。バイオエシックスにおける学位プログラムが認可されないかぎり、これが教育的背景の相違を解決することはないであろう。ASBHは、また、倫理コンサルテーションの規程も発行した[*15]。これらの努力はすべて倫理コンサルテーションの質を保証するために、そして証明義務と透明性を改善するために必要であると考えられる。それは、臨床倫理学がバイオエシックスとは十分異なること、そして専門職化の必要があることを当然のこととして想定する。

---

*14 ASBH: Core competencies in healthcare ethics consultation.
*15 ASBH: Code of ethics and professional responsibilities for healthcare ethics consultants. January 2014 (www.asbh.org/uploads/files/pubs/pdfs/asbh_code_of_ethics.pdf) (accessed 4 August 2015).

認識のコミュニティとしてのバイオエシックス

　とくにグローバル・ガバナンスに関するもう 1 つの関心事は、バイオエシックスが認識のコミュニティとみなされ得るか否かである[16]。そのような実践的専門知をベースにしたコミュニティのメンバーは、非常に異なった背景を持つかもしれないが、政策立案者がグローバルな問題に対処するのを助けることができるような、類似した知識を共有する。バイオエシックスが提供し得る固有の実践的専門知は何か。バイオエシックスの専門家は、2 つのコンポーネント、知識とスキル〔特殊技能〕を有する。知識は道徳的論拠（argument）と道徳的概念にかかわる。スキルは道徳的推理（reasoning）に関係する。バイオエシックスの専門家はそれゆえ、信頼性のある道徳的アドバイスを提供することができるが、アドバイスを正当化する理由（reasons）も提供することができる。この見解は、2 つの理由から、一般には認められない。第一の理由は、バイオエシックスの専門家は多くのことをなすが、彼らはたいてい規範的な方向づけを提供しない。たとえば、倫理コンサルタントはヘルスケアにおいて有益であり得る個別特殊的な知識とスキルを有するかもしれないが、それはとくに道徳的な実践的専門知とは関連がない。彼らは仲介者、合意の構築者、価値解釈者、教育者として振る舞う。ASBH 倫理規程は、倫理コンサルタントがなし得ることを次のように記述する。「鍵となるステークホルダー間のコミュニケーションを容易にすること、倫理学的論点を明らかにし、分析すること、そして勧告を提供する際には正当化の理由を含めること」[17]。倫理コンサルテーションは、明らかにし勧告するこ

＊16　Peter M. Haas（1992）Epistemic communities and international policy coordination. International Organization 46（1）: 1-35.

とはできるが、個別特殊的な規範的見解を擁護しない。これは重要な役割であるが、問題は、それが規範的な試みとしての倫理学かどうかである。固有のバイオエシックスの実践的専門知に異議を唱える第二の理由は、当該領域の学際的な性質である。バイオエシックスは広範な多種の学問分野との協力を要請する。多くのバイオエシックス実践者〔従業者〕は、さまざまな専門職において教育される──ヘルスケア、法律、哲学、神学、人間学、あるいは科学。倫理委員会のメンバーの大多数は、通常、専門の倫理学者ではない。バイオエシックスの専門家は、それゆえ、まったく異なった倫理的視界のかたわらで、異種の知識とスキルを有するかもしれない。この理由から、「バイオエシシスト」のラベルが拒否されることもまれではない。バイオエシックスの実践的専門知は、個人の能力ではなく、認識のコミュニティのレベルに配置される。他方、それはスペシャリストの存在を排除しない。ヘルスケアにおいて、小児科学と老年科学は、医学の専攻部門（medical specialties）に発展したが、他方で、他の医師たちは子どもと高齢者を扱うための十分な実践的専門知（expertise）を持つべきであるのと同じである。

メインストリームのバイオエシックスの強化

　専門職化のプロセスは、これに代わる他のアプローチを周辺的地位に追いやることを含意する。かつて、科学的で学術的な医学は、さまざまな代替的、伝統的な治療体制を克服した。同様のことが、バイオエシックスにおいて起こるおそれがある。専門職化は、メインストリームのバイオエシックスを明確に表示し、他のアプローチを排除するであろう。ASBH が促進する核となる適応能力と、ファシリテーターとしてのバイオエシックス・コンサルタントの役割は、個人の自律の尊重が基本的な倫理原則であることを当然のこととして想定している。これは、次のように批判される。道徳的問題が生み出される文脈を精査する代わりに、バイオエシックスそれ自体が、個人の自律を強調することによって官僚体制化、管理統制主義、手続き主義の兆候になり、したがって新自由主義イデオロギーの促進に貢献している[18]。専門職として承認されるために、バイオエシックスは、合理的で計算可能で、競合的な脈絡において機能することを容認する。バイオエシックスは、事実と証拠を収集し、価値を明らかにするが、それらに異議を申し立て、批判することをしない。とくにグローバルなパースペクティブからは、このようなメインストリームのバイオエシックスを強化することは疑わしいであろう。自律の尊重は、バイオエシックスの問題に対処するための道徳原則の１つであるが、これまでの章で論証されたとおり、グローバル・バイオエシックスは、これらの問題を生み出す社会的、文化的、経済的条件に留意すべきである。

---

*17　ASBH: Code of ethics and professional responsibilities for healthcare ethics consultants, 2014, page 1.
*18　Stuart J. Murray and Adrian Guta (2014) Credentialization or critique? Neoliberal ideology and the fate of the ethical voice. The American Journal of Bioethics 14 (1): 33-35; Jeremy R. Garrett (2014) Two agendas for bio-ethics: Critique and integration. Bioethics: doi: 10.1111/bioe.12116.

グローバル・バイオエシックスのガバナンス

　グローバル・ガバナンスにおいてより強い役割を演じることができるために、グローバル・レベルでバイオエシックスを強化する努力は、バイオエシックス実践者を専門職化することよりも、バイオエシックスの繁栄に必要な機関を創造し、インフラを補強することにいっそう集中させられる。グローバル・バイオエシックスはこの基盤上で、グローバル・ヘルスを決定する社会条件をよりよく精査することができる。本節は、グローバル・レベルで機能する機関およびインフラについて議論する。両者とも比較的新しいものであり、成長を続けている。グローバル・バイオエシックスのインパクトを世界中で増強するために、すべてが支援と補強を必要としている。これに関する国際組織の役割が最後に検討される。

グローバル・バイオエシックスの機関

　国内および地域モデルに続いて、さまざまなバイオエシックスの機関がグローバル・レベルで設立された。

グローバル・バイオエシックス委員会

　フランスで最初の常設国家バイオエシックス委員会が1983年に開設された後、間もなく国際委員会が設置された。欧州評議会は1985年にバイオエシックス委員会を創設し、EU も 1991 年に同じくバイオエシックス委員会を創設した。最初のグローバル団体は 1993 年にユネスコによって組織されたIBC であった。グローバル委員会は、より限定された射程をも持ち得る。HUGO は 1992 年にヒトゲノム研究に関する社会的、法的、倫理的論点を探究する任務を課せられた倫理委員会を設立した。これと同時期の別のアプローチは、体外受精に焦点を合わせた英国のウォーノック委員会（1982〜1984年）のような、臨時委員会の開設である。グローバル・レベルでの例は、WHO によって招集された、エボラのエピデミックの倫理的論点に関する倫理委員会である。これらの委員会は 2 つの側面を共有する。〔第一に〕その構成要素は、3 つの条件—独立性、学際性、多元性—に従う。第二に、その任務は、公的討論を刺激することではなく、政府（あるいは役員会）に助言することである。それは、政策立案および公的討論に影響を及ぼすために、報告書、声明、あるいは意見を生み出す。

教育プログラム

　教育活動の成長は、グローバルなアウトリーチ〔伸展〕をもたらす。国内レベルでの教育プログラムは、外国の学生に奨学金を提供し、あるいはグローバル・コースを開設する。グローバル・バイオエシックス・イニシアティブが主催するニューヨークにおける国際バイオエシックス・サマースクール、EU 奨学金によってベルギー、オランダ、イタリアの 3 つの大学で教育されるエラスムス・ムンドゥス・バイオエシックス修士*19 などの例がみられる。倫理学教育における実質的な尽力のスポンサーは、フォガーティ国際センターであるが、このセンター自体は、米国の NIH によって資金供給さ

れている*20。その主たる焦点は、発展途上国における研究バイオエシックスである。それは、たとえばタンザニア、タイ、中国、グアテマラの研究者による養成プログラムの開設のような、教育のイニシアティブのための補助金を授与する。責任ある研究行為に照準を定めた、共同研究機関養成イニシアティブ（CITI）の提供するオンライン養成プログラムは、40 カ国以上の何千もの機関によって利用されている*21。ユネスコは、UDBHR の原則に基づいた、さまざまな場面や文化で利用され得る基本的なバイオエシックスのカリキュラムを作成した*22。ユネスコは、倫理学教師の養成コースと教育資源も提供している。WHO は、国際保健研究における倫理的論点に関するケースブックのような、教育の素材を発行した*23。グローバル・バイオエシックス教育は、確実に、さらに拡大するであろう。多くの国ではバイオエシックスにおける基礎教育は利用できない。もし利用し得るのであれば、まず最初に研究倫理学における多種多様の教育活動がある。

専門職組合*24

　フランスで設立された、法学、倫理学、科学国際協会（International Association of Law, Ethics and Science）（1989 年）は、世界中で開催される年次大会と会合で、ラテンアメリカ、中国、日本と接続するフランス語圏ネットワークを開設した。1990 年、同協会は国際バイオエシックス誌（International Journal of Bioethics）（英語、フランス語、スペイン語）を創刊した。国際バイオエシックス協会（International Association of Bioethics）は、1992 年に創設された。2 年ごとに会議を開催するかたわら、主題ごとの学者たちのネットワークを創造した—たとえば臨床倫理学、環境バイオエシックス、遺伝学、公衆衛生倫理学。同協会は 2 つの学術誌、「バイオエシックス」および「発展する世界のバイオエシックス（Developing World Bioethics）」と提携している。バイオエシックス国際学会（International Society for Bioethics）は、1996 年にスペインで設立された。バイオエシックスの 8 つの世界会議を主催し、自らジャーナルを創刊した（スペイン語および英語）。同協会は隔年ごとにバイオエシックスの賞を授与する。2000 年に最初の賞がヴァン・レンセラー・ポッターに授与された。最近、より特殊化されたグローバルな協会が開設された。2003 年に設立された国際臨床バイオエシックス学会（International Society for Clinical Bioethics）、および 2011 年に設立された倫理学教育のための国際協会（International Association for Education in Ethics）である。

＊19　Global Bioethics Initiative: www.globalbioethics.org; Erasmus Mundus Master in Bioethics: https://med.kuleuven. be/eng/erasmus-mundus-bioethics (accessed 4 August 2015).

＊20　Fogarty International Center: www.fic.nih.gov/Programs/Pages/bioethics.aspx (accessed 3 August 2015).

＊21　Collaborative Institutional Training Initiative: www.citiprogram.org/ (accessed 3 August 2015).

＊22　The UNESCO bioethics core curriculum is downloadable at: http://unesdoc.unesco.org/images/0016/ 001636/163613e.pdf (accessed 3 August 2015).

＊23　WHO: Casebook on ethical issues in international health research. WHO, Geneva, 2009　(http://whqlibdoc.who. int/publications/2009/9789241547727_eng.pdf) (accessed 5 August 2015).

＊24　For international professional associations, see: IAB: http://bioethics-international.org/index.php? show=index; IALES: www.iales-aides.com/mission.html; SIBI: www.sibi.org/; ISCB: www.bioethics-iscb.org/; IAEE: www. ethicsassociation.org/ (accessed 3 August 2015).

グローバル・ネットワーク

　グローバル・ヘルスに関しては膨大な数の NGO と国際ネットワークがあるが、グローバル・バイオエシックスに関してはさほど多くない。「グローバル・バイオエシックス・イニシアティブ」や「バイオエシックス・インターナショナル」のような特定の NGO は、米国を拠点とする非営利組織であり、情報やニュースレターの交換だけでなく、教育サービスを提供する。他のネットワークは、ローカルなニーズに焦点を合わせる。セネガルで 2003 年に樹立されたネットワーク「法、倫理、健康（Law, Ethics and Health）」はその一例である[25]。それは、国内で健康への権利を促進することに関心を持つすべてのステークホルダーを集める。他の例は、外国の団体と協力して国内のバイオエシックスのインフラを改善することを目指す、国内のバイオエシックス協会によって提供される。たとえば、バングラデシュ・バイオエシックス学会（Bangladesh Bioethics Society）は、国内および国際会員の助力によって、学生のための人権養成ワークショップを主催する[26]。

　多くのケースにおいて、バイオエシカルな関心は、より広い射程を持つ組織やネットワークによって促進される。第 8 章で議論された例は、「必須医薬品のための大学連合（Universities Allied for Essential Medicines）」[27] である。イェール大学の法学生によって設立された UAEM は、貧しい国における薬物への、また公衆衛生物資一般へのよりよいアクセスを擁護する大学生のグローバル NGO へと発展した。2013 年に UAEM は、グローバル・ヘルス研究と治療へのアクセスへの貢献について、北米におけるトップ研究大学を評価し、ランクづけする成績票（Report Card）を発行した。同様のミッションを持つ NGO の別の例は、第 7 章で言及した WEMOS 財団と、前章で論じた南アフリカの TAC である。医師によって 1986 年に設立された「人権のための医師（Physician for Human Rights）」は、グローバル・バイオエシックスの関心と密接に関連する領域で事業を展開する活動的なグローバル NGO のもう 1 つの例である。それは、人権侵害の証拠書類を示して糾弾し、それらを止めるアクションを起こすために医学を利用している。他の NGO は、バイオエシックスのイニシアティブに有益なデータを集め、公表する。医薬品アクセス財団（Access to Medicine Foundation）は、発展途上国における薬剤へのアクセスを改善する努力について、巨大製薬会社 20 社をランクづける[28]。2008 年以来 2 年ごとに、各会社が自社製品へのアクセスを増すために実施していることを示す指標（index）が公表されてきた。グローバル・ヘルス・インパクト・プロジェクト（Global Health Impact Project）は、類似した目標—必須医薬品へのグローバルなアクセスをいかに前進させるか—を持つ世界中の研究者の共同研究である。2014 年に、彼らはグローバル・ヘルス・インパクト指標（Global Health Impact Index）を発行した。これは、結核、マラリア、HIV/AIDS に対するインパクトによって、薬剤をランクづけるとともに、これらの疾患のグローバルな負担の軽減に対する薬剤のインパクトによって、その薬剤を製造した製薬会社をもランクづける[29]。

＊25　Law, Ethics, Health Network in Senegal: http://rds.refer.sn/（accessed 3 August 2015）.

＊26　Bangladesh Bioethics Society: www.bioethics.org.bd/（accessed 3 August 2015）.

＊27　Universities Allied for Essential Medicines: https://uaem.org/（accessed 3 August 2015）.

＊28　Access to Medicine Index: www.accesstomedicineindex.org/（accessed 3 August 2015）.

　上掲のさまざまなグローバル・バイオエシックスの機関は、さまざまな仕方でグローバル・バイオエシックスの発展にかかわっている。最初から明確なバイオエシックスの組織として始動する機関もある。バイオエシックスは他のいくつかの関心事のうちの1つにすぎない機関もある。他の組織は、情報を提示し、大義を擁護し、理論的または実践的なグローバル・バイオエシックス活動の機会を提供するアクションを引き受ける。すべての機関が、第9章の冒頭で言及したグローバル・ガバナンスの5つの側面を立証する。すなわち、それらは①グローバルな問題に焦点を合わせる。それは、グローバル・バイオエシックスの議題を設定するために重要である。②境界を越える協力と繁栄の結果である。なぜなら集団的アクションを体現するからである。③多様なアクターを伴う。④多様な活動のレベルで作用する。それらが設立された、あるいは基礎を置かれた場所はもはや重要ではない。現代のコミュニケーション技術によって、そのアウトリーチ〔到達地点〕はグローバルだからである。⑤分岐する目標を持つ。正義を促進することを目標にするものもあれば、人権を目標にするものもある。知識と情報を提供するものもあれば、アクションと規範的評価に関与するものもある。

グローバル・バイオエシックスのインフラ

　バイオエシックスの問題のグローバル・ガバナンスは、少なくともいくつかの基本的なバイオエシックスのインフラが国内レベルで存在することを想定する。倫理的関心事は、下からのガバナンスのパースペクティブから、それらが生じる社会的、文化的脈絡の内部でもっともよく対処されるであろう。グローバル・バイオエシックスは、これらの国内のインフラの強化に貢献し得る。まさにそのグローバルなアウトリーチと国際的ネットワークによって、それはサポートを起動させることができる。たとえば、ある法制が欠如している国において、政策立案者がイニシアティブを取るのを助けるために、模範とモデル・ローが提供され得る。グローバル・バイオエシックスの役割は、グローバル・バイオエシックスの問題に取り組む手段が改善されるよう、グローバル・ガバナンスにおける格差を埋めることであろう。これらの格差は、知識、規範、政策、機関、コンプライアンスにかかわる（第9章参照）。

情報、経験、ベスト・プラクティスの共有

　知識を広め、検証し、前進させることは、ヘルス・ガバナンスに対するグローバル・バイオエシックスの本質的な貢献である。現在みられる一連のイニシアティブは、2つのタイプに区別することができる。データの収集、および相互作用の交換。

　第一のタイプは、重要なバイオエシックスの情報を収集し、提供することを目指す。これらのイニシアティブは、他の場所におけるバイオエシックスの発達に関する知識を得ることを容易にし、ジャーナル、書籍、公刊物、ニュース記事へのアクセスを可能にする。その一例は、ウェブ上のNIHバイオエシックス・リソース（NIH Bioethics Resources on the Web）、すなわちバイオ情報にリンクするウェブの編集物[30]、もう1つの例は、責任ある研究行為のための5,000以上の養成条項を持つEth-

---

＊29　Global Health Impact Index: http://global-health-impact.org/aboutindex.php (accessed 3 August 2015).

ics CORE Library である*31。第三の例は、スペインにおけるバルセロナ大学のバイオエシックス・アンド・ロー観測所（Bioethics and Law Observatory）である*32。これらのイニシアティブは、情報を提供するが、その適用範囲は、通常、特定の国における活動と特定の言語の素材に限定されている。

　イニシアティブの第二のタイプは、相互作用の交換を目指す。その一例は、ユネスコによって開始されたグローバル・エシックス観測所（Global Ethics Observatory）である*33。それは、6つのデータベースを包含する。①個人の専門家、②倫理学機関、③倫理学教育プログラム、④倫理学に関係する法制とガイドライン、⑤行為規程、⑥倫理学におけるリソース。強みは、グローバルなアウトリーチと6つの主要言語での情報の紹介である。蓄積された全情報が、国内の専門家と団体との緊密な相互作用において獲得され、綿密に調べられ、アップデートされる。主たる目的は、国際協力を促進することである。たとえば、人はモロッコについて利用可能な情報をみて、モロッコのバイオエシックス協会と、カサブランカのハッサン二世大学での継続的な倫理学教育プログラムについて学ぶことができる。コンタクト・データが提供されるから、さらに学ぶために、同僚と接触することができる。

能力の構築

　規範、政策、制度における格差に対処することは、倫理委員会、倫理学教育プログラム、法制、公衆の参画のような、バイオエシックス機関の利用可能性と機能性を要求する。もしこれらの機関が欠如するか、あるいは弱いときは、バイオエシックスの難題を取り扱う能力は限定されるであろう。バイオエシックスの能力を構築する努力の焦点は、特定の国に、あるいはグローバル・レベルに合わせることができる。特定の国についての例は、前節で議論された。グローバル・レベルで、何がバイオエシックスの能力の構築を成し遂げる最善のアプローチかは、未解決の問いである。上からのガバナンスは不可能である。なぜなら、バイオエシックスを担当するグローバルな指導的エージェンシーが存在せず、少なくとも世界中で活動を起こすために十分な資金と権威を備えていないからである。唯一のオプションは、水平的ネットワークと共同のパターンが創造されるよう、下からの協力を刺激し、促進することである。これが、2009年以降、EUによって組織化された「バイオエシックスにおける国際的な対話（International Dialogue on Bioethics）」の目的である*34。それは、ほぼ50の欧州と欧州以外の国家倫理委員会を結び合わせる。類似の、しかしグローバルなカバレッジを伴う目標は、WHOによって組織化された、国家バイオエシックス諮問団のグローバル・サミット（Global Summit of National Bioethics Advisory Bodies）によって構想され、1996年以降、会合が持たれている*35。

＊30　NIH Bioethics Resources on the Web: http://bioethics.od.nih.gov/ (accessed 3 August 2015).

＊31　Ethics CORE (Collaborative Online Resource Environment): https://nationalethicscenter.org/ (accessed 3 August 2015).

＊32　Bioethics and Law Observatory, Barcelona: www.bioeticayderecho.ub.edu/en (accessed 3 August 2015).

＊33　Global Ethics Observatory, UNESCO: www.unesco.org/new/en/social-and-human-sciences/themes/global-ethics-observatory/ (accessed 3 August 2015).

＊34　European Commission: International Dialogue on Bioethics, February 2009: www.comitedebioetica.es/documentacion/docs/national_ethics_councils.pdf (accessed 3 August 2015).

低・中所得国におけるバイオエシックスの発達もまた、バイオエシックスのための学術センターと共同するネットワークの創造によって増強される。実地の職業活動を伴う能力構築のアプローチは、ユネスコが請け負う[36]。主に発展途上国において実践的専門知を拡大することを目指す実用的なプログラムがある。1つは、国内倫理委員会を立ち上げて、そのメンバーにバイオエシックス教育を提供することに焦点を合わせる。もう1つは、特定のコースにおける倫理学教師を養成することである。3つ目は、バイオエシックスにおけるジャーナリストと判事を養成することを目指す。この種の能力構築が、長期の努力を必要とすることは明らかである。グローバルなイニシアティブは、国内のインフラを確立することはできない。しかし、活動のより広いネットワーク内部への包括をとおして、〔国内のインフラの確立を〕手ほどきし、支援することはできる。

国際組織の役割

　最後に、グローバル・バイオエシックスのガバナンスは、国際組織の役割についての問いを生じる。今日、これらの組織の多くは、バイオエシックスに関連して活動しており、プログラム、委員会、もろもろの活動を企画している。バイオエシックスに関する国連機関間委員会(UN Inter-Agency Committee on Bioethics)（2003年～）は、さまざまな国連組織および部局（ex. ユネスコ、WHO）と、他の国際組織（ex. 欧州評議会、EU）との調整および共同を促進する。グローバル・バイオエシックスにおける2つの推進力は、ユネスコとWHOである。ユネスコのバイオエシックス・プログラムは、1992年以降、確立された安定的なものになっている。WHOは2002年にグローバル・ヘルス・ユニットを創設した。それは、政府間組織として、重要な役割を演じる。第一に、グローバルなフォーラムを提供する。すべての国家を代表し、異なった言語で作動するため、広範なステークホルダーを招集することができる。このプラットフォーム機能は、対話のための好機であるが、同時に合意を促進し、基準の設定を促進するための好機でもある。第二に、このユニットは、実践的な活動に関与する。養成を提供するために、資源と専門家を動員する。もろもろのセンターやバイオエシックス学者たちを、相互支援の新しいグローバル・ネットワークのうちに集結させる。

　しかし、このユニットは、政府間組織として、もろもろの難問に直面している。予算はますます抑制され、活動をプログラムし、実施することがほとんどできなくなっている。バイオエシックス活動への発展途上国の参加は、概して相対的に低い。実践的専門知のレベルと、審議に投入される情報は一様ではない。バイオエシックス・コミュニティに対するユニットの活動の正当性に異議が唱えられる一方で、多くのバイオエシックスの専門家は、ユニットの活動を知ってさえいない。バイオエシックスの学際的な性質は、ドメスティックな脈絡（健康・科学技術・教育・文化を担う省庁が競い合う）

＊35　Global Summit of National Bioethics Advisory Bodies: www.who.int/ethics/globalsummit/en/ (accessed 3 August 2015).

＊36　Henk ten Have (2006) The activities of UNESCO in the area of ethics. Kennedy Institute of Ethics Journal 16 (4): 333-351; Henk ten Have (2008) UNESCO's Ethics Education Programme. Journal of Medical Ethics 34 (1): 57-59; Henk ten Have, Christophe Dikenou and Dafna Feinholz (2011) Assisting countries in establishing National Bioethics Committees: UNESCO's Assisting Bioethics Committee project. Cambridge Quarterly of Healthcare Ethics 20 (3): 1-9.

内部でのバイオエシックス原則の翻訳を妨げることもあり得る。しかし最大の問題は、多くの場合、組織が加盟国の利益に従属的なことである。プライオリティ、活動、予算を決定するのは国家である。この脈絡は、ヒトクローニングを規制する試みの失敗によって例証されるとおり、バイオエシックス活動の成功をも決定する。フランスとドイツは、ヒトの生殖クローニングに反対する条約を策定するための提案を、ユネスコやWHOではなく、国連に提起した。当初、条約の必要性について同意があったが、交渉の4年後、反対だけが増加した。交渉は、バイオエシックスの専門家の間ではなく、国の代表者の間で政治的に行われた。討論は、人間の生命と中絶に関する一般的な倫理的見解に拡大した。結果は、明快にクローニングを禁じることさえしない、非拘束的な宣言であった。

　前章において、ガバナンスの新形態へのニーズが際立たせられた。ユネスコとWHOはバイオエシックスにおける指導的な政府間組織として、グローバル・バイオエシックス・ガバナンスを2つの仕方で拡大し得る。第一は、より多くのアクターを引き入れることである。広く包括的な「規範のウェブ（normative web）」を生み出すべきである。今のところ、これらのバイオエシックス活動は、他の国際組織と非国家的アクターが限定的に参画しているのみである。専門職組合、アカデミック・センター、NGOのようなアクターを引き入れるべきである。もろもろの活動は、その正当性が増すように、透明で説明可能なものであるべきである。WHOがますます非国家的アクターのネットワークに依拠しながら、感染性疾患の監視、および保健支援・救援の領域で行ってきたことは、グローバル・バイオエシックスのモデルになり得る。バイオエシックス・ガバナンスを広げる第二の仕方は、新たなプラクティスを確立することによって先導することである。組織はアクションが必要とされる場所で、自らの本質と目的を見極めることができる。たとえば、バイオエシックス活動がアラブ地域で弱いこと、または不在であることはよく知られている。国家バイオエシックス委員会は、存在しないか、活動していない。規制は欠如しており、大学におけるバイオエシックス教育は不十分であるか、存在しない。国の要求を待つのではなく、もろもろの組織は非国家アクターと協力して、先行学習の影響によって〔順向的に〕（proactively）イニシアティブを取ることができる。かつてユネスコは、規範の教師として自らの輪郭を描いた。1950年から70年にかけて、そのミッションは、加盟国における科学政策組織を企画することであった。国の要請はなかったが、専門職の専門家と科学組織と共同して、ミッションは組織それ自体によって営まれた。かかる順向的アプローチが、グローバル・バイオエシックスの領域で着手されるべきである。支援の要請を待つよりも、組織は、バイオエシックスをグローバル・コミュニティの関心事として再定義しつつ、グローバル・バイオエシックスの原則を促進し、実行することを開始すべきである。

結　論

　エボラのエピデミックが例証した、グローバル・ガバナンスに突きつけられた難題は、グローバルな統治機関や中心的権威がないとき、グローバルな問題にいかに対処し得るかである。同時に、グローバル・ガバナンスは不可避である。グローバルな問題は、ドメスティックなレベルを超え、個々の国家の能力範囲を上回るからである。本章は、グローバル・バイオエシックスが、出現しつつある

グローバル・バイオエシックスのメカニズムと手続きにますます組み込まれていることを論証した。自国レベルでのヘルスケア業務〔プラクティス〕は、バイオエシックス・ガバナンスのさまざまな形態を要求する。類似のアプローチは、グローバル・レベルで観察され得る。健康と関連するグローバルな問題のガバナンスは、現在、きわめて頻繁にバイオエシックスをとおしてなされる。この仕方で、バイオエシックスは規制、監視、熟考、相互作用を提供する。バイオエシックスは社会的・道徳的関心事と、科学的・商業的関心事を媒介する。したがって、それは今日の政策立案者のための有益で不可欠なガバナンスの構成要素になる。

　しかしグローバル・レベルで、バイオエシックス・ガバナンスは重要な難題に直面する。アプローチの多様性と多岐性は莫大である。上から課すことのできる好ましいアプローチは存在しない。バイオエシックスの実践的専門知は異なった成分によって構成されており（heterogeneous）、諸国間に不同等に拡散される。社会的討論と政策決定における公衆の参加は、世界中で異なる。これらの難題と、それらが引き起こすさまざまなガバナンスの形態は、バイオエシックスそれ自体についての問いを生じさせる。ガバナンスという観念をバイオエシックスに適用することは可能であろうか。本章はこの問いに肯定的に答える。グローバル・バイオエシックスは、ガバナンスの努力がグローバル・バイオエシックスの機関とインフラ—それらもまたローカル・レベルでのバイオエシックスの繁栄の前提条件である—を強化することに向けられれば、グローバル・バイオエシックスの問題によりよく対処することができる。

　グローバル・バイオエシックス・ガバナンスの漸進的な改善は、グローバルな倫理的枠組みを履行するバイオエシックス・プラクティスの出現を必然的に保障するものではない。基準を設定することは、実践的な脈絡でそれらを尊重することと同じではない—たとえ公式および非公式なガバナンスのメカニズムが存在するにせよ。個々の患者や市民、ヘルスケア専門職、科学者のパースペクティブから眺めると、政策は重要かもしれないが、彼らにもっとも影響を及ぼすのは、日々の具体的なプラクティスの複雑な事情である。これは、われわれを、ガバナンスにおける5つの格差の1つへと導く。このことは、本章では議論されなかったが、次章の焦点になる。すなわち、コンプライアンスである。グローバルな倫理原則は、いかにして科学とヘルスケア業務に導入され、体現されるのか。いかにして、個人の自律と個人の権利というメインストリームの原則ではなく、協力、連帯、社会的責任というグローバルな原則に触発されるプラクティスが出現するのか。

【本章の要約】

- グローバル・バイオエシックスは、初めは、国内レベルで発展する。同じアプローチとメソッドは、国際レベルおよびグローバル・レベルで適用される。
- 問題の性質と主要な関心事は、さまざまなレベルで異なる。
  - —国内：
  - □問題：論争

□関心：紛争除去（pacification）
　─国際：
　　□問題：アプローチの多様性
　　□関心：調和
　─グローバル：
　　□問題：不衡平
　　□関心：グローバルな正義

- バイオエシックスをとおしてのガバナンスと、バイオエシックスのガバナンスとは区別される。
- バイオエシックスをとおしてのガバナンスは、研究、ヘルスケア、および医学における政策とプラクティスを発展させ管理する、ガバナンスの努力〔総力〕におけるバイオエシックスの利用を指す。
　─機能：規制、監視、熟考、相互作用。
　─問題：多様性、代表および実践的専門知、公衆の参加。
　─2つの形態：行政的および政治的ガバナンス。
　─批判：バイオエシックスは新自由主義のイデオロギーを助長するバイオポリティクスである。
- バイオエシックスのガバナンスは、倫理的な問題によりよく対処し得るためにバイオエシックスそれ自体を発展させ、管理・運営する総力を指す。グローバル・ガバナンスにバイオエシックスを組み込むことは、バイオエシックスそれ自体についての基本的な問いを招来する。
　─それは領域か、学問分野か、あるいは専門職か。
　─バイオエシックスの認識のコミュニティは存在するのか。
　─バイオエシックスの専門職化は、他の見解を顧みずにメインストリームのバイオエシックスを強化するのか。
- グローバル・バイオエシックスのガバナンスは、バイオエシックスの繁栄に不可欠な機関やインフラを創造し、強化すべきである。
　─グローバルな機関：倫理委員会、教育プログラム、専門職組合、グローバル・ネットワーク。
　─グローバルなインフラ：情報の共有、能力構築。
- グローバル・バイオエシックスにおける国際組織の役割（とくにユネスコとWHO）は、強化され、再定義される必要がある。
　─非国家的アクターのより広い関与。
　─新たなプラクティスと議題設定のための、先行学習に影響された〔順向的〕イニシアティブ。

第11章 | グローバル・プラクティスと バイオエシックス

　本章は、グローバル・プラクティスはいかに構成され、変容されるかという問いを検討する。これは、単に倫理的枠組みを適用する、あるいはガバナンス・メカニズムを実施するという問題ではない。プラクティスは、グローバルな決定子とローカルな決定子との相互作用をとおして形成され、変容される。ルール、規制、権利に「従う」よりもむしろ、プラクティスは、これらの決定子の間の弁証法の内部で変化している。この弁証法における主要な推進力は、社会運動とNGO、市民社会、メディアである。グローバル・バイオエシックスは、これらの推進力を、個人的アクターに向けるのではなく、連帯、正義、傷つきやすさ、未来世代の保護、のような原則に注意を喚起しつつ、システムの問題に向ける。

プラクティス

　プラクティスは、集団的に共有されるルールによって統治される一連の活動である。それは、規範的見解、理論的知識、そして活動を結合する。このプラクティスの観念は、以下のことを仮定すれば、理論と対立しない。すなわち、知識を利用できるためには、その前に知識を所有しなければならないこと、あるいは倫理学におけるように、最初に原則を確認し、後にそれを適用すること。現実には、知ることと行動することは、同時進行する。プラクティスが出現するのは、それが個別特殊的な問題に焦点を合わせ、個別特殊的なコンセプトでそれを特定するからである。そしてこの特定化（specification）が、なすべきことを推奨するのである。手続きと行為は、プラクティスに埋め込まれた価値によって導かれる。たとえば、研究主体を搾取するリスクが、とりわけ発展途上国において疑われるとき、「傷つきやすさ〔傷つけられやすさ、弱み、弱点〕（vulnerability）」というコンセプトは、問題を明らかにし解決を指示することを助ける。もし個人の自律という価値がプラクティスにとっての基本であるなら、「傷つきやすさ」は、自律の欠損または弱さとみなされる。この場合、主たるアクションは、主体の保護と彼らが自己利益を保護できるよう、インフォームド・コンセントの改善に焦点を合わせるべきである。しかし、もし正義という価値がプラクティスにとっての基本であるなら、「傷つきやすさ」は、主体が生きている不平等な社会的・経済的状態の結果とみなされる。この場合、アクションは、依存状態と不平等を減少させるように実行されるべきである。

　理論的知識、活動、価値を結合する「生の形態（form of life）」としてのプラクティスは、グローバル・バイオエシックスにとって有益な観念である。価値と道徳的理想がプラクティスに体現されることが、理由の一つである。倫理が外部から加えられることはない。規範的側面は、プラクティスの認識的および操作的次元から分離され得ない。言い換えると、何がなされるかは、知っていて価値を見

出すものに左右され、何に価値があるかは、問題がどのように概念化され対処されるかによって決定される。さらに、プラクティスは集団的であり共有される。一個人はプラクティスをなさない。プラクティスは、個人的な創造ではなく、共通で協力的な活動である。それは生来的に公共的な（public）である。個人的な価値に影響を及ぼすが、まず第一に共有された価値の表現である。最後に、プラクティスは孤立させられない。常に他のプラクティスと結合され対峙させられる。周囲の「世界」の変化に応じて継続的に変化する。しかし、変化は、概念、アクション、価値をとおしてさまざまな仕方で起こり得る。

　今日のヘルスケアは、プラクティスのネットワークである。デンマークの哲学者 Uffe Jensen は、近代のヘルスケアにおける３つのプラクティスを区別した。疾患志向のプラクティス、状況志向のプラクティス、コミュニティ志向のプラクティス[*1]。疾患志向のプラクティスは、もっとも優勢なものである。ここでの基本的な問題は、いかに患者が処置〔治療〕されるべきかである。根本的な概念は「疾患（disease）」、すなわち有機体の機能不全を引き起こす実体である。典型的な手続きは、疾患の診断に狙いを定める。もし疾患が突き止められれば、なるべくなら治癒のゴールを伴う特定の治療が提供されるであろう。状況志向のプラクティスが出現したのは、多くの愁訴や症状が、疾患と関係し得ないからである。それらは、個人の個別特殊的な生活状況に、より関係する。ここでは、基本概念は「病気（illness）」である。活動は、治療ではなく、彼らの生活状況にうまく対処するために個人を理解し、教えることを目指す。コミュニティ志向のプラクティスは、個人の健康や疾患よりも、むしろ全住民〔人口集団〕とコミュニティの健康にかかわる。その理論的枠組みは、疾患と病気は社会的条件によって引き起こされることを想定する。それゆえ、ここでの基本概念は「不健康（sickness）」である。介入は、問題の源が除去され、将来の疾患が予防されるよう、社会的・経済的条件を変えることを目指すべきである。

　最初から、メインストリームのバイオエシックスは、これらのプラクティス間の摩擦と論争に集中してきた。ハイチ地震の際の切断の例（第１章参照）は、生命救助に焦点を合わせることは、患者の自律や彼らが生き続ける社会環境と衝突するかもしれないことを例証する。トンガの別の例は、遺伝データの収集は、疾患志向のプラクティスにおいて促進されるが、遺伝情報は深刻な社会的影響を持ち得るから、コミュニティ志向のプラクティスと衝突することを示す。３つのプラクティスは、グローバル・レベルでも重要であり続ける。しかし、それらはバイオエシックスの難題を説明するためにはもはや十分ではない。グローバルな問題を扱うことは、ヘルスケアの脈絡が考慮されるべきことを要求する。

　Jensen が確認しなかったのは、1980 年代以降、新自由主義イデオロギーの影響下で出現したヘルスケア・プラクティスである。今日ほとんどの国で、ヘルスケアは市場志向のプラクティスによって支配されている。バイオエシックスの問題が出現する地平は、メインストリームのバイオエシックスの

---

*1 　For the notion of practice, see Uffe Juul Jensen (1987) Practice & progress: A theory for the modern health-care system. Blackwell Scientific Publications: Oxford. Also Alasdair MacIntyre (1985) After virtue: A study in moral theory. Duckworth: London, p. 187.

それとは異なるものになった。これは、グローバル化の特徴としての可動性と独立性による。これらの２つの特徴は、しかし世界中で平等に釣り合わされていない。現実には、不均衡、不平等、排除が存在する。メインストリームのバイオエシックスが直面している倫理問題は、専門職の力だけでなく科学技術の力とも関連するが、グローバル・バイオエシックスの問題は、経済と政治の力に関係する。それは、グローバル・バイオエシックスの問題の源が異なることを意味する。新自由主義のグローバル化は、理性的選択、個人の自由、競争、人格責任、自己利益を強調する価値体系を促進する。これらの市場志向プラクティスを変えることは、根底にあるイデオロギーの枠組みの精査と批評を要求するであろう。

グローバル・プラクティス

ヘルスケア・プラクティスは、類似した医学的介入、技術、科学知識が至るところで応用されているという意味において、世界中で類似している。同時に、応用の脈絡は多様であるから、それらは異なっている。コストは同じではなく、文化的、政治的、法的、倫理的決定子はもとより、保険システムも異なっている。類似性と相違は、ヘルス・ツーリズム、人体組織の不正取引、人道的援助、専門職の移住のような、グローバルな現象を説明する。患者は自国におけるのと同様の医学的ケアを、別の文脈の内部でより早く、より低コストで受けることを期待して、他国へと旅立つ。彼らは時折、自国では不可能な介入を受けるために旅をする。それゆえ、市場志向のプラクティスは、ローカル・レベルで相違し得る。それは、至るところで平等に発展しなかった。たとえば商業代理母は、1994 年以降、中国では禁じられているが、インドやタイでは盛んである。ヘルス・ツーリズムは、1990 年代末のアジアの金融危機への対応として、とりわけ東南アジアで促進された（第５章で論じたように）。グローバル・プラクティスの構築は同時発生的なものではなく、慎重な経済的・政治的決定の結果であった。グローバル・プラクティスは、グローバルな決定子とローカルな決定子の弁証法的相互作用をとおして形成される。この相互的影響は、同じグローバルな文脈の内部で、グローバル・プラクティスのローカルな出現は同じではないことを含意する。

グローバル・プラクティスはどのように変化するのであろうか。現存し偏在するグローバルなプロセスを変化させるバイオエシックスの力は極小であると決めてかかる者が多いであろうから、これは重要な問いである。抽象的な倫理学の論説は、グローバル・プラクティスをどのように変容させることができるであろうか。プラクティスは、グローバルな背景とローカルな出現との弁証法的相互作用において、そしてまた、共有された価値に基づく共同参画において、形成される。これらの同じ２つのプロセスは、グローバル・プラクティスの変容にとってきわめて重大である。しかし、これらは安定した堅固なプロセスではない。市場志向のプラクティスは唯一のものではない。それはローカル・レベルのみならず、徐々にグローバル・レベルでも、さまざまな価値を伴う他のプラクティスに継続的に直面させられる。価値は、特定のプラクティスにおいて具現化されるから、プラクティス自体の内部で価値が議論されることは少ない。しかし、プラクティスは、グローバル・プラクティスのローカルな出現であるから、他の価値体系との直面は避けられない。この争点において他の価値が際立た

せられる。タイにおける商業代理母のプラクティスがその例である。

障害を持つ赤ん坊

　Pattharamon Janbua はオーストラリア人カップルの代理母であった。彼女が双子を出産したとき、依頼主（commissioning）の両親は 1 人の赤ん坊をオーストラリアに連れていき、ダウン症候群と先天性の心臓疾患と診断されたもう 1 人を残した。6 カ月後、Janbua はタイ新聞に赴いた。彼女は、肺感染症も患っていた障害を持つ赤ん坊のために、もはや必要な医療サービスの支払いができなかった。ストーリーは 2014 年 7 月に国際メディアによって素早く取り上げられた。タイの軍政府は、代理母雇用を禁止する法制を急いで整備した。2015 年 2 月、すべての代理母の雇用を禁じ、外国人のための商業代理母を禁止し、仲介する代理業を阻止するための諸法が採択された[*2]。

　この国際的な代理母スキャンダルは、最初のものではない。インドが 2013 年に、代理母を依頼する外国人のために特別ビザを要求する規則を厳格にして以来、タイは「アジアの子宮」になった。トップの不妊クリニックがサービスを提供していた。タイの医学評議会は、2011 年に公式に商業代理母を禁じたが、強制力はなかった。新しい法制がどのように変化することになるかははっきりしない。いくつかのクリニックとエージェンシーはネパールに移った。このことが明らかになったのは、甚大な被害をもたらした 2015 年 4 月と 5 月の地震が 8,000 人と見積もられる人々を死に至らしめたときであった。航空機は、ネパールで代理母から生まれた 26 人の赤ん坊を含むイスラエル市民を本国に送還した。別の 100 人の代理母は、独身者と同性のイスラエル人カップルのための〔を依頼者とする〕赤ん坊とともに、カトマンズの廃墟に取り残された。それゆえ、国内法制はグローバル・プラクティスのためには不十分であることになる。

　障害を持つ赤ん坊の事件は、プラクティスがどのように影響され得るかを例証する。第一に、ローカルな討論とグローバルな討論をつなぐメディアの重要性を示す。代理母は、事件を全国誌に伝えたが、メッセージは国際的なプレスに拡散された。それは、タイ政府にプレッシャーを与えつつ、迅速にグローバルな市民社会を起動させた。オーストラリア政府は、オーストラリア人の父親が性的児童虐待の罪で刑務所に入所していることを暴露されたとき、当惑させられた。オーストラリアの慈善事業団体は、障害の治療のための寄付を集めた。2015 年 1 月、障害を持つ赤ん坊は、オーストラリアの市民権を獲得した。

＊2　Claire Achmad (2014) How the rise of commercial surrogacy is turning babies into commodities. The Washington Post, 31 December 2014 (www.washingtonpost.com/posteverything/wp/2014/12/31/how-the-rise-of-commercial-surrogacy-is-turning-babies-into-commodities/) Accessed 4 August 2015.

　この事件への抗議は、さらに倫理的討論を強化した。商業代理母は、グローバル・プラクティスである。しかしそれは、著しいローカルな相違によって繁栄している。オーストラリアの全州は、商業代理母を禁じてきた。他方で、代理母に従事するために他国に旅行することを禁じるのは、わずかな州のみである。これらの相違は、国際的な規制のための論拠として使用される。「あなた自身の国でプラクティスを禁じ、禁じられたサービスを利用するために外国に行くことを市民に許すのは偽善である」。規制に関するもう 1 つの論拠は、商業代理母は現在、国内での養子縁組よりも頻繁に行われていることである。養子縁組のプラクティスは、人権への懸念、とくに低収入国における女性の搾取についての懸念と子どもの利益についての懸念から、減少している。倫理的分析は、赤ん坊、代理母、両親志願者の利益を考慮すべきである。しかし現実には、焦点はまず第一に、たいてい専門の弁護士に支援された、依頼者たる両親に合わされる。さらに、より広い文脈に関する倫理的懸念がある。傷つきやすさや搾取のような観念を使用することによって、代理母は真の選択を持たないことが論証される。通例、Janbua のように、彼らは貧しく負債を負っており、教育を受けておらず、絶望的に金銭の必要に迫られている。この市場志向のプラクティスにおいて代理母は、労働者か、あるいは報酬のためにサービスを交付する「運搬人（carrier）」とみなされる。赤ん坊は製品である。もし赤ん坊が健康でなければ、製造を依頼する両親は、「きずもの（damaged goods）」について返品を要求するかもしれない。ほとんどの両親は、西洋諸国からの裕福な市民である。この不平等な取引を「生物学的植民地主義」と呼ぶ者もいる[*3]。生殖ツーリズムおよび健康ツーリズムは、一般に不衡平を強化する。それは、不正義なヘルスケア・システムの拡大を助長する。「ツーリスト」と裕福な市民が利用できる先進的な専門家のケア、と同時に、人口集団の多数のための基本的ケアの不足。グローバルな正義という倫理原則は、より勢力のある裕福な人々は、現存する不平等を自分たちの利益のために利用するときは、より重い責任を持つことを論証するために用いられる。商業代理母契約は、2 人の平等な当事者間の相互的な取引ではない。

プラクティスを変える

　障害を持つ赤ん坊の事件と、そのグローバルなインパクトは、タイにおける商業代理母のローカル・プラクティスの変化を扇動したが、同時に、グローバル・プラクティスを疑問視し、グローバルな規制のためのイニシアティブを加速した。この事件は、グローバル・プラクティスは安定した静的なものではなく、変化し得ることを示している。変化のメカニズムは何か。

コンプライアンスの欠如へのフォーカス

　グローバル・バイオエシックスにおいて、プラクティスに影響を与え変化させるための最善の方法

＊3　The expression 'biological colonialism' is from Abby Lippman in: Amel Ahmed (2014) Offshore babies: The murky world of transnational surrogacy. Aljazeera America, 11 August 2014 (http://america.aljazeera.com/articles/2014/8/11/offshore-babies-thebusinessoftransnationalsurrogacy.html). Accessed 4 August 2015.

は、グローバルな基準を発展させ実施することである、と一般に仮定されてきた。国内政治が倫理的な難題に直面するとき、応答は、規制や法制を導入または強化することである。グローバル・レベルでも同じ応答が採用される。第一に、グローバル・プラクティスを導くべき倫理原則について合意がもたらされるよう、規範的法律文書を起草し採択する（「条約」が望ましいが、さもなければ「宣言」）。第二に、これらの原則をローカルな文脈の内部に翻訳して履行する制度的な取り決めを行う。これは、前章までで議論されたとおり、本質的にグローバル・ガバナンスの目的である。第三に、これらの原則を適用することで、プラクティスは変容し、グローバルな枠組みに従うことになる。

　この仮定は、批判されるべきである。人権、環境、発展、そしてヘルスケアのような多くの領域において、規範的枠組みに不足はないが、重要な問題は、そのような枠組みが履行されないことである。倫理的切望を表明することは可能であるが、それらを実践することは、多くの場合不可能である。これはグローバル・ガバナンスにおける第五のギャップである。すなわち、コンプライアンス。国際法においては、たとえば、人権の限定的な強制があるが、コミットメントを監視する責任については不明瞭である。国家によって批准された人権条約に関しては、条約の義務へのノン・コンプライアンス〔不遵守〕が、コンプライアンスよりも一般的になっているようにみえる。同じ弱さはグローバル・バイオエシックスにも存在する。ユネスコの加盟国は、UDBHRにおけるいかなるフォロー・アップ・メカニズムへの言及も拒否した。彼らは明らかに、報告義務を持ちたくなかった。いくつかの国は、「履行」の語にさえ反対した。したがって、どのようにして採択された原則がプラクティスに移されるかははっきりしない。これは、国際組織がなぜ「規範の小休止」—規範的法律文書のさらなる発展ではなく、第一に、現存する枠組みへのフォーカス—を導入しているのかを説明する。

　国際法がどのように、そしてなぜ機能するかについての最近の研究は、人権法の批准と人権尊重の現実のプラクティスとの間にほとんど相互関係がないことを明らかにしている*4。同時に、この領域における履行のメカニズムに欠陥はない—監視体制、モニタリング、報告、〔委員会の〕特別報告、各国の定期レビュー、国際裁判所、裁定委員会。しかしグローバル・レベルでは（国家レベルとは対照的に）、有効な強制を課す権威が存在しない。国家が自らの領土で人権を適用することを望むかどうかは、たとえ領土を越える実質的な立法機関があるにせよ、国家次第である。グローバル・バイオエシックスにおいては、かかる履行のメカニズムが完全に欠如している。UDBHRは満場一致で採択されたが、その原則は多くの国で知られていない。いくつかの国は、バイオエシックスにおいて何かをなす意図を、明らかにまったく持たない。では、いったい、グローバルな枠組みの実際的な重要性は何なのであろうか。

コミットメントはコンプライアンスではない

　別のポイントもある。国家がUDBHRのような宣言を採択するとき、国家はそれが非拘束的な規範

---

*4　Thomas Risse, Stephen C. Ropp and Kathryn Sikkink (eds.) (2013) The persistent power of human rights: From commitment to compliance. Cambridge University Press: Cambridge, UK; Emilie M. Hafner- Burton (2013) Making human rights a reality. Princeton University Press: Princeton and New York.

的文書であることを完全に承知している。その採択は、道徳的コミットメントを表明する。文書を履行する意図とは何ら関係のないかかる採択については、多くの理由があり得る。国際的な法的文書は、道具的な役割を持つ（特定の問題に対処するための規範的枠組みを創る）だけでなく、表明する役割も持つ（国のポジションについて声明する）。グローバル・バイオエシックスの原則を「宣言する」ことにおいて、国家はヘルスケアと医学研究において何が受容可能かをはっきり言明する。国家は、文明国の間での、これらのエリアにおける国際協力を導くべき原則に関して１つの立場をとる。道具的役割と表明する役割は、必ずしもつながりを持たない。もろもろの人権条約に伴うこれまでの経験は、最小限のモニタリングと強制しかないとき２つの役割が分離されることを明らかにしている。グローバル・バイオエシックスにおいては、採用されたポジションの効果がほとんどモニタリングされないかぎり、コミットメントを表明することは簡単であると思われる。

下からのグローバル化

　グローバル・バイオエシックスが人権研究から学ぶべき主たる教訓は、倫理原則への忠実な支持の欠如を、主としてコンプライアンスの問題として解釈するのは誤りである、ということである。グローバル化のプロセスが、不意に上からローカルな文脈に現れること、および国家がメイン・アクターであることは、当然のこととされている。第9章で論じたように、多くの非国家アクターが今日、グローバル化に関与している。グローバルな価値とローカルな価値との強烈な相互作用がある。グローバル化は、それゆえ、一方的な影響ではなく、多くの異なった文脈の内部で働いている。この「下からのグローバル化」という見方は、本章で用いられたプラクティスの観念とも一致する。原則が課され、あるいは理論が適用されることで、人間の活動が簡単に変化することはない。グローバルな枠組みを導入し、宣言することが、それ自体でプラクティスの変化を実現することはないであろう。変化に必要なものは、実施のローカル化である。

履行についての２つのパースペクティブ

1. 国際組織によって採択された国境を越える原則の普及
   - 実施＝「コンプライアンス」、
   - 普遍的な原則とローカルな原則との間に分裂（dichotomy）がある、
   - この計画は、国際的なエージェントによって教え、認識を喚起し、能力を構築することを要求する。
2. 国境を越える原則をローカル・プラクティスや価値と一致させるための、その再解釈と構築
   - 実施＝「ローカル化」：グローバルな原則とローカルなプラクティスとの間に収斂を構築するダイナミックなプロセス、
   - グローバルな原則とローカルな原則との間に互恵的な相互作用がある、

> －この計画は、ドメスティックなエージェントの公的権限付与、すなわち、ローカルな
> ステークホルダーによる審議、関与、参加を要求する。

自国化（domestication）

　人権のプラクティスの改善は、グローバルな機関の成果よりも、草の根運動の努力の結果であることが多い。機関は、規範を設けることができるが、履行は分散され、国産である[*5]。市民社会からのアクターやネットワークはある大義を取り上げ（たとえばヘルスケアのアクセス）、組織を結成し、論争と闘争に参画し、他国の類似した運動やネットワークとつながる。それらは、健康への権利の周囲にプラクティスを発展させるが、プラクティスは単にこの権利の適用にとどまらない。活動はローカルな状況と価値に適合させる必要があり、それゆえ、他においてよりもある環境において（たとえば南アフリカ）、より好結果をもたらし得る。この見方では、プラクティスは、特定の文脈の内部で集団的な労力をとおして構築される。グローバルな原則と価値の履行は、それゆえ、「自国化」である。グローバルな原則と価値は、自国製のシステムとローカルな文脈に変形され、内部化される必要がある。通例、これは政府によってなされるのではなく、非政府組織と協力する人々によってなされる。

　履行のローカル化のもう1つの側面は、集団的エージェンシーである。人権は単なる法的観念や抽象的な原則ではなく、それを遂行し、それを現実のものにする活動とプロセスである。バイオエシックスの原則にとって、人権がどのように理解されるかは重要であるが、それ以上に、それがどのように実現され得るかが重要である。それは倫理的・政治的作業を要求する。原則は、道徳的な不均衡を社会的・政治的不均衡に転換するための集団的な努力を要求する。社会学者クラサワ・フユキは、グローバルな正義の例によって、この見解を詳細に記述した[*6]。彼は、グローバルな不正義と戦うことが、いかにして、国境を越えるプラクティス―証人となること、赦し、洞察、救援、連帯―を生み出すかを明らかにする。「証人になる」というプラクティスは、正義を生み出すための根本的なプラクティスである。それは、正義の証言を提供し、沈黙、無理解、無関心を克服することで、濫用と構造的暴力に声を与える。赦し、洞察（害を妨げる）、人道的支援という他のプラクティスへの道を明らかにする。最後に、不正義への応答における社会的努力は、連帯のプラクティスを生み出す。これは、境界を越える関係の促進と、グローバルな意識の成長を要求する。

　プラクティスは、もしそれらがグローバルな倫理的枠組みを自国化と集団的エージェンシーをとおしてローカル化すれば、変化するであろう。ローカル・レベルでのグローバルな原則の履行というメカニズムは、2つの条件下で成功するであろう。対話、および公共性。対話は、そのなかで多様性を承認し、共有された属性を確認し得る異文化間のスペースを創造するために、必要である。これは、単に情報を交換するだけでなく、経験、アプローチ、挑戦すべき難題を共有し政治的結束を創出し、

*5　Harold Koh (1999) How is international human rights law enforced? Indiana Law Journal 74 (4): 1397-1417:
Joshua W. Busby (2010) Moral movements and foreign policy. Cambridge University Press: Cambridge (UK).

*6　Fuyuki Kurasawa (2007) The work of global justice: Human rights as practices. Cambridge University Press:
Cambridge (UK).

他にとり得る見解を構築し、活動に参加することである。対話のプロセスは、成長するグローバルな意識によって促進され、さらにこの意識を強化し続けるであろう。それは、もはや地域的な場所としてではなく、人間存在の条件として世界を構想しつつ、「中間にあるもの（in-betweenness）」のスペースを創造する。第二の条件は、プラクティスが一般の人々のものであること〔公共性〕である。それは、広範な種類のアクターの参加と関与のためのスペースでなければならない。オープンな討論と熟考が奨励されるべきである。それによって、異種の参加者間で共有されている属性に焦点を合わせ、道徳的関心の輪をさらに拡大する結果をもたらすことができる。

グローバル・バイオエシックス・プラクティス

以上で議論されたプラクティスの観念は、グローバル・バイオエシックスについてのわれわれの理解にとって重要である。人権が特定の環境内部でのプラクティスから抽象され得ないように、グローバルな倫理原則はその適用から分離され得ない。原則が必要なのは、それが、第6章で想起した、グローバル・バイオエシックスの地平を提供するからである。原則が指摘するのは、われわれはグローバルな問題に対処するために、メインストリームのバイオエシックスが想定している以上の、個々の人格についてのより広い見方と、社会、関係性、協力、責任、グローバルな共有権についてのより豊かなコンセプトを必要としていることである。しかし、この地平のアウトラインを描くだけでは十分ではない。グローバル・バイオエシックス・プラクティスは、論説をアクションにつなげることを要求する。活動の広いレパートリー——原則や事例を人目にさらし公表すること、意識の向上、不正義の根底にある構造的要素の分析と批判的検討、論証の促進、重要なステークホルダーへの圧力、政策立案者へのロビー活動、非難し恥じ入らせること——なしに、原則を明確に表現することはできない。グローバル・バイオエシックスはこのレパートリーによって、プラクティスがいっそうグローバルな倫理原則と一致したものになるよう変化させることを目指す。

プラクティスは、倫理原則の影響下でどのように変化しているであろうか[7]。同様の問いは、国際法において問われる。人権はどのようにして強制されるのか。懐疑的な解答は、「人権は強制されない」である。人権法は、限定的な強制のメカニズムしか持たない。強制は、もしその国家がそれを欲するのであれば、国家の義務である。人権のプラクティスが多くの国家において果たして変化したかどうかさえ疑う学者もある。この見方は、グローバル・バイオエシックスに反映される。倫理学の論説はグローバル化されるが、それがグローバル・プラクティスを導くかどうかはローカルな環境によるのであって、原則やそれを裏書きする論説によるのではない。ポジティブな解答を提示する人権学者もある。彼らは、コンプライアンスのとらえ方がしばしば単純すぎることを論証する。プラクティ

---

*7　Andrew P. Cortell and James W. Davis (1996) How do international institutions matter? The domestic impact of international rules and norms. International Studies Quarterly 40: 451-478; Wayne Sandholtz and Kendall Stiles (2009) International norms and cycles of change. Oxford University Press: Oxford and New York; Mark P. Lagon and Anthony Clark Arend (eds) (2014) Human dignity and the future of global institutions. Georgetown University Press: Washington (DC).

スは、長期間にわたるプロセスのなかで、原則に準拠することで変化していく。最初に相互作用の長い段階がある―原則が宣言、定義、討論、交渉される。第二段階で、原則は解釈される必要がある―原則はしばしば不確定である、原則は一般的なものであって定義されない、特定の状況においてそれらを適用可能なものにするために解釈と特定化が要求される。第三段階で、原則は内的な規範的命令になるよう内面化される。最後の段階は、「自国化」と称されるものである―グローバルな原則が自国のシステムに編入される（図11.1）。

　このポジティブな見解は、グローバル・バイオエシックスにとって魅力的である。1つの理由は、この見解は、プラクティスがどのように変化しているかを説明するからである。バイオエシックスの原則は、それを適用した国家間の水平的な相互作用において履行されるのではない。原則がプラクティスに影響を及ぼしているのは、一連の非国家アクターがそれを議論し、解釈し、内面化しているからである。「自国化」は、政府が立法措置をとることをほとんど意味せず、もろもろの機関、組織、市民たちが、原則を彼らの価値体系に統合することを意味する。他の理由は、この見解は、プラクティスがなぜ原則に一致するようになるかを明確にするからである。コンプライアンスは、抑制とは別の事柄である。原則がプラクティスに適用されるのは、それが進むべき最良の道であることを人々が説得されるからである。それゆえ、コンプライアンスの2つの一般的な説明―力と自己利益―に対する批判を提示しつつ、規範的考察の役割が強調される。第一の説明〔力〕は、国家は、他の国家によって強制されるから国際法に従うことを論証する。医師たちが患者の権利を尊重するのは、それが法によって義務づけられており、患者運動の監視下にあるからである。第二の解釈〔自己利益〕は、国家と人々が、合理的計算と自己利益に基づいた原則を適用することを、当然のこととして想定する。双方の説明とも、規範的動機を考慮しない。プラクティスは、アクターが道徳的に特定の原則を適用することを義務づけられていると感じるからではなく、道具的な理由〔特定の問題に対処するための規範的枠組みの創造〕によって変化していることを、当然のこととして想定する。第8章で議論されたように、共有権の管理は、長い間、類似した偽のジレンマをもって解釈された―唯一の選択は、市場の合理的な自己利益と、国家の権威主義的介入の間にある。しかし徹底的な研究は、共有されている価値と規範的義務の共通感覚〔良識〕（とりわけ未来世代に対する）に基づいた、共有権の責任ある管理が頻繁にみられることを明らかにした。同じことは、グローバル・プラクティスにも当てはまる。

原則はプラクティスにどのようにインパクトを与えるか

・力（power）　――――→　強制と制裁
・自己利益　　　――――→　合理的選択、インセンティブ〔刺激〕
・規範的考察　――――→　説得
　1. 相互作用
　2. 解釈
　3. 内面化：「自国化」

図 11.1　原則はプラクティスにどのようにインパクトを与えるか

それは、たとえそれが高価であり、また国家や政策立案者の利益と一致しないとしても、変化し得る。それが変化するのは、それがなすべき正しいことだからである。グローバル・ヘルスにおける利益の増大は、部分的にのみ自己利益によって説明され得る。とりわけ HIV/AIDS は、当初、対外援助の問題とみなされたが、やがて道徳的召命（moral calling）へと移行した。

慈悲のわざ

　全人類が抗レトロウイルス薬にアクセスするために、数十億ドルが利用できることになった。諸国家が高価なコミットメントに乗り出したのは、経済的利益や安全保障上の理由からではなく、道徳的動機に基づいてであった。ブッシュ大統領が 2003 年の一般教書演説において、大統領エイズ救済緊急計画（PEPFAR）を開始したとき、彼は世界をよりよいものにする国民の招集に言及した。驚異的な医学の時代に、薬剤を利用できないことによって誰も死ぬべきではない。新しい救済計画は「慈悲のわざ」によることになる。「この包容力の大きい計画は、700 万の新たなエイズ感染を防ぎ、少なくとも 200 万の人々を延命薬で処置し、エイズを患う数百万の人々と、エイズによって孤児になった子どもに人間的なケアを提供するであろう。私は、今後 5 年間、150 億ドルを約束するよう議会に依頼する。この 150 億ドルのなかには、もっとも苦しんでいるアフリカとカリブ海の国民におけるエイズに対する形勢を一変させるための、ほぼ 100 億ドルを含む」*8。

変化への推進力

　プラクティスとしてのグローバル・バイオエシックスは、理論の適用や原則の履行以上のものである。それは、一連の活動のレパートリーを要求する。道徳的考察は、プラクティスを構築し、変容させるにあたって、重要な役割を演じ得る。イニシアティブを取ることができるのは、国家や影響力を持つ政治家であるが、プラクティスを左右するのは、多くの場合、一連のアクターたちである。いっそう重要なのは、下からのグローバル化は、活動やアクターの多様性だけでなく、グローバルなアイディアの「ローカル化」や「自国化」に帰せられることである。グローバルな倫理的枠組みは、ローカルな関心事と結びつけられる。これは「共鳴（resonance）」と呼ばれる*9。難問は、グローバルな

---

*8　John W. Dietrich (2007) The Politics of PEPFAR: The Presidents' Emergency Plan for AIDS Relief. Ethics & International Affairs 21 (3): 77-292.

*9　See: Andrew P. Cortell and James W. Davis (1996) How do international institutions matter? The domestic impact of international rules and norms. International Studies Quarterly 40: 451-478; Andrew P. Cortell and James W. Davis (2000) Understanding the domestic impact of international norms: A research agenda. International Studies Review 2 (1): 65-87; Amitav Acharya (2004) How ideas spread: Whose norms matter? Norm localization and institutional change in Asian regionalism. International Organization 58 (2): 239-275.

価値を、現存するローカルな価値に関係させることである。グローバルな原則が影響力を持つのは、それが国内的な価値をとおして浸透するからであり、他方、国内組織はより強い論証をなすために、グローバルな原則に訴えることができる。たとえば、健康への権利は、グローバル・レベルで明確に表現されてきた。ブラジルや南アフリカのような国は、この権利を憲法に包含し、国の保健政策の内部に詳細に記した。国内組織は、次いで、薬物療法へのアクセスの拡大について議論し、変化を引き起こすために国内のアクターと国際的アクターを動員することができる─南アフリカの TAC の例が立証したように。別の例は、合意された UDBHR の原則に基づいて、ユネスコによって発展させられた、バイオエシックスにおけるコア・カリキュラムの提案である。それは、フレキシブルな教育プログラムのモジュール〔学習単位〕一式を提供するが、同時に、どのプログラムも最小限の内容と教育時間の基本数を持つべきことを強調する。このグローバルな提案は、特定の国においては倫理学の教師によって適合的なものにされ得るが、教師たちは学部長らに対して、かかるプログラムの設定は自分たちの選好ではなく、教育分野における国際組織の勧告であるという理由で、時間、資源、プログラミングに関してコア・コミットメントが必要であることを確信させることができる。

　もしグローバル・バイオエシックスが変化を先導することができれば、さらなる問いは、これらの変化を誰が推し進めるかである。これまでのいくつかの章で、実例をあげてその多くに言及した。ここでは、3つの推進力の役割が際立たせられることになる。社会運動と NGO、市民社会、メディアである。

社会運動と NGO

　社会運動は、「社会の変容をもたらすために、ともに活動する組織、すなわち住民や個人のグループ」[10] である。それは、幅広い活動のレパートリー─メディア・キャンペーンから、抗議行動、ボイコット、市民的不服従〔納税拒否などの非暴力的・集合的な反抗〕、デモ、そしてリーガル・アクションまで─を活用するが、非暴力を強調する。NGO はより組織化され制度化している。それらは価値に動機づけられた、自発的な、非営利組織であり、特定の大義の周囲に集まる（アムネスティ・インターナショナルは人権、グリーンピースは環境保護、MSF は人道的援助）。NGO の間には多くの相違がある（いかに組織されるか、またいかに機能するかにおいて）。一般に、国際的な NGO は、2つのタイプの活動を行う。1つはアドボカシー（ロビー活動、広報、公的支援の動員、キャンペーン）、もう1つはサービス提供（緊急救助あるいはヘルスケア）である。しかし、草の根レベルで NGO はコミュニティ・ベースである。すなわち、そのメンバーは、共通の原因を共有するから団結し、協力と信頼に基づいて相互作用し、アドボカシーやサービスよりもむしろ社会の変化に活発に関与する。

　グローバルなレベルでは、社会運動と NGO は、著しく相違するが、両者は3つの共通した特徴を持つ[11]。第一に、両者は、とくに人権、環境、女性の権利のようなエリアにおいて、国境を越える

＊10　Mary Kaldor (2003) Global civil society: An answer to war. Polity Press: Cambridge (UK) and Malden (USA), p. 82.

＊11　Margaret E. Keck and Kathryn Sikkink (1998) Activists beyond borders: Advocacy networks in international politics. Cornell University Press: Ithaca and London.

ネットワークである。そのネットワークは、自発的、水平かつ相互的である。それは自己組織に基づく。歴史的な模範は、奴隷制、植民地化、アパルトヘイト、独裁政権廃止などの運動である。より最近では、グローバル・ヘルスと医学研究に焦点が合わされる。第二に、両者は、共有された価値と、原則に基づいたアイディアの周囲に組織される。それは、現実の共通解釈と、世界の新しい見方に基づいて、人々を集結させる。それらのグローバルなアイデンティティは、今日の主要な問題はグローバルであり、それは新自由主義のグローバル化によって引き起こされるという見方に基づいて練り上げられる。この共通のパースペクティブは、境界を越える同一化・帰属化（identification）と連帯のためのプラットフォームを創造する。第三に、それらは行動主義のさまざまな形態に関与する。これは2つの側面を持つ。1つは、現存するプラクティスへの挑戦である。社会運動と NGO が出現したのは、それらが変化を求めるからである―たとえば、動物のより善い取り扱い、治療へのアクセスの増加、病気の人に対するケアの改善。社会運動は、NGO 以上に、構造的変化をも目指す。グローバルな問題の根本原因への対応を欲する。それは、第6章で「切望する能力」と呼ばれたもの―単に蓋然性ではなく、別の世界の可能性を想像する能力―を立証する。行動主義の第二の側面は、集団的なアクションである。変化は、個人主義によっては実現されず、協力と相互のコミットメントを必要とする。アクションは、関係するすべての人を包含し、すべての人に声を与える日常のプラクティスに根差すべきである。TAC は、社会的に無視された人々を共通の利益と道徳的関係の周囲で結束させた。その会員のほとんどは、ヘルスケアへのアクセスのない貧しい黒人であった。ムンバイにおけるホームレスの人々の自己組織化の先例（第6章参照）は、これらの側面を例証する。草の根の行動主義は、グローバル化のプロセスにおいて周縁に追いやられた人々の垂直的連帯だけでなく水平的連帯を構築するような、国家横断的な世界主義につながる。それらの社会運動は、抵抗、改革、集団的な社会生活の改善と変容に関与した。

　社会運動と NGO は、変化するプラクティスにおいて効力を持ち得る。それらは、「無力な者（the powerless）の力（the power）」と呼ばれるものを立証する[12]。TAC は、エイズ患者のために抗レトロウイルスへのアクセスを変化させた。Cochabamba というボリビアの都市における社会運動は、水の供給の民営化を覆し、後に水へのアクセスを人権として発議するよう、ボリビア政府を激励した（第8章参照）。アドボカシー・グループの広範な連合は、裁判所が2013年4月に認めたがん治療薬 Glivec の特許を取り消すよう、インドの最高裁に訴えた。しかし、すべての NGO が影響力を持つわけではない。効力は、アイディアや価値だけでなく、組織の構造にも依拠する。NGO は、事実に基づく情報源として（他の、より党派的な情報源とは異なる）、また証人による・証言となる情報源として、重要な役割を有する。それは、犠牲者や傷つきやすいステークホルダーに声を与える。提供される情報によって、固有の仕方で討論を構築し、議論のための議題を設定することができる。NGO はさらに、振る舞いを変えるよう、アクターにプレッシャーをかけることができる。それは、たとえば恥辱を起動させるメディアを利用することによって、道徳的なてこ入れを果たす。

---

*12　Vaclav Havel et al. (1985) The power of the powerless: Citizens against the state in central-eastern Europe. Armonk: New York: M. E. Sharpe, Inc.

人権においてもっとも影響力を持つ NGO は、一点に集束させられた提案と強制力、および分散化する議題の遂行によって機能する。それらは、単にグローバルな原則に訴えるのみではなく、適用におけるローカルな相違を認識し、文脈上の知識をグローバルな枠組みに統合する。

アドボカシー・ネットワークの影響

　ネットワークの影響のタイプ：
「(1) 論点の創造と議題の設定
　(2) 国家の散漫なポジションと国際組織への影響
　(3) 制度的手続きへの影響
　(4) 国家、世界銀行のような国際組織、あるいは民間のアクターであり得る『ターゲット・アクター』における政策変更への影響……、および
　(5) 国家の振る舞いへの影響」[13]

　社会運動と NGO は、目下、批判を受けている[14]。第一に、それらはとくに先進世界において、時に国家よりもパワフルである。保健省以上の予算をもって、たとえば国の疾患負担に最大のインパクトを持たない疾患に焦点を合わせることで、ヘルスケアにおけるプライオリティを歪める可能性がある。透明性と説明責任の不在によっても、一般に批判される。国際組織は官僚的であるが、少なくとも明確な意思決定と説明責任のメカニズムを有する。別の批判は、多数の NGO がしばしば競い合っていることである。共感を創造し、寄付を生み出すために、メディア報道を利用していることである。最後に、NGO は、挑戦しているアクターにますます取り込まれる。新自由主義に抵抗し、その代替案を提供する代わりに、多くの NGO は、同じ新自由主義の言語を採用してきた。実業家たちとパートナーになることによって、NGO は、より倫理的な消費者を創ることを意図するが、根底にある不平等を批判することを回避する。新自由主義の支配に挑戦しないミクロの〔微小な〕解決を提供することによって、行動主義は効果的に鎮圧される。実例は数多くある。環境行動主義組織は、環境を汚染する営利追求企業によって資金提供される。メンタル・ヘルスを根本的な社会正義の論点として擁護する NGO、Mental Health America は、製薬会社からその予算の 3/4 を受け取っている。患者組織の国際同盟が設立され、主要 30 社のコンソーシアム〔借款団〕によって資金提供されている。資金源は公表されていない。

---

*13　Keck and Sikkink (1998) Activist beyond borders, p. 25.

*14　Peter Dauvergne and Genevieve Lebaron (2014) Protect Inc. The corporatization of activism. Polity Press: Cambridge (UK) and Malden (USA); Andrew Herxheimer (2003) Relationship between the pharmaceutical industry and patients' organisations. British Medical Journal 326: 1208-1210.

疾患商（disease mongering）とアドボカシー・グループ

　問題を医学用語で定義すること（病気または障害として）、およびそれらを扱うために医学的介入を用いることは、「医療化」として理解されている。活動亢進〔多動〕、引きこもり、不安、児童虐待、更年期障害は、新しい医学のカテゴリーに変換された。今日、このプロセスは商業的および市場的関心によって操作されている。新しい疾患を製作する〔でっち上げる〕ことは、現存する薬剤のための新しい市場を創造することになる。製薬会社は、薬剤の販売を促進するために、患者のアドボカシー・グループとの協力を頻繁に探索する。ADHDのための Ritalin は、1970 年以降、子どもへの使用が承認された。産業界は、その大人への使用を促進し始めた。産業界は、「成人の ADHD」の治療を強力に支持した「注意力欠損と多動障害を持つ子どもと成人」のアドボカシー・グループに資金提供した[*15]。

市民社会

　下からの履行という見方は、ローカルなアクターがグローバルな原則の普及に重要な役割を担うことを意味する。彼らは「自国化」のプロセスをとおしてグローバルな原則と現在のローカルな枠組みとの間に調和（「共鳴」）を構築する。個々の市民と市民グループの役割は、「市民社会」のコンセプトにおいて表現される。アクティブな市民権〔公民権〕が意味するのは、個々の市民が団結し、イニシアティブを取り得ることである。1960 年代から 1970 年代にかけての医学倫理学からバイオエシックスへの変更（第 2 章参照）は、市民間の解放運動の結果であった。医専門職への批判はさらに強まった。市民たちは、科学技術の力を自分たちがコントロールすることを要求していた。そして、患者としての権利を要求していた。市民社会は、健康、疾患、生命、死、という論点の周囲に動員された。それは、政府と医専門職に、現行のプラクティスを変更する義務を負わせた。

　今日、市民社会は、もはや個別特殊的な区域に限定されていない。公的討論や政治的アクションは境界を越える。一国の市民たちは他国の他者とつながり、共通の原因や論点の周囲に組織体を構築することができる。成長する相互のつながりと、グローバル・コミュニティという新生の感覚が、グローバルな市民社会を創造した。このグローバルな市民社会は、上述の社会運動と NGO を含むが、どの市民にも当てはまるから、それよりも広い。それは、国家と市場が相互作用する領域とみなされる。とりわけ新たなメディアによって、それは、政府や商業の力でコントロールされない論説の余地を与える（たとえそれらが影響を及ぼそうとしても）。それは、公共の会話と理論の、共同の審議と参加の、論争と衝突の領域でもある。最後に、それは、公衆の参画の領域である―個人が自ら組織したグループが、集団的アクションに着手できる。

[*15]　Peter Conrad (2005) The shifting engines of medicalization. Journal of Health and Social Behavior 46: 3-14. See also: Joseph Dumit (2012) Drugs for life: How pharmaceutical companies define our health. Duke University Press: Durham and London.

グローバル・バイオエシックスにおける市民社会の役割は、垂直的および水平的な健康への介入についての討論において例証される。垂直的プログラムは、国際的エージェンシーに好まれる。技術的解決についての明瞭な標的と焦点を持つからである。水平的プログラムは、ヘルス・システムに焦点を合わせる。それは、草の根の参加を要求する。プログラムはコミュニティ・ベースである。市民社会の関与なしに、健康問題を生み出す基本的な社会的・経済的ニーズに対処することはできない。ヘルスケア・サービスは、個々別々の介入ではなく、ローカルな知識に導かれた体系的なアプローチを要求する。もう1つの例は、臓器取引についてのイスタンブール宣言である。WHOは、1年間に移植される腎臓の総数7万のうち、5〜10％が不正取引に由来すると見積もっている。臓器は通例、パキスタン、フィリピン、モルドバのような国の貧しい売り主によって売却される。多くの国は、商業移植を禁じる法律を採択している。しかし多くのケースにおいて、法律の施行は困難であるか欠如している。臓器取引についての関心の増大は、科学者、政策立案者、健康保険会社、患者組織を動員してきた。彼らは2008年に会合を開いてイスタンブール宣言を採択した。腎臓移植は、医師の関与なしには不可能である。専門医組織と信望のある外科医は、腎臓取引への協力を止めるために世論に訴え、国内の同業者たちに圧力を加えた。宣言は、異なる倫理的立場を擁護する2つのグループ——臓器売却の禁止を訴えるグループ、臓器市場の規制を訴えるグループ——を和解させた。両グループは、規制なしの商業臓器交換はグローバル・レベルで許されるべきではないことに合意した。提案された解決は、ローカル化である。臓器の不正取引は、移植医療のグローバル化の結果として出現したが、それが根絶され得るのは脱グローバル化をとおしてのみである。各国は臓器贈与において自給自足すべきである。すなわち、その国の臓器不足は、どのようなシステムが使用されるにせよ、その国の内部での贈与をとおして解消される必要がある。

臓器不正取引と移植ツーリズムに関するイスタンブール宣言

　「臓器不正取引と移植ツーリズムは、衡平、正義、人間の尊厳の尊重の原則を侵害するものであり、禁じられるべきである……

a.　これらのプラクティスの禁止は、移植の商業主義、臓器不正取引、あるいは移植ツーリズム……を目的とするあらゆるタイプの広告……、勧誘、または斡旋を含むべきである。

c.　傷つけられやすい個人やグループ（識字能力のない人および貧困に陥った人、証明書のない移民、受刑者、および政治的または経済的難民）を生体ドナーになるよう勧誘するプラクティスは、臓器不正取引、移植ツーリズム、および移植の商業主義に反対する意図と相容れない*16。」

---

*16　Declaration of Istanbul, see http://multivu.prnewswire.com/mnr/transplantationsociety/33914/docs/33914-Declaration_of_Istanbul-Lancet.pdf (accessed 15 May 2015).

メディア

　グローバル・バイオエシックス・プラクティスを変化させる第三の推進力は、新聞、ラジオ、テレビのような伝統的なメディアだけでなく、ますます増加する新しいソーシャル・メディアである。障害を持つ赤ん坊の事件は、メディアの役割を例証する。事実、バイオエシックスの出現と発展は、メディアにおけるストーリーとニュースによって大いに促進された。誰が腎臓透析の資格を得るかを決定する委員会（第 2 章参照）は、ライフ誌における 1962 年の画期的公表（landmark publication）のテーマであった。タスキギー梅毒研究のスキャンダルは、告発者が記者に接触した後、1972 年にワシントン・スター紙とニューヨーク・タイムズ紙に暴露された。米国におけるカレン・アン・クインラン事件は、1975 年のメディアの一大イベントであった。似たような一連のメディアの注目が、現在、グローバル・バイオエシックスに集中している。メディアの熱狂は、1946～1948 年に米国公衆衛生サービスが実施し、NIH が資金提供した、グアテマラでの梅毒の実験をある大学教授が暴露した後、急に激しくなった。2010 年に政府は、これらの非倫理的実験について謝罪した。ナイジェリアにおける Trovan 事件は、2006 年のワシントン・ポストのリポートの後、国際的スキャンダルになった。実際、第 1 章のすべての例が知られるようになったのは、世界中のさまざまなメディアにおける公表をとおしてであった。

　バイオエシックスにおいては、通俗的なメディアの役割はたいてい批判される—それらは平易化し、センセーショナルにし、騒音や印象が入り込むように、複雑な論点を圧縮し歪める。しかしよりポジティブな見方は、メディアはバイオエシックスの構築と拡大を助けてきたことを強調する[17]。メディアにおけるストーリーなしに、バイオエシックスはおそらく、決して誕生しなかったし、成熟しなかった。現在、新たな科学的発展（ex. 幹細胞研究または顔面移植）は、たいていバイオエシックスの問題として提示される。メディアのプレゼンテーションは、倫理的懸念を公共のアリーナに引き入れる。そうすることによって、彼らは、かかる懸念が正当なものであることを断言する。その倫理的懸念が、公的討論と政策立案の理由である。同時に、倫理的懸念を伝達することは、優勢な価値を明確に表現する。もし人々がその知識なしに、有害な実験においてモルモットとして使用され得るのであれば、視聴者と読者は単に憤慨するのみならず、インフォームド・コンセントと無危害〔加害禁止〕は保護されるべき重要な価値であることに鋭敏に気がつく。このメディアの断言的な役割は、グローバル・バイオエシックスにとってとりわけ重要である。メディアはローカルをただちにグローバルにする。グローバルな意識を促進し、道徳的懸念の輪を拡大するのを助ける。メディアが世界で起きていることを報じることは、グローバル・バイオエシックスにとってとりわけ重要である。それは、バイオエシックスの出版物よりもいっそうパブリックなアウトリーチを持つ。早期警戒システムあるいは番犬として、気づきと機能を生じさせる。情報の必要性は明白である。最近の米国の調査では、回答者の 93％が世界人権宣言について聞いたことがなかった[18]。しかし通俗的なメディアは、情報

＊17　Peter Simonson (2002) Bioethics and the rituals of media. Hastings Center Report 32 (1): 32-39.
＊18　Emilie M. Hafner-Burton (2013) Making human rights a reality. Princeton University Press: Princeton and New York, p. 91.

伝達以上をなす。倫理的論点を探究し、より広い文脈でそれらを提示し、特定の方向においてストーリーを整理し直すこともする。それによってプラクティスは変化していく。代理母 Janbua がプレスに赴いたとき、彼女のストーリーは、障害を持った息子の放棄についての中立的なリポートではなく、苦情であり、告発でさえあった。個別的なストーリーが、不平等や搾取のグローバルな文脈に位置づけられた。倫理学は、変化の実現へと移行した。とくに新しいメディアは、原因を公表し、重要なアクターにプレッシャーをかける（「非難し、恥じ入らせる」）ための支持を開始するために利用することができる。グローバル・ヘルス・インパクト指標および医薬品アクセス・インデックスの実例（第10章参照）は、発展途上国における薬物療法へのアクセスを改善するための医薬品会社の尽力についての、公にアクセスし得る情報を提供する。

　グローバル・バイオエシックスにおいて、通俗的なメディアは特有の懸念を生じさせる。その1つは、それらが時としてステレオタイプを強めることである。アフリカは貧困、飢餓、疾患、暴力の大陸として紹介される。感染の貯水池、すなわち人々がサルとコウモリを消費する汚い場所として描かれる。

ブッシュミート〔野生動物の肉〕

　2014年夏、ニューズウィーク紙は、アフリカのブッシュミートが米国へのエボラの裏口であり得るようなカバー・ストーリーをフィーチャーした。それは、コウモリやチンパンジーのような野生動物の肉がアフリカにおけるご馳走であることを明確に記述した。そのストーリーによると、それは致死的な脅威でもある。エボラのようなウイルスを伝染させるからである。多量のアフリカの野生動物の肉は米国に密輸入されているから、国は危険にさらされている。ワシントン・ポスト紙は、このストーリーを、アフリカ人の「未開の動物」としてのイメージを強化するものだとして批判した。米国で鹿狩りを行い、それを鹿肉として食する者は誰でもブッシュミートを消費している。ニューズウィーク紙の提案は、移民を疾患と結びつけるものである[19]。

　他国からのストーリー（ex. タイ）は、概して暗黙のうちに、蔓延する腐敗、搾取、規制欠如のメッセージを伝えがちである。別の懸念は、資金調達のための競争が、他者の苦しみを「売る」よう、あるいは人道的支援の寄付を生じさせるために共感の感情を「市場売買する」よう、NGO を勧誘するこ

＊19　Newsweek: A back door for Ebola: Smuggled bushmeat could spark a U.S. epidemic. 29 August 2014（www.newsweek.com/2014/08/29/smuggled-bushmeat-ebolas-back-door-america-265668.html）; The Washington Post: The long and ugly tradition of treating Africa as a dirty, diseased place. 25 August 2014（www.washingtonpost.com/blogs/monkey-cage/wp/2014/08/25/othering-ebola-and-the-histoy-and-politics-of-pointing-at-immigrants-as-potential-disease-vectors/）. Accessed 5 August 2015.

とである。人々は支援を必要とする救いのない犠牲者として描写される。これらの悲惨のイメージは、ステレオタイプを補強するのみならず、逸話と個人を前面に置く。傷つきやすさと不正義を生み出す、根底にある構造に強い光が当てられることは、ほとんどない。苦しむ者に対する責任は、国家や会社から離れて、個々の人格へと転嫁される。他方で、このタイプのメディア・カバレッジ〔受信可能範囲〕の視聴者と読者も、等しくステレオタイプである。彼らは、救助者として懇願される。わずかなドルで、彼らは飢えに苦しんでいる子どもたちを生かすことができる。人道的支援は、義務や正義ではなく、慈愛や同情の問題である。再び、ここでの提案は、構造的原因よりも即時的ニーズが軽減されるべきことである。NGO のますますの商業主義はさらに、消費者としてグローバルな問題に関心を持つ市民たちにアピールする。彼らが NGO の商業的パートナーの製品を買えば買うほど、彼らは貧困の根絶に貢献する。特定の商品を消費することによって、世界を変えることができることが提案される（各人が購入することによって、会社があるアイテムを寄付する、「倫理的」または「慈善的な」ショッピング）。変化は、個人の努力の結果である（気候変動に抗してバイクに乗ること、またはがんに抗してマラソンをすること）。個々の消費者は、集団的アクションに参加したり、ライフスタイルにおいて重大な変更をする必要はない。体系的な問題はもろもろの微小な解決によってアプローチされる。市場は根底にある問題というよりも、むしろ主要な変化のメカニズムである。

変化のための規範的なツール

　グローバル・プラクティスは、ローカル化のプロセスをとおして変化しつつある。グローバルな倫理的枠組みは、ただ適用されまたは拒否されるのみではなく、「自国化」される。グローバル・プラクティスは、国際組織によって原則が定式化、宣言、拡散されるグローバルな領域と、原則が拡散されるローカルな文脈の間で行われる弁証法的な相互作用の結果である。原則は具体化され、個別特殊的状況のなかに統合されるからである。グローバルな原則は論争されることは少なくない。現行のプラクティスと緊張関係にあることが多いからである。論争が意味するのは、グローバルとローカルの強烈な相互作用である。論争はまた、グローバルな原則は個別特殊的な状況に適合するよう解釈される必要があることも意味する。ローカル化は、当初「収斂」と呼ばれていたものを構築する（第4章参照）。グローバルとローカルの相互作用は、違いを強調し反復するのみならず、同意のエリアを掘り出し、一般に共有される価値を明らかにする。グローバル・バイオエシックスの論説は、弁証法的な相互作用、解釈、原則をプラクティスに内面化することを容易にするコンセプトを提供する。この倫理的論説は、次章で議論されることになる。しかしその前に、次のことが問われ得る。どのようにして規範的コンセプトは、グローバル・プラクティスにインパクトを与えてきたのか。本章で使用されるプラクティスのコンセプトは、規範的見解と価値は、すでにプラクティスに組み込まれていることを当然のこととして想定している。規範性は、付加されたものではなく、プラクティスを構成する本質的なものである。では、規範的コンセプトはどのようにしてプラクティスの変化を導くのであろうか。

地　平

　先のいくつかの章において、グローバル・バイオエシックスがメインストリームのバイオエシックスのパースペクティブを拡大することを論証した。それは、もろもろの現象がグローバルな問題として解釈され受容される、より広い背景を提供する。グローバル・バイオエシックスは、別の言語と概念の視点を導入する。それは、関連性と相互性に焦点を合わせる。不平等と不正義を生み出す力（特許規則の制度のような）の調整にも焦点を合わせる。グローバル・バイオエシックスの論説は、それゆえ、パースペクティブを個人から共同（common）にシフトする。このシフトは、支配的なそれに代わる別のパースペクティブを開く。たとえば、HIV/AIDS は、通常は医学的な難題とみなされる。しかしそれは、人権問題として、正義の問題として、安全の問題として、あるいは知的財産権の問題としても解釈され得る。健康は、前章で議論されたように、グローバルな共通善、人権、あるいは取引可能な有用品とみなされ得る。おのおのの解釈は、異なる帰結をもたらし、異なるアプローチと解決へと導く。

枠づけ（framing）

　社会学者たちは、枠づけの重要性を指摘してきた[20]。枠は、解釈のスキーム〔組織的に構築する手立て〕である。枠は２つの特徴を持つ。第一に、それらはプラクティスと同様、個別的なものではなく共同の成果である。枠は、何が起きているのかをわれわれが理解するのを助ける。経験を構築し組織立てることによって、意味を提供するコミュニティを創造する。第二に、枠は、共同の活動が可能になるような関与を容易にする。それは、どのようにしてもろもろの現象が生み出されるかを説明するだけでなく、どのような応答と解決が可能かを説明する。最初に、枠は問題を定義する。強い光を当て、特定の文脈内部でもっとも重要で疑わしいものとして、一定の側面を際立たせる。枠はまた、何が問題を創造したかを確認しつつ、その原因を突き止める。次に、枠は、問題とその原因を評価し、その結果、道徳的判断が提供される。最後に、枠は、ある処置を勧め、あるいは治療法を提案する。PEPFAR の例は、宗教的義務としての、また米国の道徳的伝統の一部としての HIV/AIDS 救済の枠づけが、いかにして援助のための莫大な基金を動員したかを示している。枠づけの重要性は、女性器切断のケースにおいても例証される（第４章参照）。

女性器切断（FGM）

　ケニアでの FGM を根絶するキャンペーンは失敗した。それは、その人口集団〔住民〕によって、伝統的な文化のプラクティスとみなされた。このプラクティスを抑圧する努力は、

＊20　Robert D. Benford and David A. Snow (2000) Framing processes and social movements. An overview and assessment. Annual Review of Sociology 26: 611-639; Ronald Labonté and Michelle L. Gagnon (2010) Framing health and foreign policy: Lessons for global health diplomacy. Globalization and Health 6: 15; doi: 10.1186/1744-8603-6-14.

植民地主義、すなわち伝統文化に対する西洋的諸価値の不当な要求を象徴した。通常の名称「女子割礼」は、FGM が男子割礼と同様、真に危険かつ有害ではないことも示唆していた。1980 年代、このプラクティスは、人権侵害として枠づけられ、「切断（mutilation）」の名称に改められた。新しい枠は、より広範なアクターや人口集団によって支持され得る、より広いカテゴリーのプラクティス（女性に対する暴力や児童虐待）を包摂した。

　3 つの異なる枠が FGM のプラクティスに適用される。文化的多様性、人権、健康。3 つの枠の相違は名称に反映される。女子割礼、女性器切断、女性器切除（cutting）。すべてのケースにおいて、手続きは異ならない。外部女性器の部分または全部除去。異なるのは、問題としての解釈と規範的評価である。女子割礼は、アフリカと中東の限られた国で何世紀にもわたって存在してきたプラクティスである。それは、これらの諸国では、社会の女性メンバーのためのイニシエーション〔入会〕の儀式である。浄めの行為であり、文化的アイデンティティの源である。それは、文化的伝統として尊重されるべきことを含意する。1970 年代に、この枠づけは、しだいに異議を唱えられるようになった。人権のパースペクティブから、このプラクティスは、女性の権利の侵害と女性差別とみなされた。それは、もっとも一般的には 4 歳から 10 歳までの少女に実施されたので、子どもの権利の侵害でもある。問題のこの枠づけは、法的アクションを勇気づけた。ますます多くの国が、女子割礼を禁じた。しかし法制は、概してあまり効果がなかった。このような背景下で、女性の権利よりも女性の健康を強調する別の枠が出現した。健康に対する短期および長期の影響力に関するより多くのデータが利用できるようになった。医学的必要性のない解剖学的構造物の除去は切断（mutilation）である〔治療行為としての切除（cutting）ではない〕から、プラクティスの名称は変更されるべきことが論証された。問題のこの理解は解決を生む。根絶。健康の枠においては、FGM は流行性疾患のごとくである。現在、1 億 2,500 万人の女性と少女が FGM を被っており、毎年 300 万人以上の少女が「危険」にさらされている。健康問題として、FGM は今、WHO の指令下にある。しかし国連が 1958 年に WHO にプラクティスを調査するよう依頼したとき、FGM は文化の問題とみなされることを理由に、WHO はこれを拒否した。

成功する枠

　FGM の例は、プラクティスを変化させるための枠づけの有益性を例証する。第一に、それは同盟を築くための概念上のプラットフォームを提供する。人権と健康の枠は、NGO と活動家、医専門職、教師、ソーシャルワーカー、宗教指導者を結束させる。とりわけ、女性のより若年層がプラクティスに抗して運動を起こしている。いくつかのメディアがこれらのキャンペーンに加わってきた。国連は、2 月 6 日を「女性器切断/切除・国際ゼロトレランス・デー」として宣言した。第二に、枠づけはローカルな価値とのマッチングを容易にし、かくして自国化を促進する。FGM に反対して運動するローカルな NGO の数は急速に増した。プラクティスが一般に行われているアフリカ諸国の多数は、現在、FGM を非合法化している。とりわけ、ローカルな活動家にとっては、健康の枠が有益である。健康

への影響を指摘することは、伝統や文化についての道徳的判断を含意せず、一般に共有される懸念にアピールする。同時に、FGM は特定の国のみの問題ではなく、グローバルな問題であることが明確になった。移民によって、西洋諸国は FGM を被ったますます多くの女性や少女の人口集団を受け入れる。第三に、枠づけは、釣り合いのとれたプラクティスの評価を助ける。常に異なった枠、あるいは対抗する枠さえあるから、規範的評価は、実情を踏まえて弾力的に衡量される必要がある。健康の枠は、現在、もっとも強力であると思われる。文化の多様性へのアピールとバイオエシックスの帝国主義に対する告発は、有害な効果の証拠と気づきの増加によって、あまり説得力がない。健康は共通の価値である。この枠においては恩恵・利益はなく、害だけがある。権利の枠に基づく法的アプローチは必要不可欠なものである。しかし、それが文化と社会におけるプラクティスのシステムの決定子を扱わないかぎり、効果はない。

　国連総会は 2012 年 12 月に FGM の世界規模の根絶を求める解決を採択した[*21]。国連が禁止を支持した最初のときであった。プラクティスは、いくつかの国で減少している。しかし長年にわたるプラクティスを変えることは容易ではないであろう。頻繁に言及されるサクセス・ストーリーは、中国における纏足のプラクティスの根絶である。それは、ほぼ 200 年にわたるキャンペーンの後、21 世紀初頭に成功した。第 10 章の遺伝子組み換え動物の例は、科学的進歩の枠と商業的好機の枠との競争によって、成功しなかった。

　枠づけの成功は、3 つの要素によって決定される。第一の要素は、上述のとおり、「共鳴」である。アクターの広範な同盟を創造し、釣り合いのとれたアセスメントを容易にし、かつローカルな文脈と結びついた枠は、より成功するであろう。それは、グローバルな原則を文脈上の価値と関係づける。第二の要素は、枠の規範的要求である。特定の文脈を超えて、共通の人間性に言及する道徳的懸念を強調する枠は、あまり包括的でない枠よりも、いっそうアピールする。とりわけ、傷つきやすい者に対する身体的危害、および不正義を強調することは、討論の性質を変換し、政策を考案する際の、強力な規範的アイディアである[*22]。第三の要素は、システムのアプローチである。FGM のプラクティスは、たとえば個々の少女や女性の健康と人権に影響を及ぼしているが、健康と人権の枠は、個々の人格においてではなく、社会的・文化的伝統におけるプラクティスの決定子を突き止めることに注意深くあるべきである。これらの伝統に影響を及ぼすことは、長期間の共同の努力を要求するであろう。人権によって論点を枠づけすることは必要不可欠である。しかしそれは、プラクティスを変化させる最初のステップにすぎない。人々の注意も同様に、個人からシステムにシフトしている。それは、他のエリア、たとえば終末期の生命のケアにおいて顕著である。米国では、生命の終末のケアを改善す

＊21　UN General Assembly: Intensifying global efforts for the elimination of female genital mutilations. November 2012: www.unfpa.org/sites/default/files/resource-pdf/67th_UNGA-Resolution_adopted_on_FGM_0.pdf （accessed 5 August 2015）. See also: Audrey Ceschia （2015） FGM: The mutilation of girls and young women must stop. The Lancet 385: 483-484.

＊22　Margaret E. Keck and Kathryn Sikkink （1998） Activists beyond borders: Advocacy networks in international politics. Cornell University Press: Ithaca and London. They particularly mention bodily harm to vulnerable individuals and legal nequality of opportunity as powerful normative frames （Keck and Sikkink 1998, p. 27）.

る 40 年の努力の後、理論と実践〔プラクティス〕の間になお大きなギャップがある。患者の権利が確立され、明確な倫理学のガイドラインが公布されたが、生命の終末における患者の選好は、多くの場合、フォローされない。個人の権利を保障することは重要であるが、プラクティスを変えるためには十分ではない。これは、健康の権利のような、関連する社会的・経済的権利の不顧慮の結果でもある。それは、市民に健康を提供する政府とコミュニティの義務を含意する。目下、人々の注意はヘルスケア・システム、とくにその制度、組織、財政に、そしてシステムの改善の可能性に、より集中している[23]。

　別の例は、災害救助のエリアである。人道的救援は、伝統的に個別的ニーズに対処することを意図してきた。犠牲者の生命は、救助されなければならない。災害は自然の事象である。無辜の犠牲者は、同情、連帯、寛大を求める。しかし、傷つきやすさの枠は、より広いパースペクティブを導入した。多くの災害は、事実として、人が造り出した暴力、怠慢、搾取の結果である。それゆえ、焦点は、個人を傷つきやすい者にしたもろもろの状況に合わされるべきである。人道主義の新たな言語は、共通の人間性に基づいており、世界主義の表明である。それは、道徳的懸念の輪が拡大していることを示す。しかし、より長期のインパクトを持つために、それは、個々の人命を救出し保護する道徳命令を超えて作動しなければならず、また、正義の規範的懸念に注意を向けなければならない。多くの人道主義のエージェンシーが、現在、彼らの注意を、緊急および一時的な支援から、貧困や暴力のような根源的原因にシフトしている[24]。

　もっとも成功した行動主義の運動の一つは、エイズ・コミュニティであった。彼らは、必須医薬品にアクセスする現行制度を変えることに成功した[25]。しかしそれが成就したのは、1994 年の TRIPS 合意で実現された、国境を越えるビジネス・ネットワークが成功裡に知的所有権（IPR）のグローバル化を擁護した後のことにすぎない。1980 年代以前は、特許は専売権や独占権、すなわち自由貿易への障害とみなされた。ビジネス・ネットワークは、著作権侵害と偽造物が米国の経済競争の土台を削り取っていたことを論証することによって、この理解を変化させた。特許は、実際には、イノベーション、自由貿易、経済成長にとって不可欠であった。この枠づけは規範的でもあった。すなわち、窃盗は決して正当化され得ない。TRIPS 合意は、ビジネスの懸念にとっての勝利であった。HIV/AIDS のパンデミック〔世界的流行〕が、この新しい政策枠組みを疑わしいものにした。さまざまな社会運動は、当初、個人の振る舞いと、人々のカテゴリーに烙印を押すこと〔ex. 同性愛者〕に関心を持った。しかし、より有効な治療が利用できるようになったとくに 1996 年以降、運動の強調点は、個人の権利

＊23　Susan M. Wolf, Nancy Berlinger and Bruce Jennings (2015) Forty years of work on end-of-life care – From patients' rights to systemic reform. New England Journal of Medicine 372 (7): 678-682.

＊24　Hugo Slim (2002) Not philanthropy but rights: The proper politicisation of humanitarian philosophy. The International Journal of Human Rights 6 (2): 1-22; Thomas G. Weiss (2013) Humanitarian business. Polity Press: Cambridge, UK.

＊25　Susan K. Sell and Aseem Prakash (2004) Using ideas strategically: The contest between business and NGO networks in intellectual property rights. International Studies Quarterly 48: 143-175; Ethan B. Kapstein and Joshua W. Busby (2013) AIDS drugs for all: Social movements and market transformation. Cambridge University Press: Cambridge, UK.

から社会的・経済的権利へと移行した。公衆衛生の懸念は、ビジネスの利益よりも重要であると論じる、国境を越える NGO のネットワークが現れた。IPR（知的所有権）保護は、発展途上国の多くの人々にとって薬剤を入手不可能なものにしている。公衆衛生の枠は、特許と死をリンクすることを可能にした。規範的メッセージは、「生命を救助する治療は、支払い能力に依拠すべきではなく、普遍的にアクセス可能にすべきである」というものであった。枠づけはまた、製薬会社を貪欲で不道徳なものとして描写した—彼らは死んでゆく何百万もの人々を犠牲にして、天文学的な収益を得る。2002 年のドーハ宣言は、医薬品にアクセスするためのキャンペーンにとっての勝利であった。NGO による枠づけは、健康への権利を強調するブラジルや南アフリカのような国によって支持された。同時に、米国は 2001 年に炭疽菌バイオテロリズムに直面したとき、IPR のサポーターとしての評判を落とした。米国政府は、利用可能な薬物は高価すぎるから、特許は無視されるであろうと論じた。明らかに、健康は所有権を保護することよりも重要である。しかし、もしこの規範的評価が 1 つの政府にとって有効なら、それは他のすべての政府にも認められるべきである。

規範の革新者（normative entrepreneurs）

　グローバル・プラクティスを変化させるメカニズムとしてのローカル化と枠づけの強調は、「グローバル・エシックスの枠組みの履行は、プラクティスの場面における原則の適用と枠組みへの追従である」という見方を拒絶する。それどころか、枠組みの履行は、持続的な作業を要求する—「自国化」をとおして収束を構築すること、対話・討論・相互作用、ローカルなステークホルダーの関与。この作業は、実践的なものだけでなく、論説も包含する。説得と学習は、グローバル・レベルで価値を変化させるための基本的な道具である。それらはアイディアの力を立証する。この文脈において、いわゆる「国境を越える道徳的革新者」が際立たせられる[*26]。彼らは、グローバル・システムにおける特定の価値を促進し、支持を動員し、原則を自らの価値体系に適応させるよう他者を触発するエージェントである。それは卓越した個人、認識のコミュニティ、または NGO であり得る。頻繁に言及される模範は、1863 年に赤十字国際委員会を設立したアンリ・デュナン、世界人権宣言の採択における推進力であったエレノア・ルーズヴェルト、チェコの反体制派で後の大統領ヴァーツラフ・ハヴェル、人権の普遍性と人道的介入を促進する国連の事務総長であったときのコフィ・アナンである。

　個人のみが道徳的権威を持ち、グローバル・コミュニティの建設を触発し得るのではない。バイオエシックスにおける一例は、生物医学と行動研究の被験者保護のための国家委員会である。1978 年に委員会が発行したベルモント・レポートは、研究倫理学の領域で集団的アクションを開始した。最初に米国で、権利を推進し、支持を動員し、法律の制定とプラクティスの規制を触発した。唱道された規範的アプローチは、より広範に受け入れられることができるよう、より大きな文脈に置かれた。この原動力は、1990 年代にグローバルな規範革新者として活動した CIOMS によって促進された。グローバル・バイオエシックスにおいて、国境なき医師団はもう 1 つの模範である。1999 年にノーベル

＊26　Stacie E. Goddard (2009) Brokering change: Networks and entrepreneurs in international politics. International Theory 1 (2): 249-281.

平和賞を受賞したとき、賞金は、発展途上国における薬物療法へのアクセスを増すために、必須医薬品へのアクセスキャンペーンを開始するために使用された。専門職組織も、同じ革新者の役割を演じ得る。移植協会および国際腎臓学協会は、2008 年に臓器不正取引と移植ツーリズムに関するイスタンブール宣言を採択したサミットを招集した。

集団的アクション

　プラクティスに影響を及ぼすために、規範的な用語で論点を枠づけすることは、個別的な事柄ではない。規範の革新者がある論点をグローバルな議題に置くための触媒として作用するときでさえ、大衆の意見と政治的支持が動員されなければ、個別的なアクションはほとんど影響力を持たない。枠は共通であり、アクションへと方向づけられている。それらの枠は、人々を結束させる。なぜならそれは、提案された解決のみならず問題についての同じ理解を共有するからであり、また、人々を集団的アクションに参画するよう動機づけるからである。最近のエボラの流行〔エピデミック〕において、MSF は、構造的応答を顕現させるエージェントとして振る舞った。流行性疾患は、国家、国際組織、NGO、および個人の合同のアクションがあるときにのみコントロールされ得る。環境崩壊は、個人のアクションによって、また「グリーン」消費者の選択をすることによって対処することはできない。それは、環境の劣化の一因を担う制度的取り決めとライフスタイルを変化させるために、市民の協力を要求するであろう。それは、かかる取り決めとライフスタイルを促進する政府と企業の責任を批判することも含意する。集団的エージェンシーのみが、南アフリカにおけるアパルトヘイト体制を変え、あるいは奴隷制を廃止することができた。アクションは、自己利益によってではなく、正義や平等といったグローバルな規範的理想によって動機づけられた。それは、集団的アクションの主要な特徴を例証する。それは、合理的な個人の打算の結果ではなく、共通のゴールの追求と共通善への貢献によって駆り立てられる。それは、政府の介入と、市場における消費者の個人的決定との間に位置する行動主義の王国である。アクターは、消費者ではなく市民であるから協力する。

結　論

　本書において、グローバル・バイオエシックスの中間バージョン――グローバル・バイオエシックスをさまざまな状況に適用され得る完成物とみなすのではなく、グローバルな原則とローカルなプラクティスとの収斂を目指すプロセス、すなわち進行中の活動とみなす――が展開された。この見方は、グローバル・バイオエシックスは、実践的な作業だけでなく知的作業をも要求することを含意する。それは、継続的な検討、分析、討論、交換、解釈、応用、変更、変形、交渉、そしてグローバルとローカルの間の相互作用である。この継続的な作業は、道徳的普遍性だけでなく、道徳的多様性が認められ、真剣に受け取られるときに、可能になる。「異文化間性」という観念は、共通の土地を耕すための可能性を説明するために用いられる。異文化間のプロセスとしてのグローバル・バイオエシックスは、単なる国際機関やエージェンシーの作業ではなく、さまざまなレベルの多数の行為者の関与と参画を要求する。プラクティスにおけるグローバルな原則の履行は、コンプライアンスの問題ではなく、

「自国化」の問題である。すなわち、ローカルな価値体系における原則の統合と内面化である。このような仕方で、グローバルな原則は「ローカル化」される。しかし他方、このローカルなプロセスは、グローバルな枠組みにフィードバックすることから、臓器不正取引、代理母、薬物療法へのアクセスなどの問題に対するグローバルな応答が定式化され得る。本章は、グローバルとローカルの間の弁証法的相互作用が、いかにプラクティスを構築し変化させるかを議論した。社会運動とNGO、市民社会とメディアは、この相互作用の推進力である。規範的考察は、これらの弁証法において主要な役割を担う。それらは、グローバルなアクションに論拠を与えることによって、原則をプラクティスへと推移させ、翻訳する。しかしこれは、単なる合理的推理や実践的応用ではなく、またしても再び作業である。それは、審議し、学習し、説得し、非難し、恥じ入らせることを要求する。翻訳のプロセスは、枠づけによって容易にされる。枠は経験を組織化し、アクションを導く。それは、特定の価値を明確に表現するから、支持を動員する。たとえば、グローバルな原則を人権問題として枠づけることは、その市民に対する国家の権威に挑むことである（拷問や非人間的扱いからの自由）が、基本的なヘルスケア（健康への権利）を提供する国家の責任を強調することもできる。枠は、人々を結集させ、彼らを行動へと動機づける。

　現代社会において支配的な枠は、新自由主義のイデオロギーから派生している。これらの枠は、第5章で論じられたとおり、しばしばメインストリームのバイオエシックスに反映される。しかしグローバル・バイオエシックスは、別の地平をもって機能する。それは、相互依存性、相互のつながり、共有される価値、共通のパースペクティブを強調する。したがって、それは、個人の利益よりもシステムの変換に焦点を合わせる論拠に基礎を置く、代替の枠を提供することができる。連帯、正義、傷つきやすさ、社会的責任、未来世代の保護のようなグローバルな原則は、市場イデオロギーや経済成長に基礎を置くのではなく、人間の相互作用とコミュニケーションの尊重に基礎を置く、また、すべての人間にとっての繁栄を可能にする社会的、文化的、物質的環境を創造する必要性に基礎を置く、グローバル化の別の道を促進する広範囲にわたるプラクティスを触発する。次章は、このグローバルな道徳の論説を検討する。

【本章の要約】

- 本章の主要な問い：グローバル・プラクティスは、どのようにしてグローバル・バイオエシックスの枠組みの影響を受けるか。
- プラクティスは、理論的知識、活動、価値を結合する生の形態である。倫理的見解はプラクティスに埋め込まれる。
- ヘルスケアは、疾患、状況、コミュニティ、あるいは市場に方向づけられたさまざまなプラクティスのネットワークである。
- 商業代理母のケースは、グローバル・プラクティスが固定したものではなく、変化し得るものであることを例証するために用いられる。

- グローバル・プラクティスは、グローバルな原則とローカルな活動との間の弁証法的な相互作用において変化している。
- グローバルな倫理的原則へのコンプライアンスは、力（強制）、利益（短期的および長期的恩恵）、および規範的考察（何がなされるべきか）の結果であり得る。本章は、規範的論点に焦点を合わせる。
- グローバルな原則の実施は「自国化」を意味する：グローバルな諸原則とローカルなプラクティスは、収斂をもたらすダイナミックなプロセスにおいて精密に調整される。
- 実施は、それゆえ、3 つの段階を伴う長期のプロセスである。
　一相互作用：原則が宣言され、討論され、交渉される。
　一解釈：原則が解釈され、特定される。
　一内面化：原則がローカルな価値体系の中に組み込まれる。
- 規範的見解と論証は、あらゆる段階において役割を担う。
- 推進力。グローバルな原則は、以下によってローカルな場面に移される。
　一社会運動と NGO
　一市民社会
　一メディア
- プラクティスに対する規範的考察の影響力は、枠づけによって促進される。枠づけは、問題を定義し、原因を調査分析し、解決を提案し、アクションを動機づける。
- 枠は以下の場合、成功する。
　一「共鳴」があるとき
　一共通の道徳的関心事にアピールするとき
　一システマティックなアプローチを促進するとき
- 個別的エージェンシーは、枠づけし直すことによってプラクティスの変化を触発し、エネルギーを与えることができる（「規範の革新者」）が、変化が生じるのは、もっぱら構造的条件に照準を定めた集団的エージェンシーによってのみであろう。

第12章 | グローバル・バイオエシックスの論説

　ヴァン・レンセラー・ポッターは、健康、疾患、生命、死に関して、倫理学へのより広いアプローチの必要性に声を与えるために、「グローバル・バイオエシックス」の語を導入した。このアプローチは、相互のつながり（広範な一連の学問分野と活動を巻き込む）、包括性（すべての人間に共通のものに基礎を置く、境界を越えるパースペクティブを提示する）、依存（問題が生じる社会的、環境的、政治的文脈を批判する）、および戦略的フォーカス（関連するすべてのステークホルダーの包含と参加によって、この構造的背景を変化させることを目指す）を断言する。人類社会の問題に対処するために、グローバル・バイオエシックスは、メインストリームのバイオエシックスとは別の見方とパースペクティブを強調する道徳的論説を前進させる。本章は、このグローバルな論説を検討することになる。最初に、なぜ別の論説が必要であるのかを説明する。次に、この論説において決定的に重要ないくつかの倫理原則を詳述する。最後に、倫理学と政治学の関係を論じる。グローバル・バイオエシックスは、倫理的であるよりも政治的であることをたびたび非難される。本章は、まさにそれがグローバル・バイオエシックスの強みであると結論づけることになる。グローバル・バイオエシックスは、グローバル化の広範な、批判的な論説の内部で、倫理学と政治学を結びつける。

もう1つのバイオエシックスの論説の必要性

　なぜメインストリームのバイオエシックスとは異なるバイオエシックスの論説が必要なのか。その基本的な理由は、今日のバイオエシックスの問題が、ただ単にグローバル化の現象と関連するからではない。それはあまりにも表層的な分析であろう。倫理的な問題は、実際、新自由主義のイデオロギーによって支配される特有のグローバル化によって引き起こされる。バイオエシックスは、たいていこのイデオロギーの倫理的枠組みの内部でとらえられる。したがって、それは、現在のグローバルな問題に適切に対応できない。問題の源を批判的に検討しないからである。新自由主義と同様、メインストリームのバイオエシックスは実践的なフォーカスを持つ。それは、個人の福利を促進することを意図する。しかし、個人が存在する構造的背景を問い、改善しようとする戦略的なフォーカスを持たない。

　別の道徳の論説が必要である付加的な理由は、人権法は、新自由主義のグローバル化を批判するためには不十分なことである。その論拠は、人権は理論においては別のパースペクティブを提供するが、実践においてはたいてい新自由主義のアプローチの内部に包摂されることである。人権は、理論的には明確な倫理的枠組みに基づいている。それは、孤立した利己的な個人を前提としない。個人の自由権を生存権から分離しない。世界人権宣言は、「人類家族（human family）」「同胞愛の精神（a spirit of brotherhood）」（第 1 条）「コミュニティへの義務（duties to the community）」（第 29 条）に言及する*1。人権はまた、人権の義務履行者としての国家の役割を構想するが、新自由主義の政策は、国家の社会的責任を減じる。

　実践〔プラクティス〕においては、人権の論説は、新自由主義のグローバル化と衝突する。たとえばユーザー料金の導入は、健康を、支払い能力に依存しない権利ではなく、商品に変える。このケースでは、新自由主義の政策はダイレクトに人権の保護と衝突し、人権よりも優先される。実践においては、権利は、それを要求する個人に焦点を合わせる。誰がそれを提供する責任を負うかを明確に表現することはほとんどない。権利は、暴力と圧迫するシステムに反対する個人を際立たせる傾向もある。個人が置かれているシステムの状況を批判するために用いられることはほとんどない。人権が認められるときは、たいていの場合、発展途上国にとくに重要な社会的・経済的権利ではなく、人々の注目を集める市民的・政治的権利である。したがって、人権を明確に表現することは、ベースラインを定めるために絶対不可欠である。それは、人間の人並みの生活に必要不可欠のものに言及する。しかし、これらの要請を実践において適用するためには、拡大された倫理学の論説が必要である。グローバル・バイオエシックスの問題の源や根本的原因への取り組みは、権利を明確に表現する以上のことを要求する。それは、革新的なグローバル・ヘルスの学者 Solomon Benatar が「道徳的想像力」と呼ぶものを要求する。バイオエシックスの論説は、単に権利を提起する、あるいは世界を評価する言語ではない。反対に、それは世界を開き、コミュニティを創造し、われわれを異なるものにするものと、共通にするものへのアクセスを提供する。

グローバル・ヘルスにおける道徳的想像力

　「他者に感情移入できるためには、次のものが必要である。われわれ個人の生活とわれわれの国のアクションの批判的検討、他のすべての人間に束縛されたものとして自分自身をみる能力、非常に恵まれない、脅かされた生を生きる人のようであったかもしれないことを想像する感受性」*2。

　さらに、2 つの実践的な考察が、異なるバイオエシックスの論説の必要性を強調する。第一の考察は、新自由主義のグローバル化は、自然的な出来事または不可欠のプロセスではなく、人為のものであることである。それは、政治的決定とアクションによって故意に製造され、促進された。このイデオロギーは変化させることができる。一方で、教育、健康、水、社会安全のような基盤エリアにおけ

＊1　Universal Declaration of Human Rights, 1948: www.ohchr.org/EN/UDHR/Documents/UDHR_Translations/eng.pdf（Accessed 4 August 2015）.

＊2　Solomon R. Benatar（2005）Moral imagination: The missing component in global health. PLos Medicine 2（12）: 1209.

る収益性、民営化、商品化を拒否し、他方で、傷つきやすく社会から疎外された者のパースペクティブを採用し、不平等と排斥を批判し、連帯と生態学的な持続可能性に光を当てる新しい論説は、別のパースペクティブが存在することを明らかにする。それは、グローバル化と新自由主義は、必然的にリンクされないことも立証する。第二の考察は、前章で検討された、履行の重要性に関係する。権利と原則は、単に適用されるのではなく（上から）、内面化されなければならない（下から）。これは、相互作用と説得のために決定的な役割を担う集団的作業と対話を要求する。しかしそこでは、アクションを触発し動機づけるために、倫理学の論説が役立つことが当然のこととして想定されている。

グローバルな責任

　グローバル・バイオエシックスは人権の論説によって、そしてまた世界主義の道徳的理想によって、触発される。これらの理想は、すべての人々がグローバルなコミュニティに属することを肯定的に仮定する。彼らは、同じ尊厳と平等を共有する。グローバル・バイオエシックスを、共有され得る規範的アプローチとして発展させることは、共通のパースペクティブと共通の人間性の感覚を強調することによって、道徳的関心の輪を広げる。それは、人間はグローバルな市民として相互に責任を持ち、単に自国の公民権を共有する者に対してだけ責任を持つのではないことを含意する。

　責任へのフォーカスは、倫理学の論説は権利の言語を超えることを示す。権利を定式化し、主張するだけでは十分ではない。責任を特定する必要もある。バイオエシックスの初期に、哲学者ハンス・ヨナスは、「責任の命令法（imperative）」*3 を前進させた。ポッターと同様、ヨナスは新たな惑星規模のマクロ倫理学の必要があることを論証した。隣人の倫理学では十分ではない、われわれは惑星のための共同責任を有する。このグローバルな責任という考えは、国際レベルで取り上げられた。たとえば、世界宗教会議（1993 年）は、「倫理的責任の新たな自覚」*4 を要求する。グローバル・ガバナンス委員会（1995 年）は、共通の権利と結びついた共有責任を強調する。言及される最初の責任は、共通善に貢献する責任である。1997 年に「世界責任宣言」が、前国家指導者らのグループによって提案されたが、それ以上のアクションには帰結しなかった*5。さらにまた、共有責任という観念は、国連ミレニアム宣言における基本原則である（第 7 章参照）。

＊3　The 'imperative of responsibility' was the title of the English translation of Hans Jonas's book Das Prinzip Ver-antwortung: Versuch einer Ethik für die technologische Zivilization (Insel Verlag, Frankfurt am Main, 1979) (The imperative of responsibility: In search of ethics for the technological age. University of Chicago Press: Chicago, 1984).

＊4　Parliament of World's Religions (1993) Toward a Global Ethic, p. 14 (www.parliamentofreligions.org/_includes/fckcontent/file/towardsaglobalethic.pdf) (accessed 4 August 2015).

＊5　InterAction Council (1997) Declaration on Human Responsibilities (http://interactioncouncil.org/universal-declaration-human-responsibilities).(Accessed 5 August 2015).

　これらの例は、別の方法で、異なる論説の必要性を明らかにする。きわめて多くの人々の貧困や苦しみ、ケアと治療における不正義、健康と福利の不平等な機会に対する応答が、世界中で必要とされている。人権の言語は、誰もが付与されているものを明らかにしつつ、「受容性」を強調するが、責任は、これらの権利を保障するために何がなされなければならないか、また誰が実行する義務を持つかに焦点を合わせる*7。伝統的に、責任の概念は、特定の他の個人に向けられたものとして、個人に適用される。責任は、人格的または専門職的な関係の内部に現れる。世界主義のパースペクティブにおいて、その概念は 2 つの方向に拡張される。第一に、われわれは、身近な人や関係のある人に対して特別な義務を有するが、所属や境界にかかわりなく、他の人間に対しても義務を有する。責任は、遠方の人と未来世代に適用される。第二に、責任は、個人的であるが、集団的あるいは組織的でもある。グローバルな問題に直面して、個人は、もしそれができるのなら、救助する責任を有する。そして実際に、多くの者はそうする。もし災害が遠方で起これば、人々は苦しんでいる仲間を救うために寄付をするか、ボランティアとして支援する。しかし慈善（philanthropy）、慈愛（charity）、人格的犠牲（personal sacrifice）は、苦しみと暴力の根底にある構造には向けられない。このため、グローバルな問題は、集団的責任を要求する。それは、集団的エージェント、まず第一に国家のアクションを必要とする。多くのケースにおいて、個々の国家は機能し得ないか、または自発的ではない。グローバル機関としての非国家的アクター（ex. 世界貿易機構）、NGO、そして多国籍企業もまた、グローバルな責任を有する。しかし、もしそれらが協力しないのであれば、その努力はあまり効果がないことになる。

　人権についてのより包摂的な道徳的文脈としての、グローバルな責任の議論は、グローバル・バイオエシックスにとって重要な倫理原則に言及する。それは、とりわけ UDBHR に「宣言された」いくつかの原則を指示する—人間の傷つきやすさの尊重、連帯と協力、平等、正義と衡平、社会的責任、恩恵の共有、未来世代の保護、環境・生物圏・生物多様性の保護。これらの原則は、指針として、いかにグローバルな責任が具体化され機能させられるべきかを際立たせることに奉仕する。それらは一

---

*6　United Nations General Assembly A/RES/55/2: United Nations Millennium Declaration, 18 September 2000 (www.un.org/millennium/declaration/ares552e.pdf).(Accessed 4 August 2015).

*7　The focus of human rights 'on recipience rather than on action and obligations' is elaborated in Onora O'Neill (2005) Agents of justice (p. 38) in Andrew Kuper (ed.): Global responsibilities: Who must deliver on human rights? Routledge: New York and London, pp. 37-52.

般的な用語で定式化されるから、行動と政策を特定することなく、独自の方向性を示す。その方向性は、すべてのグローバルな市民によって共有される、共有される属性〔共通の属性〕のパースペクティブである。

人間の傷つきやすさの尊重

　グローバル化は、人間の傷つきやすさを著しく増した。それは、ある人々の存在状態を改善したが、他の多くの人々の生命をより不安定なものにした。新自由主義の政策は、増大する不平等と関連する。グローバル・ヘルス研究における 10/90 の格差のような例は、第 5 章で紹介した。最近の IMF 調査は、社会における不平等が増大すれば、経済成長はより減少することを認めている[*8]。新自由主義において主張されるような「トリクル・ダウン」効果はない。グローバルな富全体の半分が、現在、世界人口の 1% によって所有されている。いっそう悪いことに、人口の 90% にとって、グローバルな富の分け前は、ひたすら減少するのみである。新自由主義のグローバル化は、もっぱら富者のみをより豊かにした。災害やパンデミックのようなグローバルな現象もまた、傷つきやすさの増大に貢献した。もう 1 つの側面は、保護と対抗のメカニズムが蝕まれてしまったために、傷つきやすさの取り扱いがいっそう難しいことである。新自由主義の政策は、公共の福祉と公衆衛生サービスを犠牲にして、イノベーション、利潤率、民営化、所有権の保護を強調してきた。グローバル市場を促進するために、社会と環境を保護する規則や規制は弱められた。安全と保障の不足は、今日の人間の存在状態の決定的な特徴になった。「人々は至るところでいっそう傷つきやすい状態にある」。1999 年に国連開発プログラム（UNDP）は、もっとも傷つきやすい人口集団の 1 つは、非正規の移住者（irregular migrants）であると結論づけた[*9]。

非正規の移住者

　今日、ほぼ 2 億 1,400 万人の越境の移住者がある（世界人口の 3.1%）。彼らの多くは、受入れ国で庇護を受ける。非正規の移住者は、法的地位を持たない。彼らは難民の地位を拒否されてきた。見積もりでは、国際移住者の 15～20% は非正規である（3,000 万～4,000万人）。その数は急速に増加している。2014 年の終わりにほぼ 6,000 万人の人々が、暴力、戦争、迫害のために家を去ることを余儀なくされた。前年よりも 830 万人多い。今や人間 122 人につき 1 人が移住者である[*10]。

＊8　Jonathan D. Ostry, Andrew Berg and Charalambos G. Tsangarides (2014) Redistribution, inequality and growth. International Monetary Fund, February 2014 (www.imf.org/external/pubs/ft/sdn/2014/sdn1402.pdf). (Accessed 4 August 2015).

＊9　UNDP (United Nations Development Programme) (1999) Human Development Report 1999. New York: Oxford University Press, p. 90.

傷つきやすさという観念は、バイオエシックスの論説においては比較的新しい。このテーマに関する大多数の出版物は、2000年以降のものである。メインストリームのバイオエシックスにおいては、傷つきやすさは、主として個人の自律の欠如と解釈される。それは、1993年のCIOMSガイドラインにおいて、「自分自身の利益を守ることの実質的な無能力」と定義される[11]。その含意は、傷つきやすい主体は、特別な保護を必要とすることである。たとえば、研究者たちは、より厳格な同意の条件を用いるべきであり、害にさらすリスクを限定すべきである。しかし人間の傷つきやすさというコンセプトは、2つの面を持つ。そのどちらも、個人の自律を強調することによって明確に理解することはできない。1つは、一般的な傷つきやすさである。人々は、人間であるがゆえに、生来的に傷つきやすい（vulnerable）。人間は常に脆弱な（fragile）状態にある。もう1つは、ある特定の傷つきやすさである。社会的、政治的、経済的条件のゆえに、ある人々は、とりわけ発展途上国において、他の人々よりも害にさらされている。第一の類型の傷つきやすさは所与のものであり、変更することは難しい。第二類型の傷つきやすさは、根底にある条件を改善するか、または取り除くことによって、左右され得る。メインストリームのバイオエシックスの論説は、傷つきやすさを個人の自律の欠如と枠づけすることによって、この区別を無視する。それは、傷つきやすさという観念が、新自由主義のグローバル化の文脈に出現した理由を顧みない。

　グローバル・バイオエシックスとして傷つきやすさの意義を取り戻すために、傷つきやすさの2つの類型をよく考える必要がある[12]。人間であることの一般的な特徴としての傷つきやすさは、人間同士の間で共有される。それは、個々のエージェンシーに先行する条件である。それは、われわれが合理的で、利己的で、行為する個人である前に、すでに存在する。それは、保護よりもむしろ、尊重、ケア、同情、そして連帯を要求する。他方、ある特定の傷つきやすさは、グループ全体および人口集団に影響を及ぼす環境によって生み出される。それは、社会的および政治的アクションが必要とされていることを含意する。特定の傷つきやすさは、尊厳、尊重、および社会責任に基づく固有の積極的なアクションを要求する。この見方において、傷つきやすい人口集団を被験者とする研究は、より厳密なインフォームド・コンセント手続き以上のものを要求する。すなわち、試験後のアクセスと恩恵の共有を要求する。結論は以下である。傷つきやすさを個人の無能力という語で枠づけることだけでは不十分である。貧困、飢餓、剥奪、腐敗のうちに生きている人々は、個人の決定の結果として傷つきやすいのではない。傷つきやすさは、人間が共有している属性と連帯に関係する。それは、不正義と不平等を生み出す条件を変化させる、体系的なアプローチをとおしてのみ対処され得る。メインストリームのバイオエシックスは、傷つきやすさは自律的な意思決定者を保護し法的権能を与えることによって減じられ、あるいは除去され得ることを当然のこととして想定し、その社会的次元を無視することによって、傷つきやすさを生み出す新自由主義のイデオロギーに立ち向かうことを巧みに回避

＊10　UNHCR Global Trends 2014: World at war（www.unhcr.org/556725e69.html）.
＊11　CIOMS (1993) International ethical guidelines for biomedical research involving human subjects. Geneva: CIOMS（www.codex. uu.se/texts/international.html）(quotation on page 10).
＊12　Henk ten Have (2015) Respect for human vulnerability: The emergence of a new principle in bioethics. Journal of Bioethical Inquiry, 12 (3): 395-408.

する。

連帯と協力

前述のとおり、バイオエシックスは、グローバル・バイオエシックスに拡大している。グローバルな問題は、もはや別々の国家や組織によっては対処され得ないからである。人間は世界の市民であり、共通価値、共有権、責任をもってグローバルなコミュニティに属していることが、現在ますます承認されている。バイオエシックスの拡大は、それを反映している。第一の要素〔人間の世界市民性〕は、国際的な協力の必要へと導き、第二の要素〔グローバル・コミュニティへの所属〕は、グローバルな連帯の重要性を強調する。UDBHR は、連帯と協力を一つの原則に結合する（第13条）。

連　帯

連帯は、古いコンセプトである。社会の崩壊を防ぐ、人々のグループ間の社会的結束を指す。人々は、共通のゴールと共有されるアイデンティティを有するから、つながっていることを表す。多くの学者は、新自由主義の政策によって、連帯は目下、減少しつつあると論じる[*13]。同時に、連帯というコンセプトは、グローバル化の異なる道の探索において、ますます注目を集めている。

人道的アクション

2010 年のハイチの地震は、膨大なグローバルな応答を招来した。900 以上の NGO が救助を提供した。世界中の政府、基金、個々の市民から 90 億ドル以上が寄付された。人道的援助は、災害、戦争、暴力、抑圧の犠牲者との連帯に基づく。その基本原則の一つは、人の苦しみは、発見される場所に関係なく対処されなければならないことを公言する、ヒューマニティ〔人情、慈悲〕の原則である。根底にあるのは、「共通の人間性」という世界主義的な見方である。その実践において、人道的アクションは、多くの新しい倫理的な難題に直面する。

グローバル・バイオエシックスにおいて連帯が基本的な役割を担うことは、多くの仕方で可視的である。世界の相互的つながりは、遠くの苦痛を近くに持ってくる。それは、救助のためのアクションを呼び起こす。ムンバイのホームレスの人々の組織（第6章参照）と南アフリカの TAC（第9章参

---

*13　Patricia Illingworth and Wendy E. Parmet (2012) Solidarity for global health. Bioethics 26 (7): ii–iv; Julio Frenk, Octavio Gomez-Dantes, Suerie Moon (2014) From sovereignty to solidarity: A renewed concept of global health for an era of complex interdependence. The Lancet 383: 94–97.

照)は、世界中で連帯を顕在化させた。それらは、新しい連帯の形態が到来したことを例証する（「ネットワークの連帯」あるいは「世界主義の連帯」）*14。これらの形態は、「下から」達成される。現存する政治的組織や構造をとおしてではない。ローカルなネットワークは、特定の大義の周囲に形成される。それは、他の国や地域のネットワークとつながっている。結果的に、グローバル・ネットワークが発生する。それは、人々が道徳的義務を有するからではなく、大義に共感し、共通価値とゴール〔最終目的地〕を共有できるからである。このグローバルな連帯は、世界市民権〔公民権〕という世界主義の理想に基づいているが、グローバルな連帯それ自体もまた、グローバルな道徳的コミュニティの建設を促進する。

　グローバルな連帯はなぜ必要なのか。1つの根拠は、グローバルな問題への取り組みは、援助と寛容以上のものを必要とすることである。対外援助の目的物は、通常、贈与者と人道的組織によって定められる。救援の受容者は、無力な犠牲者とみなされる。援助と贈与は特定の大義に依拠し（地震の犠牲者は、マラリアの患者よりも多くの反応を生じさせる）、通常、長期間持続することはない。連帯は、慈愛、利他主義、慈善とは別の心的傾向を導入する。主たる相違は、連帯はシンメトリカルな〔均衡のとれた〕関係を表明することである。それは、対等者間の関係であり、必然的に、包含関係（inclusion）と協力を意味する。

　第二の論拠は、人間の状態が共有している属性（commonalities）に関連する。もしグローバル・ヘルスが共通善とみなされるのであれば、世界の全市民の健康が共通の関心事である。とりわけ健康の不衡平は、世界共同体のパースペクティブから、アクションを起こすための主要なインスピレーションとしてのグローバルな連帯をもって、取り組みが行われるべきである。共有権への関心は、前述のとおり、集団的アクションを要求する。これが、グローバルな連帯が重要な理由である。各個別の人格は、グローバルな問題の前では無力である。しかし彼らは連れ立って、インパクトを与えることができる。連帯は、それゆえ、集団的アクションに取りかかるよう、人々を動機づける。連帯という観念は、グローバル・バイオエシックスの道徳的論説にとってきわめて重要である。それは、人間がまず第一に社会的存在であることを論証する。彼らは（かくしてわれわれは）、彼らが（われわれが）つながっている他の人々の間でのみ生き、繁栄することができる。連帯は、自己利益の言語では説明され得ない。それは、利己的な個人の連立を構築することではない。それは、Ayn Rand の合理的エゴイズムとはほど遠い。連帯は、mundus〔ラテン語：宇宙、世界、天空、地球 etc.〕としての世界のアイディアを論証する。それは、ハンナ・アーレントが「間にあるもの（in-between）」と呼ぶもの、すなわち人間の間にある異文化間の公共空間に位置している。人間は、その公共空間で相互作用し、共同作業とアクションをとおして世界を構築する。

　しばしば強い連帯と弱い連帯との間で相違が生じる。強い連帯は、ある種のアクションを要求する

---

*14　The term 'network solidarities' is from Carol Gould (2007) Transnational solidarities. Journal of Social Philosophy 38: 148-164. Pensky has introduced the term 'cosmopolitan solidarity' (Two cheers for cosmopolitanism: Cosmopolitan solidarity as second-order inclusion. Journal of Social Philosophy 2007: 38: 165-184). For the notion of 'pragmatic solidarity' see Paul Farmer (2004) Pathologies of power: Health, human rights, and the new war on the poor. Berkeley/Los Angeles/London: University of California Press.

（たとえ、それが単にグループや運動に加わるだけであっても）。連帯は、敬虔な意図ではない。ある特定の大義を支持することによって、明らかにされる。それは、共有されるプラクティスとして理解される。それゆえ、共通のアクションは、強い連帯に典型的なものである。それは、Paul Farmer のような人たちによって擁護される「プラグマティックな連帯」である。他方、弱い連帯は、他者のパースペクティブに対して開かれていること〔寛大であること〕と、犠牲をいとわないことに帰する。多くの者が、これは十分ではないと論じる。連帯は、アクションに加わり、共有することを意味する。

　関連する討論は、連帯の価値にかかわる——それは手段的なものなのか、あるいは本質的なものなのか。多くの者は、グローバルな連帯は、個別特殊的なゴール、たとえば健康の衡平を達成するための手段であると主張する。他の者は、連帯は、それ自体において価値であると考える。健康の衡平は重要な目的であるが、その目的を達成するプロセスは結果以上に重要である。連帯が重要なのは、連帯が、究極的に、すべての人間がグローバルな問題に包含されるべきことを示すからである。遠くの他者との連帯を明らかにする市民たちは、彼らが共通の関心を共有しているというメッセージを伝える。彼らの連帯は、特定の場所における特定の人々とのものである。しかしそれは、グローバルな正義は個別特殊的な人口集団や個別特殊的な場所に突きつけられた難題ではなく、グローバルな論点についての普遍的な関心事であることを立証する。

　グローバルな連帯の原則は、責任の観念につながる。しかし連帯は、個別特殊的能力や帰結とは結びつかないから、責任の観念とは異なる。連帯を示さない人は、もし確実な責任を有するのでなければ、説明義務を負うことはできない。連帯はさらに、傷つきやすさにもつながる。多くの場合、連帯の対象は、傷つきやすい主体、グループ、人口集団であるが、連帯は基本的に、すべての人間が生来的に傷つきやすいことを認める。最後に、連帯の原則は、協力の原則と関連する。

協　力

　国連の目的の一つは、グローバルな問題を解決するための国際協力である。協力なしに、グローバルなガバナンスは不可能であろう。人権は協力なしに実現され得ない。とりわけ、健康への権利のような社会的・経済的権利は、合同のアクションと協力を要求する。それは、より長期にわたって（徐々に）、また資源が利用可能なかぎりにおいてのみ、実現され得る。このグローバルな協力の必要性に異議が唱えられることはない。しかし現実の世界においては、たいてい困難であり脆弱である。それは、連帯の異なる価値を反映する、2つの異なる見方が作用しているからである——手段的なものとしての協力と、それ自体における目的としての協力。前者の見方においては、協力は特定の目的に達するための手段である。後者の見方においては、協力自体に価値がある。それが成就してもしなくても、協力的な仕方で目的を立てることが重要である。それが届ける産物よりも、協力の経験とプロセスが大切である。それは、楽団での演奏によって類推され得る。その価値は、ただ結果だけでなく、一緒に演奏するプロセスにも認められる。

　このような協力の異なるとらえ方は、新自由主義とグローバル・バイオエシックスにおいて用いられる。新自由主義のパースペクティブにおいては、協力よりも競争が社会的な相互関係を決定する。もし新自由主義のパースペクティブにおいて協力が生じるのであれば、それは、定められた目的のた

めの利己的で合理的な個人間の相互関係である。協力それ自体に価値はない。共に働くことの決定は、最大限の個人的収益の期待に基づく。このパースペクティブにおける協力は、個人の自己利益か、あるいは国家の国内的利益に基づく。それは、短期であり得るが、長期でもあり得る。多くのグローバルな問題は、長期の協力を要請する。それは、短期の犠牲をもたらすが、長期の利点がそのコストを上回るとき、関係当事者は共に働くことをなお決心し得る。なぜなら、それは、彼らの利益（「先送りされた〔猶予された〕」または「啓発された」自己利益として枠づけし直された利益）においてだからである。新自由主義においては、協力は、倫理とまったく関係がない。それは常に手段的である。

　グローバル・バイオエシックスのパースペクティブにおいては、人間関係は自己利益に還元され得ない。個人は、相互につながっているだけでなく、共通善にも関係している。人々は協力する。共通の利益、たとえばグローバルな健康や地球の存続を共有しているからである。彼らは、共に働くことが彼ら自身に恩恵をもたらすことを期待しない。それはコストさえもたらすかもしれない。協力は、結果を交付することができるが、その道徳的動機は自己利益ではない。人類についてのグローバルな懸念である。グローバル・バイオエシックスのパースペクティブにおいて、協力は、それ自体において価値である。それは、垂直的なトップダウンの相互作用に取って代わる、人間間の水平的な連合（association）を立証する。それは、パートナー間の平等の表明である。それは、その一例として、人道的アクションが、無力な犠牲者を支援しているのではなく、すべての重要な関係者を参画させる共同的な努力であることを含意するであろう。それは、「下からの」グローバル・ガバナンスへのアプローチも含意する（第9章で記したとおり）。グローバルな連帯に基づいて、このパースペクティブにおいて協力することは、応用よりも交渉、排除や追放よりも結合を優先させる。グローバルな研究倫理学における別の例は、合同倫理再調査（joint ethical review）である。

研究における合同倫理再調査

　米国のインディアナ大学とケニアのMoi大学は、双方の国に設置されたヘルス・リサーチとバイオエシックス・トレーニング・プログラムにおいて共同研究している。両大学は合同の独立研究倫理委員会を設立する計画に着手した。国際的なガイドラインは、ホスト国における研究計画の再調査を要求する。実際には、北半球における多くの委員会が、南半球における委員会は十分な能力を持たないことを当然のことと想定して、パターナリスティックに機能して自ら再調査を行う。合同委員会の計画は、文化的な相違を承認し、同時に共通のパースペクティブを探索するパートナーシップの観念に基づいていた。皮肉にも、双方の大学と関係した研究者たちのサポートにもかかわらず、計画は、ケニアの国家バイオエシックス委員会によって拒否された[15]。

　この倫理的パースペクティブにおいて協力することは、自己利益によってではなく、共通善への関

心によって推進される。これは、あまりにも理想主義的だと論じられる。製薬会社はなぜ、薬物への
アクセスを増すために WHO やグローバル・ファンドと協力すべきなのか。アクセスを増すために必
須医薬品の価格を下げることは、会社の利益のためではない。議論が赴くとおり、会社は便宜主義的
理由のために、たとえば評判を増すために、あるいは自社製品のための市場が拡大するという理由で、
協力するであろう。それにもかかわらず、協力それ自体が有効な変化であり得る。それは、共に働く
という最初の動機にかかわりなく、共有された責任を明らかにする。これは、共通のパースペクティ
ブと利益の進化を促進し得る。倫理規範に対するいっそうの関心を生み出し得る。協力における自己
利益の役割は、新自由主義において明らかにされたとおり、最近の研究において、深刻に問われてい
る*16。現実の生活において、人間は、自己利益以外の理由で協力する性質を持っている。人間は「協
力する種」である。共通の利益を共有し、共に働く。倫理的振る舞いそれ自体に価値を置くからであ
る。同じ結論は、共有権についての研究からも導かれた。第 8 章で論じたとおり、コミュニティは、
ふさわしい仕方で全員に恩恵を与えるよう、共有権を持続可能な方法で管理・運用することができ
る。協力と集団的エージェンシーをとおして、人間は自己組織し、自己統治する。かかるケースにお
いて、国家の介入や私的マーケットは必要ない。教訓は、社会的共有は変則的な例外ではないことで
ある。

平等、正義、衡平

　人権と世界主義の論説はどちらも、人間は同等の道徳的価値を有することを強調する。しかし、こ
れまでのいくつかの章で、国の内外で健康における重大な相違が存在することが指摘された。現実の
世界では、人々は遺伝子構造、貧困、あるいはライフスタイルのために同等な健康を持たない。多く
のケースにおいて、健康の不平等は、不健康な個人の選択や行動の結果ではない。第 5 章は、グロー
バルな保健研究における 10/90 の格差の例をあげた。また、疾患や障害を持つ人々は、ケアにアクセ
スできない。その利用が不可能であるからか、あるいは差別されているからである。人々のグループ
は、それゆえ、体系的に不利な条件に置かれる。健康におけるグローバルな相違は、単なる不平等
(inequality) ではなく、不衡平 (inequity) である。もし人々が、道徳的な意味において平等である
のなら、正義は全員に適用されるべきである。誰もが健康への権利を持っており、健康的であり、生
活を楽しむ機会を持つべきである。衡平の原則は、誰もが健康を獲得する公正な機会を持つべきであ
るという考えを表明する。

＊15　Eric M. Meslin, Edwin Were and David Ayuku (2013) Taking stock of the ethical foundations of international
　　　health research: Pragmatic lessons from the IU-Moi Academic Research Ethics Partnership. Journal of General
　　　Internal Medicine; 28 (Suppl 3): S639-645.
＊16　Samuel Bowles and Herbert Gintis (2011) A cooperative species: Human reciprocity and its evolution. Princeton
　　　and Oxford: Princeton University Press; Jennifer Prah Ruger (2011) Shared health governance. The American
　　　Journal of Bioethics 11 (7): 32-45.

健康の不衡平

　「衡平は、人々のグループ間での、回避可能または修正可能な差異の不在である—それらの
グループが社会的に定められるグループであれ、あるいは経済的、人口統計学的、地理学的
に定められるグループであれ、それとはかかわりなく」[*17]。

　不衡平は、健康の差異が回避可能であり、必然的でないときに存在する。傷つきやすさを生み出す
社会的、政治的、経済的な力におけるアシンメトリー〔不均衡〕が、健康の不衡平を引き起こす。そ
れゆえ、個別特殊的な不衡平を治療〔修正〕するだけでは不十分である。傷つきやすい人口集団に対
して正義を遂行するための、システムの変化が不可欠である。

　グローバルな正義は大いに討論される観念である[*18]。ある者は、正義の原則は、国内で適用可能で
あると論じる。「グローバル・レベルに拡張することはできない。それを履行する機関がないからであ
る」。他の者は、世界主義のパースペクティブから指摘する。「われわれは自分のコミュニティや国の
人々に対してだけでなく他の人々に対して責任を有する。グローバルな正義は人権の枠組みに基づ
く。グローバル・ガバナンスのメカニズムがあり、この原則を履行する機関がある」。しかしこれら2
つの解釈は、両立しないものではない。国家は、自国の責任を有するのと同様、グローバルな責任も
有する。

　正義の原則がグローバル・レベルで適用されるかどうかは、結果として生じる責務の射程に密接に
かかわる。第一の解釈においては、われわれは自分のコミュニティに対してのみ義務を持ち、外部の
そして遠くの人々に対しては義務を持たない。義務は、偏りのない公平なものではない。われわれは
常に固有の関係を持つからである。第二のパースペクティブにおいては、われわれはすべての人間に
対して義務を持つ。これらは否定的義務であり（剝奪〔生体維持に不可欠なものの欠乏状態〕を回避
し、苦痛を惹起しない）、肯定的義務でもある（援助を提供する）。他者を害することは、害を阻止し
ないことよりも悪いことであるから、否定的義務は、肯定的義務よりも道徳的に強い義務である。
Thomas Pogge はこれに基づいて、高所得国の人々は、低所得国の人々に対して、有害な世界秩序を
課さない義務があると論じる（第4章参照）。現行の世界秩序は、全員に恩恵を与えるべきであるの
に、貧困と人権侵害の最大の原因である。富裕な国の人々は、グローバル IPR〔知的所有権〕制度を
とおして、不正義な構造を持つ世界に貢献し参与する。彼らは、それゆえ、他の人々を害さない否定
的義務を破る。第二に、世界主義のパースペクティブは、慈愛と救援の強調を批判する。国内の義務
のみを認める第一のパースペクティブにおいては、外部者に対する義務はないが、援助を提供するこ
とは、道徳的に推薦し得る。しかしこれは、道徳的義務ではなく慈愛である。この見方は批判される。
なぜならそれは、社会構造の不正義に向けられていないからである。多くの不平等は、いかに多くの

＊17　WHO, www.who.int/healthsystems/topics/equity/en/（accessed 4 August 2015）.
＊18　Gillian Brock（2009）Global justice: A cosmopolitan account. Oxford: Oxford University Press.

個人が他者のニーズを軽減するために寄付をするかどうかにかかわりなく、個人的犠牲によっては除去または修正され得ない、根底にある原因によって創造される。ハイチの地震は、基本的な必需品の剝奪、貧困、そして数世紀にわたる植民地搾取後の国における腐敗のゆえに、とりわけ破壊的であった。首都 Port-au-Prince においては、建築規制はなかったが、10 人中 9 人が基本的なサービスを受けずにスラムに住んでいた。他の例は、国際的な食料救助である。それは、時として地方の食料生産により長期にわたってダメージを与える。それゆえ、救援と人道的アクションを強調する立場は、焦点を合わせるべきなのは、構造的な不正義、そして権利と義務であることを認めない。不利な条件に置かれた人々は、彼ら自身、道徳的な動作主〔エージェント〕ではなく、受動的な受容者〔レシピエント〕とみなされる。

　グローバルな正義の原則は、たとえ受容されるとしても、その内容と結果についての討論を生じさせる。そのほとんどは、基本的な人間的ニーズという観念に焦点を合わせる。食料、水、避難所、教育のようなニーズは、健康への権利にとって根本的なものである。基本的ニーズは、文化を超える価値も有する。どの人間も、基本的ニーズを満たすことができなければならない。さもなければ、彼らは人間として機能し得ない。政策とプラクティスは、それゆえ、否定的および肯定的義務をとおして、ニーズに応えることに焦点を合わせるべきである（人々がいかに近いか遠いかにかかわらず）。種々の理論的アプローチが提案されてきた。

- 最大限の原則：プライオリティは、最悪の状態にある人口集団に与えられるべきである。それによって、基本的ニーズを満たされていない人々への恩恵が最大化されることになる。
- 機会均等の原則：誰もが基本的ニーズを満たすことをとおして、健康的な生活を実現するための同一のチャンスを持つべきである。
- 未発達能力アプローチ：政策は、人間的繁栄のために必要な未発達能力を促進し維持すべきである。
- 最下限の原則：基本的ニーズのための供給の最小限のレベルが保障されるべきである。

　基本的ニーズという観念は、さらに、健康への権利の核心的内容を明確に表現するためにも用いられる。この権利は、必須的なヘルス・サービスの供給を含むが、健康の前提条件（食料、水、住居、安全）の促進も含む。WHO は、ヘルス・サービスの基本的パッケージは、1 人当たり 1 年間 60 ドルと見積もっている[19]。世界のすべての人々の基本的ニーズへの供給のコストは、富裕な国々の GDP のわずか 0.1 ％しかかからないことになる。基本的な人間的ニーズを満たすものとしてのグローバルな正義の構想によって、健康の不衡平を是正することは実行可能である。

＊19　Jeffrey D. Sachs (2012) Achieving universal health coverage in low-income settings. The Lancet 380 (9845): 944-947.

社会的責任

　社会的責任の原則は明快に、健康の社会的・経済的決定子と取り組む。それは、科学技術における進歩は、上質のヘルスケアと必須医薬品へのアクセス、十分な栄養と水へのアクセス、貧困と読み書き能力のない人の減少、生活条件と環境の改善、社会からの人格の疎外と排除の除去、を前進させるべきことを要求する。

　社会的責任と健康は、2つの基本的アイディアを結合する。第一に、多くのアクター——単に国家（健康への権利にコミットするところの）のみではなく、個人と私的および公的組織も——は、健康について責任を有する。責任はここで、各個人の人格的な責任ではなく、社会のメンバーとしての個人の責任にかかわる。医師は、社会的役割を含む専門職の責任を有する。医師は、単に患者によいケアを提供すべきであるだけでなく、さらに社会の福祉に貢献すべきである。たとえば、米国医師会医学倫理規程（AMA Code of Medical Ethics）は、明確に述べる。「おのおのの医師は、窮乏者へのケアの提供を分担する義務を有する」[20]。科学的責任は、社会的責任を同等に包含する。科学者は、人類の恩恵のために使用され得る知識を発明し、技術を生み出す。しかし、科学的研究の成果は、環境、健康、労働、食料に否定的なインパクトを持ち得る。それらは、故意に誤用され得る。科学者は、順向の〔先行学習が後の学習に支配的な影響を与える〕予防と、遡及的な改善が可能になるように、これらの否定的な帰結を知っている必要がある。科学者は、知識は単に平和、正義、環境の持続可能性や社会福祉のためにのみ使用されるのではないことを、自覚すべきである。彼らは、あり得る誤用に対して注意深くあるべきである。今日、科学組織は、誤用と濫用のリスクを防ぎ、減じるためにアクションを起こしている。それゆえ、二重使用、バイオセキュリティのような新たな懸念と、責任ある研究の仕方が、グローバル・バイオエシックスの議題に加えられた。

科学における二重使用

　二重使用は、ワクチン、バイオテクノロジーの産物と微生物が兵器として応用されることを意味する。著名なケースは、哺乳類の間で伝染する新型鳥インフルエンザ・ウイルスの創作である。2011年にオランダの研究者は、実験の結果をサイエンス誌に提出した。米国バイオセキュリティ科学諮問委員会は、原稿の詳細が公に知られることのないよう、そしてバイオテロリストに使用されることのないよう、編集されるべきことを決定した[21]。

---

*20　AMA Code of Medical Ethics is in Opinion 9.065 (www.ama-assn.org/ama/pub/physician-resources/medical-ethics/code-medical-ethics/opinion9065.page).(Accessed 3 August 2015).

*21　Michael Tu (2012) Between publishing and perishing? H5N1 research unleashes unprecedented dual-use research controversy. 3 May 2012: www.nti.org/analysis/articles/between-publishing-and-perishing-h5n1-research-unleashes-unprecedented-dual-use-research-controversy/(accessed 4 August 2015).

　ヘルスケアにおける社会的責任の原則の新機軸は、健康の保護と促進が共有責任とみなされることである。それは単に、国家と個人にとっての関心事であるのではなく、ビジネス組織の関心事でもある。国境を越える法人の政策やプラクティスは、無数の人々に影響を及ぼし得る。会社の活動が健康に与える否定的影響を、会社が防止または改善すべきであるという規範的議論は、「法人の社会責任」という観念を強調する。重要なランドマークは、2000 年に事業を開始した国連グローバル・コンパクトである[22]。それは、人権、労働、環境、および腐敗防止に関する 10 原則に基づいて、責任ある仕方でビジネスを行うことを公約する会社 8,320 社と 170 カ国を集結させる。現在、多くの製薬会社が、法人の社会責任のための特別なユニットやプログラムを有する。薬剤へのアクセスを増すための彼らの努力は、いっそう頻繁に公に監視され、独立に評価される。10/90 の格差を減じることを目標にする発展途上国での疾患研究への出資が増加した。

　社会責任の原則に含まれる第二の基本的アイディアは、「グローバルな問題は共通の難題を反映しており、共通のアクションをとおして取り組まれるべきである」ことである。この原則は、それゆえ、連帯と協力の原則をあらかじめ想定している。それはさらに、健康は共通善であることをあらかじめ想定している。ケアへのアクセスは保障されるべきであるが、ヘルスケアは健康の決定子の一つにすぎない。健康を決定する他の共通善（ex. 環境、十分な栄養、安全な飲料水）が保護されるべきである。グローバル・ヘルスを促進することは、単に政府のみならず、多くのステークホルダーの協力を引き入れる。このタイプの協力、とりわけグローバル・レベルで規制下にある、国境を越えた法人を参画させる新たな形態のグローバル・ガバナンスが必要である。社会的責任を強調することは、それゆえ、新形態のガバナンスと明らかに関連する。根底にあるアイディアは、「貿易と健康は相容れないものではない」ことである。すべてのグローバルな市民に恩恵を与え、共通善を保護する倫理学のグローバル化は可能である。

　社会的責任の概念と、とくにプラクティスは、論争されている[23]。第一に、健康は政府の責任であるという論拠によって、社会的責任の原則を拒否する者がある。会社の目的はステークホルダーのために利潤を増すことである。会社がその法的責務を果たしているかぎり、共通善への貢献を道徳的に要求されることはない。この論拠は、製薬会社に関しては説得力のあるものではない。その活動は、明らかに健康への直接的なインパクトを持つ。

　第二の論拠は、法人の責任が存在するとしても、それがもっともよく実現されるのは、自発的なベースに基づいて、また外部的または法的規制をとおしてよりも「自己規制」をとおしてである、と主張する。この論拠に伴う問題は、自発性は、真の変化のための弱い誘因であることである。行為規程（codes of conduct）は、さまざまなタイプのビジネスに採用されてきたが、ビジネスのプラクティスにおける有効な変化の例はまれである。グローバル・コンパクトは、「学習ネットワーク」として提示される。原則へのコンプライアンスよりも、経験を共有することのほうが、より興味深いように思

＊22　John Gerard Ruggie (2013) Just business: Multinational corporations and human rights. New York/London: W. W. Norton & Company.

＊23　Susanne Soederberg (2007) Taming corporations or buttressing market-led development? A critical assessment of the Global Compact. Globalizations 4 (4): 500-513.

われる。

　第三に、社会的責任は、道徳的戦略ではなく、便宜主義的であるとして批判される。会社はそれを道徳的義務とはみなさず、最終的には自己利益によって動機づけられる、寄付と「責任ある」行為をもってする慈愛の問題とみなすかもしれない。それは、会社にとって重要な問題である。なぜならそれは、彼らをより競争的にするからである。巨大製薬会社は、名声、従業員の満足、あるいは新市場の創造のような動機によって、社会的責任に参画しているという調査結果が示されている。

　より批判的な論拠は、社会的責任が、新自由主義のグローバル化を覆い隠すことである。それは、惨事をもたらす法人の勢力のインパクトに対する批判の増大を鎮圧するための戦略である。たとえば、多くの人々を死に至らしめているバングラデシュの衣料工場の崩壊（2013年4月）は、西洋の衣料ブランド（2003年からグローバル・コンパクトのメンバーであるGapのような）の振る舞いに人々の注意を向けた。先進国の消費者は会社に圧力をかける。グローバルな行動主義は、会社が作業場の安全と労働の権利についての社会的責任に応じ、またそれを強化することを余儀なくした。別の例は、臨床試験の外注である。これは、より低いコスト、より早い倫理再調査とデータの生成、研究被験者のより容易で迅速な補充のために、通常は正当化される。しかし、プライオリティが与えられるのは、被験者が補充される、たいていは傷つきやすい人口集団と関係のある疾患である、という論拠を会社が用いることはほとんどない。社会的責任は、実際には現存する不平等を、外注が増強していることを覆い隠すためのレトリックとして使用され得る。恩恵は西洋諸国の会社と人々にもたらされ、諸国の健康のニーズへの取り組みは行われない。社会的責任へのアピールは、真摯な道徳的確信を表明し得るが、それは、広報活動における執行でもあり得る。社会的責任の原則がいかに有益かは、その役割がどのように概念化されるか—問題を解決するものとしてか、あるいは批判的な変化としてか—に依拠するであろう。これは、バイオエシックスそれ自体の社会的責任についての問いを提起する。すなわち、バイオエシックスはこの概念を、新自由主義の議題の管理・運用を助けるために用いるのか、それともグローバル・ヘルスは取引や利潤よりも重要であるから、議題を批判的に是正するために用いるのか。

恩恵の共有

　グローバルな正義と社会的責任の原則から導かれる原則の一つは、恩恵の共有である。ヘルスケアにおけるグローバルな交換は、多くの場合、不衡平を伴う。国際的な臨床試験は、発展途上国の研究被験者よりも、先進国のスポンサー、研究者、潜在的な患者に恩恵をもたらし得る。遺伝学的資源は製薬会社によって特許を取得され、その最初の起源を有する、生物多様性に富んだ国々に売却される。

ウイルスの共有

2007年、インドネシア政府は、鳥インフルエンザ・ウイルスのサンプルをWHOと共有

しないことを決定した。このサンプルは、ウイルスを研究し、ワクチンあるいは抗ウイルス薬を製造するために使用される。インフルエンザの流行〔エピデミック〕が頻発するインドネシアのような国は、予防的および治療的対応を準備するために、最初に、他国に素材（materials）を提供する。しかし交換は対等ではない。ウイルスのサンプルは、WHO から民間会社に与えられる。生産されるワクチンは、これらの会社によって特許権が取得される。サンプルを寄付した国は、ワクチンを購入しなければならない。それゆえ国際協力の恩恵は、生物学的および遺伝学的素材を無料で受け取る製薬会社と、流行が国境内に出現する前にワクチンを確保するのに十分富裕な先進国の人々にもたらされる[24]。

　以前、2005 年の鳥インフルエンザによって、インドネシアはウイルスのサンプルを提供した。後に、WHO がサンプルをある会社に譲渡し、その会社がその結果得られたワクチンの特許を取得したことが判明した。これは、ほとんどの国に対して、ワクチンを入手不能にした。共有のシステムは、グローバルな連帯の原則の上に立てられたが、プラクティスにおいては、それは商業化され、健康の不平等をさらに増すシステムに転換された──とくに著しく WHO によって。もう 1 つの否定的な経験は、インドネシアはこの初期の鳥インフルエンザによって著しい打撃を受け、ワクチンを創るための素材を提供したにもかかわらず、富裕な国が利用可能なすべてのストックを予約、購入したために、ワクチンを購入できなかったことである。目に余る不正義と不平等のために、均衡のとれた恩恵の共有が達成されるまで、ウイルスの共有を止める決定がなされた（ノーワクチン、ノーウイルス）。インドネシアの決定は、発展途上国と先進国の見通し〔ワクチンの入手〕に対抗する、長く激しい交渉のプロセスを起動させた。2011 年 5 月、衡平に恩恵を分配する合意に達した（パンデミック・インフルエンザ事前対策枠組み）。諸国は、共有することを奨励され、ウイルスのレシピエントは、恩恵の共有にあずかることを義務づけられることになった。

　恩恵共有の原則は、現在、ますます多くの文脈で用いられている。「生物の多様性に関する条約（CBD）」の採択（1992 年）は、それを遺伝学的資源に応用する[25]。CBD は、3 つの目的を持つ──生物学的多様性の保護、その構成要素の持続可能な使用、遺伝学的資源の使用に由来する恩恵の公正で衡平な共有。医学研究は、応用のもう 1 つのエリアである。ヘルシンキ宣言は 2000 年に、研究参加者による試験後のアクセス義務を導入した。第三の文脈は、ヘルスケア専門職の移住である。グローバル化は、移動性と関連する。保健専門職は、他の誰とも同様、移動の自由を持つ。多くの者が魅力的な給料やよりよい労働条件のために先進国に移住する。同時に、受け入れ国は教育に投資することなく、自国の健康不足に対処する恩恵を得るが、医学教育は出身国で提供され、教育費用が支払われる。移住の恩恵は、不平等かつ不正義である。

---

*24　Siti Fadilah Supari (2008) It's time for the world to change: In the spirit of dignity, equity, and transparency. Penerbit Lentera: Jakarta.

*25　Convention on Biological Diversity (1992) www.cbd.int/doc/legal/cbd-en.pdf (accessed 4 August 2015).

　恩恵共有の原則に対する異議申し立ての一つは、何が「恩恵」か、明確でないことである。成功した共有の多くの例があるわけではない。恩恵（benefit）を利得（profit）と同一視しないことが大切である。金銭的な恩恵（アクセス料、サンプル料、研究資金、あるいはジョイント・ベンチャー）は、非金銭的な恩恵（研究結果の共有、教育や訓練への参加、能力構築）と区別されるべきである。さらに、「恩恵」とみなされるものは、すべての国で同じではなく、社会的・文化的文脈に依拠し、ローカルなニーズに従って変化する。恩恵の共有は、正義と連帯の原則に基礎を置く理論上の原則である。その目標は、不平等と搾取に抗することによって、傷つきやすい人口集団を保護することである。それはさらに、環境が保護されるべきことを強調する。恩恵は共有されなければならない。生物圏や生物多様性は共通善だからである。実践的な難題は、どのようにしてこれを正義のうちに行うかである。

未来世代の保護

　グローバル・バイオエシックスの新たな特色の一つは、未来世代への倫理的関心の拡大である。グローバル・バイオエシックスの成長を立証するこの関心を広げることは、ポッターによって唱導されたように、グローバルな問題の相互依存性のゆえに、さらに重要になった。たとえば、1 つの地域における環境災害は、他の地域と他の世代に影響を与えることになる。テクノロジーは、人間の活動の性質を変えた。技術革新は、現在の世代と同じく未来の世代にインパクトを持つ。人間存在は、惑星の存続と共有遺産の保存に依拠するという自覚の増大は、グローバルな責任は単に世代内のものではなく、世代間のものでもあるべきであるという確信を強めた。

　このアイディアを促進した最初の一人は、ハンス・ヨナスであった。彼は、われわれは未来への義務を持つことを論証した。この義務は非互恵的である。われわれは、どのようにして未来世代が生きるかを決定する力を有する。しかし、未来世代はわれわれに対して力を持たない。他方、世代内の責

＊26　World Health Assembly (2010) WHO Global Code of Practice on the International Recruitment of Health Personnel (www.who.int/hrh/migration/code/code_en.pdf?ua=1).(Accessed 4 August 2015).

任は互恵的である。われわれは共通善を保護するために類似する関心を共有し、相互に援助する。これは、均衡のとれたシンメトリカルな関係があり、かくして共有される責任があることを当然のこととして想定する。しかし関係が不均衡でアシンメトリカルなとき、きわめて傷つきやすい側に対する責任というものがなければならない。もっとも重要なのは、共通善を守ることだからである。これが、ヨナスを新しい長期にわたる酷暑（ethical imperative）を定式化することへと導く。「あなたのアクションの効果が、かかる〔真の人間の〕生命の未来の可能性にとって破壊的でないように行為せよ」[27]。

　未来世代の保護の原則は、とりわけ２つの文脈において適用される—ヘルスケアに対する新たなテクノロジーのインパクト、および環境に対する新たなテクノロジーのインパクト。ヘルスケアの領域において、この原則は、異種移植、遺伝子配列への遺伝学的介入、および遺伝子組み換え食品に関して使用されてきた。これらのケースにおいて、介入から不都合な影響が生じるかどうか、またどのように不都合な影響が生じるかは、正確には知られていない。未来世代への害は生じないと結論づける、十分な科学的証拠はない。かかる不確かなケースにおいては、未来世代を保護するために、予防的政策が採用されるべきである。他方、予防接種は、未来世代を害することなしに個人を保護する効果的な手段である。この原則が適用される第二の文脈は、環境である。「環境と開発に関する世界委員会」は、政策における焦点が、もはや今生きている人々だけでなく未来の人々も包含するときにのみ持続可能であることを論証しつつ、現在と未来の世代を結びつけた[28]。未来世代に対する責任は、1992 年に「環境と開発に関するリオ宣言」で裏書きされた。数年後、ユネスコは「未来世代に対する現代世代の責任宣言」を採択した。

地球上の生命の保存

　第４条：「現代世代は、人間の活動によってある日不可逆的に損害されることのない地球を未来世代に遺贈する責任を有する。地球を一時的に受け継ぐおのおのの世代は、自然資源を合理的に大切に使用すべきであり、生命が生態系の有害な改修によって傷つけられないことと、科学技術の進歩はあらゆる領域において地球上の生命を害さないことを保障すべきである」[29]。

　この宣言は、世代内と世代間の責任をつなぐ。今日の最大の問題は、人類と地球が生き残るために、

---

[27]　Hans Jonas (1984) The imperative of responsibility: In search of an ethics for the technical age. University of Chicago Press: Chicago, p. 11.

[28]　Report of the World Commission on Environment and Development: Our common future, p. 41 (www.un-documents.net/our-common-future.pdf) (accessed 3 August 2015).

[29]　Declaration on the Responsibilities of the Present Generations towards Future Generations. Paris, UNESCO, 1997 (http://portal.unesco.org/en/ev.php-URL_ID=13178&URL_D=DO_TOPIC&URL_SECTION=201.html). (Accessed 3 August 2015).

グローバルな協力を要求する。環境の保護、自然資源の保存、人類の生物学的・遺伝的・文化的多様性の防御は、世代間の正義を要求している。一方で、現代世代は、人類の共有遺産を使用する。彼らは、人間の生命を継続するための基本的資源を保存し持続してきた前世代の功績の恩恵を享受する。他方、彼らはこの遺産を未来に伝える責任を有する。なぜならまさに、それは共有される責任だからであり、また、共有財産である基本的資源にかかわるからである。

世代間の正義というコンセプトは難問である。われわれはどのようにして、まだ存在しない人格に対して責任を持ち得るのか。「未来」世代によって、われわれは何を意味するのか―生まれたばかりの子どもあるいは孫か、まだ生まれていない人間か、遠い世代か。1つの解答は、「われわれは未来に存在する可能性のある人に対する義務を持たない」というものである。責任は、相互的な関係にある現実的な行為者間にのみ存在し得る。この相互性は、未来世代をもってしては虚構である。

他の解答は、世代は相互に道徳的関係にあることを論証する。この関係は、われわれが、われわれの現在の行為のインパクトをより容易に想像し断定することができるほど、いっそう強いものになることを含意する。それゆえ、1つの立場は、「われわれは道徳的責任を有するが、主として1つか2つ先の未来世代に対してである」とする。別の立場は、「すべての遠い世代がわれわれの責任を要求し得る」とする。共有遺産や共有権のようなコンセプトは、すべての世代に適用されるからである。最後の2つの論拠―まだ生まれていない人間、遠い世代を「未来世代」とする―は、別の問いを生じる。われわれはどのような種類の義務を、まだ現存していない、あるいは決して存在しないかもしれない人々に対して有するのか。問題は、われわれは未来世代のニーズが何であるかを知らないことである。人間存在は変化している。1世紀前の人々のニーズは、今日とは違っていた。そして彼らは、われわれの世代のニーズを想像することはできなかった。未来世代は、当然、彼らのニーズが何かを説明することはできない。

未来世代に声を与えるために、多くの努力がなされた。保健研究における長年にわたるプラクティスは、特別な制度やメカニズムが、自分自身の利益を保護することのできない傷つきやすい人々を保護し、また彼らに代わって語るために創設されたプラクティスである。類似した仕方で、子孫を代理するための後見人のオフィスが、国内、地域、および国際レベルで設立されてきた。1993年、フランスは「未来世代の権利のための評議会（Council for the Rights of Future Generations）」を、フィンランドは「未来のための委員会（Committee for the Future）」を設立した。ハンガリーの「未来世代のためのオンブズマン（Hungarian Ombudsman for Future Generations）」は、2007年から活動している。2015年4月、「未来世代の福利法（Well-Being of Future Generations Act）」がウェールズで制定された。それは、弁護士として職務を果たす未来世代のコミッショナーを設置する＊30。

＊30　Welsh Government: The Well-being of Future Generations (Wales) Act 2015: http://gov.wales/legislation/programme/assemblybills/future-generations/?lang=en (accessed 4 August 2015).

環境、生物圏、生物多様性の保護

　ポッターとヨナスは、未来への同じ懸念を共有する。この懸念は、環境の劣化と災害にかかわる。今日の人間の振る舞いと未来の人々の福利とのつながりが、また人間は自然の一部であるという確信が、ポッターが、環境倫理学を包含することを含意する「バイオエシックス」という語を鋳造した動機であった。語の接頭部「バイオ」は、すべての生きている存在が考慮されるべきであることを指す。人類社会は、生物圏と生物多様性なしに生き残ることはできないからである。ポッターは、バイオエシックスが発展したとき、それが環境問題を議題の一部とみなさなかったことに失望した。

　環境倫理学とバイオエシックスの分離を維持することはできない。グローバルなパースペクティブにおいて、生物多様性の喪失と気候変動が健康に影響を及ぼし、倫理的懸念を引き起こしていることは、もはや否定できない。

　「バイオダイバーシティ（生物多様性・相違）」という語は、1980 年代に最初に使用された。それは、地球上の生命のバラエティ（多様性）を指す。遺伝子レベルでは、種の内部と種の間での多様性（バラエティ）を意味する。種レベルでは、動物、植物、微生物の相違（ダイバーシティ）を指す。推定 1,000 万種のうち 170 万以上の種が確認されている。生態系レベル（砂漠や熱帯雨林のような）では、種が生き、発展する環境に焦点が合わされる。地球上の生命の存続は、生物多様性のこれら 3 つのレベル—遺伝子、種、生態系—の間の相互作用に依存する。生物多様性は、現在、脅威にさらされている。全動植物の 1/3 が 2030 年に消滅させられるであろう。ブラジルは莫大な生物多様性—地球上の全生物多様性の 20％—を有する。既知の全植物種の 1/4 が生息する世界最大の熱帯雨林がある。国連が 1992 年にリオデジャネイロで地球サミットを開催したのは少しも不思議ではない。そこでは、「気候変動枠組条約」のほかに「生物の多様性に関する条約（CBD）」が採択された。150 カ国以上がCBD に署名した。しかし 2014 年、各国は、2010 年の達成目標の何一つ達成されていないと結論づけることを強いられた。生物多様性は、1970 年以降、40％減少した。生物多様性の喪失率すら減じられていない[31]。

　生物多様性の喪失は、深刻な倫理的問いを引き起こす。生物学的な相違（biological diversity）は、食物と新薬のための資源である。ほとんどの種は未知であり、それらは急速な仕方で消滅させられている。われわれは、どの遺伝的潜在性を薬物として使用し得るかさえ知らない。この潜在性のゆえに、製薬会社は、遺伝学的に異なるエリアを探査している。生物多様性の喪失は、脅威ももたらす。エボラのような新しい疾患は、熱帯雨林が減少し、人と動物との間の相互作用が、野生動物から溢出する未知のウイルスによって増大するときに出現する。生物多様性は、闘争の源である。それは、しばしば先住の人口集団の伝統的知識の基礎である。持続可能な仕方で自然との親密な接触を生きることで、これらの人口集団は、環境を共通善と共有遺産として保護する—特許という概念を拒否する。そ

＊31　For data, see Secretariat of the Convention on Biological Diversity (2010) Global Biodiversity Outlook 3. Montréal, Canada (www.cbd.int/doc/publications/gbo/gbo3-final-en.pdf).(Accessed 5 August 2015).

れゆえ、生物多様性は、健康と医学と結合している。それは、倫理原則、とくに連帯、協力、恩恵の共有、未来世代の保護に訴える。気候変動は長い間否定されてきた。多くの人々が、それが人間の振る舞いに関係することに反対する。しかしその影響がグローバル・ヘルスにとって否定的なものであることは、もはや無視できない。

気候変動

WHO の推定では、「気候変動は今世紀半ばまでに、1 年当たりほぼ 25 万の追加的な死を引き起こす」。重要な影響は、

- 健康に作用する多くの決定子：清浄な空気、飲料水、シェルター、食料、
- 長期にわたる酷暑（heat waves）の健康リスク、
- より高レベルのオゾンと空気アレルゲン〔アレルギーを誘発する空中の微小粒子〕、
- 飲料水が媒介する疾患のより高いリスク、
- マラリアやデングのような感染症のパターンの変化、
- 健康と保健サービスにインパクトを与える自然災害と海面上昇[*32]。

生物多様性と気候変動は結合している。双方とも、根本的な生態学的な危機の顕現である。双方とも、健康に対して否定的な影響を持つ。双方の現象とも、協力、共同のアプローチ、ゴール〔最終目的〕を必要とする。それゆえ、両者はグローバル・バイオエシックスにとって、第五元素〔古代、中世哲学で、地球、水、空気、火の四元以外の究極、至高の元質で、万象に拡大して宇宙を構成すると考えられた〕（quint essential）の問題である。それは、なぜ環境、生物圏、生物多様性の保護が、その原則の一つとみなされるかを説明する。自国内のあるいは地域化された問題に焦点を合わせ、それゆえ環境倫理学から分離され得るメインストリームのバイオエシックスとは対照的である。これらの問題への取り組みは、ほとんど克服できない挑戦であろう。進歩の欠如は意気消沈させる。おびただしい偽善は、混乱させる。

倫理的なチョコレート

Cacao del Peru Norte は、カカオ農園の単一栽培を創設するために、数千ヘクタールの原

---

*32 World Health Organization: Conference on Health and Climate Change. Geneva: Switzerland, 22–29 August 2014, p. 6 (www.who.int/globalchange/mediacentre/events/climate-health-conference/whoconferenceonhealthandclimatechangefinalreport.pdf?ua=1).(Accessed 5 August 2015).

生熱帯雨林の乱伐を行った。会社は国際コンソーシアム〔低開発国を援助する先進国の債権国会議〕United Cacao の所有である。ウェブサイト上で、会社は自社を「倫理的に」生産されたカカオの提供者として宣伝する。年間ほぼ 1,000 億ドルのグローバル市場とともに、チョコレート産業は、奴隷、児童労働、腐敗、搾取の長年にわたる歴史を持つ。会社は、「あなたがもっとも『倫理的な』チョコレートを選ぶ」独自の評価システムを立ち上げた*33。

　他の例は、アビジャン〔コートジボワールの首都〕に有毒廃棄物を投棄して 2015 年にグローバル・コンパクトに加わった会社にかかわる（第 9 章参照）。それは今、ウェブサイト上で、健康、安全、環境、コミュニティに焦点を合わせた確固たるガバナンスの枠組みを運用していることを宣伝している。今日まで、会社はコートジボワールでのいかなる悪事も否定しているが、一方で、犠牲者の数は 11 万人以上に増大している。彼らはほとんど補償を受けていない。もし有毒廃棄物の投棄が欧州諸国で発生すれば、何が起こるかを想像してほしい。

　これらの例が実証するのは、倫理について語ることは人を欺き得ることである。それは、グローバル・コンパクトについての批判を反映する。倫理的懸念は自由意志から出るものである。何が言葉の上だけのもので、何が現実に実践されたかははっきりしない。〔実際の行動についての〕説明責任（accountability）は弱い。世界中にインパクトを持つ、環境保護のための真摯で持続可能な尽力は欠乏している。

　同時に、この数十年にわたって、増大する気づき、集団的アクション、行動主義、新しい政策、法的枠組みやガバナンス構造、主に標的にされた特定の変化を目にすることができる。気候変動は、国際政治の議題では高い位置を占める。行動主義は「グリーン」プロダクツと同様、増加している。さらなる理論化もみられる。グローバルな共有権、持続可能性、世代間の連帯、傷つきやすさのような観念は、ますますグローバル・バイオエシックスにおいて利用されている。基本的倫理学の討論は、人間中心的な環境のパースペクティブと、非人間中心的な環境のパースペクティブに直面する。前者は、倫理学は人間を中心にしていることを強調する。人間は、相互に対してのみ道徳的義務を有する。それゆえ、人間の関心は他の種への関心に勝る。このパースペクティブは、西洋文化によりいっそう関係がある（そこでは、自然はしばしば経済的価値を持つ）。後者の非人間中心的パースペクティブは、人間の義務により広い射程を与える。生物中心的倫理学は、人間以外の生きている有機体が生来的な価値を有することを、当然のこととして想定する。すべての生命形態は「道徳的受動者（moral patients）」、すなわち道徳的に考慮される資格を持つ主体である。それゆえ、すべての生命形態を尊重することが倫理学的命令法である。この見方は、非西洋の文化的伝統により関係がある。環境中心的倫理学は、生態系は同様に生来的価値を有することを論証する。自然は全体として、「道徳的受動

---

*33 David Hill: Can Peru stop 'ethical chocolate' from destroying the Amazon? The Guardian 18 April 2015 (www.theguardian.com/environment/andes-to-the-amazon/2015/apr/17/can-peru-stop-ethical-chocolate-destroying-amazon).(Accessed 3 August 2015).

者」である。これは、生態圏〔宇宙の生物生存圏〕におけるすべての有機体と実在物は、相互に関係づけられた全体の部分であり、生来的価値において同等であることを意味する。人間の繁栄は、自然の繁栄に依存する。人間は自然の一部である。人間は、それゆえ、生態系とその生物多様性の完全性（integrity）を保全し、保護する義務を有する。

　環境の危機は、グローバル・バイオエシックスが取り組むべき基本的な難題である。環境の危機は、確かに、ライフスタイルを変え、環境破壊を減らすよう、多くの個人を触発した。しかし危機は、個人の行動の結果ではない。それは、集団的エージェンシーとグローバルな規模での生活の仕方によって生み出される。グローバルな問題として、解決はこのグローバルなレベルで見出されなければならない。個人の選択に影響を与えるのではなく、別の生活の方法を促進し、健康の価値以上に経済的価値に与えられる圧倒的なプライオリティに対抗する倫理学の論説を発展させる必要がある。

　リオ宣言は、自然や惑星との調和は、人類社会の現代および未来世代の経済的、社会的、環境的ニーズの正しい均衡を達成するよう促進されなければならないことを強調する。人間存在の新たなビジョンが必要である。これは、ロマン化された過去に戻ることや、伝統的な生活方法を利用することではない。Buen Vivir（上手に生きる）のコンセプトが示すように（第8章参照）、人は過去から学ぶことができ、たとえば数千年間、生物多様性を保存してきた土着の〔土地固有の〕プラクティスを蘇らせることができる。これらのプラクティスの中心的観念は「調和」である。生物多様性、生物圏、環境を保護する別の生活方法は、自然と調和のうちに生きる集団的努力を要求する。

調和の倫理学

　　人間と自然との共生は、以下を包含する。

- 関係性の強調：搾取や支配ではなく
- 別の発展のモデル：人間のニーズと耐久力に焦点を合わせる
- グローバルな連帯と責任
- 全員にとってのよい生活が、ある者にとってのよりよい生活よりも重要である
- よい生活の主体は個人であり、コミュニティでもある。双方とも自然と親密につながっている

　新自由主義のイデオロギーと、このイデオロギーによって生み出された問題に徹底的にインパクトを与えられている現在の生活の仕方に対抗して、グローバル・バイオエシックスの地平をとおして価値を変化させることが必要である。この変化における主要なインプットは、人間はコミュニティと文化、社会と自然のうちに組み込まれていることの承認から生じる。これは、Ubuntu の「われわれ」、あるいは Buen Vivir による生命の充満によって表現される。グローバル化は、おびただしい機会を創造するが、その恩恵は現在、少数の人間にしか生じていない。多くの人間は、害と不利益を経験して

いる。グローバル・バイオエシックスは、多くの人々がよい生活と、とりわけよい健康に達すること
を妨げる条件とプロセスを批判し、拒否すべきである。

バイオポリティクス

　グローバル・バイオエシックスは、今日の健康、ヘルスケア、ヘルス・テクノロジーの倫理的問題
に解答を与えることができるであろうか。批判者は、「グローバル・バイオエシックスは、倫理的論点
について広く普及した不一致があるほど、失敗したプロジェクトである。それはバイオエシックスと
いうよりも、バイオポリティクスである」と論じてきた（第 6 章参照）。解答と解決のためには、倫理
的論証や正当化ではなく、政治的妥協が決定的である。この批判は、グローバル・バイオエシックス
の信用を失墜させることに向けられている。しかし、批判はたいてい新自由主義のパースペクティブ
から提出され、個人、国家、経済的な自己利益のプライオリティを当然のこととして想定している。
したがって、それは、それ自体が政治的である。

　グローバル・バイオエシックス（とその批判）が、倫理学と政治学の区別を抹消することは間違い
ない。支配的な政治的イデオロギーとしての、そして多くのグローバル・バイオエシックスの問題の
源としての新自由主義によって、バイオエシックスはどのようにして政治的でないことができるであ
ろうか。第 5 章で論じたように、倫理学と政治学は、新自由主義に密接につながっている。新自由主
義のプロジェクトは、人格の自律、個人の責任、自活（self-support）のような倫理原則を促進する。
協力と正義について独特のビジョンを持つ。そして、本章で議論された原則のほとんどの重要性を拒
否するか縮減する。このような倫理学と政治学との結合は、とくに驚くべきことではない。規範的考
察は、倫理学と政治学の双方にとって中心的なものである。驚くべきことは、メインストリームのバ
イオエシックスの発展が、新自由主義の価値を反映していることである―しかしそれは同時に、健康
とヘルスケアにおける医学の進歩の批判的考察を維持している。バイオエシックスは、「二重の拘束」
に陥った。二重の拘束は、かかる前進を通して生じた道徳的な問題によって生じた。バイオエシックス
は一方で、問題への取り組みに助力すること、たとえば患者の権利、人格的自律、責任の価値を明確
に記述することを切望する。バイオエシックスは他方で、問題を生み出している同じ価値を使用する
かぎりにおいて、現実に論点に取り組むことはできない。新自由主義の根底にある価値体系を採用し
ているかぎりにおいて、バイオエシックスは根本的に新自由主義のイデオロギーに挑戦しない。そし
てそれ以上に、バイオエシックスは極度に相反する不一致を緩和し中立化することができるから、こ
のイデオロギーにとって有益であろう。かかる事情を背景に、メインストリームのバイオエシックス
が新たな論説としてのグローバル・バイオエシックスに関心を持たないことは理解し得る。それは、
持続する医学的、科学的、技術的論戦の大混乱のうちに繁栄する。それは、混乱を鎮圧するために不
一致を必要とする。同時に、それは、紛争除去が、闘争を生む、根底にある価値体系の変換を招くリ
スクを最小化することのほうを優先する。これが、メインストリームのバイオエシックスのバイオポ
リティクス的なプログラムである。

　今日、バイオエシックスがバイオポリティクスであることを否定するのは困難である。本書で議論

された多くの論点は、この相互的つながりを証明する。

- 発展途上国における 1980 年代以降の人口集団の健康について、健康の政治的決定子は、IMF と世界銀行の構造的な調整措置の否定的効果のうちに表明された。
- 人道的なアクションは、技術的であるよりも政治的である。いくつかの国は、たとえそのニーズがより低くても、他よりも多くの援助を受ける。援助は、ある関係者らの費用負担によって誤用され、流用され得る。援助は闘争を長引かせる可能性があるが、政治的理由のために提供され続ける。人道主義の主な目的は、生命を救うことであるが、傷つきやすさを生み出す文脈から分離される。政治的選択は、不正義な力の構造を分析することはできない。
- 第 9 章の例が実証するように、グローバル・ガバナンスは政治的である。
- 社会運動、NGO、市民社会は、ますます市場の論理に巻き込まれている。それらは、批判的な変化の動因である代わりに、市場の論理の構成要素になることを批判される。

　これらの実例における焦点は、科学技術の将来の見込みと、個々の意思決定者に突きつけられた難問に合わされる。関心事は、バイオテクノロジーと医学の社会的・文化的含意にあるのではなく、また確実に、新自由主義の論説に支配される経済的含意にあるのでもない。メインストリームのバイオエシックスは、そのような関心事は政治的であり、倫理的ではないと論じる。しかし実際には、これはまさに政治的議論である。メインストリームのバイオエシックスは、社会的文脈を批判的分析の範囲から除外する。個人主義化された分析と考察が優先的アプローチである─脱政治化に帰結するからである。このアプローチは、医学的進歩の将来の見込みは、何よりもまず個人的な挑戦であると想定し続ける。これは、バイオポリティクスのきわめて最近の段階で観察することができる。国際貿易組織は、すべての生物は、再生可能なエネルギーの源であるというアイディアを促進している。人間それ自体が、経済的主体であるばかりでなく客体でもあるとみなされる。その生物学的身体と身体の一部は、取引可能な有用品である。生物学的客体は、それゆえ、組織取引のケースにおけるように（第1 章参照）、リサイクルされるべきである。さらに、その身体は、最近のバイオテクノロジーによって完全なものにされ得る。人はまた、経済的主体でもある。責任ある生物学的市民（bio-citizens）として、その生物学的資本に投資すべきである。それは、人間は、その身体と身体的健康をケアすべきであるということを含意する。彼らが生活する社会状況を改善する必要はない。

　これらの考察の結論は、「メインストリームのバイオエシックスは、新自由主義の価値体系に適合した独特のバイオポリティクスになった」ということである。バイオエシックスは、メディカル・パターナリズムの批判と医学技術のパワー、そして患者の権利の高揚から生じた（第 2 章参照）。しかしその急速な発展は、狭い生物医学的、個人的、短期的な関心を超える、より広いアプローチに帰結しなかった。健康にインパクトを与える社会的、経済的、環境的論点に対しては、ほとんど注意が払われなかった（第 3 章参照）。より広いアプローチとして、グローバル・バイオエシックスが 1990 年代に出現した。グローバルな倫理的問題がより明白になったからである。この新たなグローバル・バイオエシックスは、新自由主義のグローバル化を分析し、穏当にし、変容し、抵抗する要望への、また、人間の

価値と人権に復帰する要望への、応答と考えられる（第 4〜5 章参照）。しかしグローバル・バイオエシックスは、メインストリームのバイオエシックスと同様、新自由主義の政策とプラクティスの拡大に順応し、組み込まれ、潜在的な不一致と闘争を容易にし鎮圧するために利用される同じリスクを冒す。しかしグローバル・バイオエシックスは、異なる地平を提示する（第 6 章参照）。それは、新自由主義のイデオロギーから脱出し、それを批判的に分析し、特権を与えられた人口集団の範囲を超えて、グローバルな人口集団の健康と福祉を増強するような、代替の思考法と別のプラクティスを提示することを意図する。問われるのは、それが可能か否かである。グローバル・バイオエシックスは、支配的イデオロギーから脱出し得るであろうか。

社会倫理学としてのグローバル・バイオエシックス

　第一の解答。「倫理学と政治学は分離され得ないことを承認する」。バイオエシックスは、単なる学術的なエクササイズではない。抽象的な論点に関するものではなく、現実の人間の生命とその繁栄にかかわるものである。さらに、道徳的な不満によって開始する規範的な試みである。ある状況やプラクティスは受け入れがたいものであり、変化が必要である。かくして行動主義をもたらす。この行動主義は、自然発生的あるいは直観的なものではなく、アイディアと原則に導かれた思慮深いものでなければならない。アイディアの力は、過小評価されるべきではない。道徳的アイディアは、現存する状態を反映するが、その状態を変化させるよう、個人、グループ、人口集団を触発もする。グローバル・バイオエシックスは、別の地平によって、新たな目的地を指示する。同時に、それは、実際に動くべきである。バイオエシックスは実践的に世界にかかわっているからである。バイオポリティクスを回避することはできない。

　第二の解答。「グローバル・バイオエシックスは、別のバイオポリティクスを明確に表現すべきである」。哲学者 Simon Critchley は最近、政治を次のように定義した。「……今ある不正義と誤りへの応答によって推進される倫理的プラクティス」[*34]。どのような倫理的プラクティスかが問われる。グローバル・バイオエシックスの理論的および実践的アプローチは、本書で議論されたように、以下のパースペクティブを提供する。

a　人格のより広い見方　抽象的な、脱文脈化された人間はいない。彼または彼女は、必然的に社会的に関係づけられている。個人は、社会の条件づけによって生み出される。グローバル・バイオエシックスにとって、人格的自律は、メインストリームのバイオエシックスと同様に重要である。しかしそれは、個人の存在の文脈（それゆえ人間の傷つきやすさ）が、必然的に考慮されるべきことを承認する。

b　社会の肯定的な観念　バイオエシックスは、健康における繁栄を可能にする社会的、経済的、文

---

*34　Simon Critchley (2012) Infinitely demanding: Ethics of commitments, politics of resistance. London and New York, Verso, p. 132.

化的、政治的条件に焦点を合わせるべきである。政府は、人口集団の健康を決定するこれらの条件に必要なものを提供すべきである。それは市場の役割ではない。倫理的討論は、協力（競争ではなく）、社会的責任（個人的責任ではなく）、連帯（私的利益ではなく）、およびグローバルな正義（不衡平を増すことではなく）の観念を中心に展開すべきである。

c　共通善へのフォーカス　共に生きることは、人間が遺産と共通善を共有していることを意味する。彼らは公的領域において、お互いに相互作用する。共通の利益は、単なる私的利益の総計ではない。グローバル・バイオエシックスは、人格は主として自己の利益によって動かされるという、新自由主義の当然の前提を拒絶すべきである。個人は、恩恵と利得に基づいて行為する消費者ではなく、共通善を気づかう市民である。

d　集団的エージェンシーの強調　個人のアクションは重要であるが、社会の変容をもたらすことはできない。樹木を植え、オーガニック・フードを食べることに参画している個人が、世界を変えることはないであろう。この仕方では、グローバルな力の配分は変化しないであろう。他の集団的な参画の形式が、グローバルな問題を生むシステムの状態に影響を与える必要があるであろう。まさにこれが、新自由主義のロジックが阻止しようとするものである。

　これらのパースペクティブは、より広い、そしてより豊富な道徳的論説を生む。グローバルな問題は、触れることのできない、そして挑戦することのできないものとみなされてきた構造的な原因と、根底にある新自由主義の価値の枠組みに注意を向ける仕方で、眺められる。「グローバル・バイオエシックスは、どのようにして新自由主義のバイオポリティカルな枠組みに取り込まれることから逃れ得るか」という問いに対する第三の解答。「グローバル・バイオエシックスは、理論的および実践的な活動のより広いレパートリーを発展させてきた」。さらなる拡大と強化が必要とされているが、現在、それは以下を含む。

a　グローバル・リサーチ　オフィシャル・レポートよりも広い、成長中の情報ベースがある。好例はGlobal Health Watch である。NGO People's Health Watch のイニシアティブであり、WHO の仕事を綿密にフォローし、World Health Reports の代案を提示する[35]。他の多くの実例が、科学ジャーナルや研究を補足する情報源、データ、事例の典拠を本書に与えてきた。

b　公共教育とコミュニケーション　情報と経験を共有し、どこかで同僚と契約し協力する可能性は、今日ほとんど制限されていない。グローバル・バイオエシックスにおいて、さらなる機会が開拓され得る。

c　ネットワークと連合の構築　いくつかのNGO とグローバル組織が存在し、その数と活動は増加している。したがって、グローバルな倫理的問題は、ますます議論され、論争され、経験と理論が交換されるようになるであろう。

＊35　Global Health Watch. An alternative World Health Report; four editions (2005, 2008, 2011 and 2014). www.ghwatch.org/who-watch/about).(Accessed 3 August 2015).

d　アドボカシーと行動主義　これらの活動は、最近まで、バイオエシックス（学術的なものではなく政治的なものとしての）においては許されなかった。もしグローバル・バイオエシックスが研究や書物以上のものであろうとするのであれば、現在、それらの活動が不可欠である。それらはたいてい、少数の個人によって着手される（ほとんどの NGO が始めたように）。それらの活動は、道徳的不満を、現存するプラクティスに構造的に挑戦する運動と組織に変容することを助ける。システムの失敗に、個人のみで対処することはできない。時折、アドボカシーと行動主義は、グローバルな問題の根本原因を突き止めるために、非難し、恥じ入らせ、さまざまなニュアンスを含む微妙な言語を脇に置くことを要求する。これは、「政治的」であるという理由で、従来看過され回避されてきたテーマの研究や検討を動機づける。たとえば、国際貿易システム―言い換えると「新自由主義のイデオロギー」―を、「今日のグローバル・ガバナンスの核心にある腐敗」であることを見極めることは、今日のバイオエシックスにおいて、深刻に発育不全の研究および考察のエリアに注意を喚起するであろう[*36]。グローバル・バイオエシックスにおける行動主義は、それゆえ、研究と理論に触発され、基礎づけられた「思慮深い行動主義」でなければならず、それ自体、さらなる研究と考察に動機づけを与えなければならない。

e　能力構築　現在流行中のこのバイオエシックスにおけるアイディアは、グローバル・バイオエシックスにおいて再定義される。能力構築は、「公的権限付与」として理解されるべきではない。「公的権限付与」は、変化のエージェントとして、個人を強調するためである。それは、新自由主義の見方、たとえば、「貧者は自ら解決を見出すよう奨励されるべきである」という見方を反映する。根底にある当然の前提は、「貧困は無責任な行為の結果であり、解決を見出すのは個人の能力の問題である」というものである。グローバル・バイオエシックスのパースペクティブにおいては、貧困のようなグローバルな問題は、根本原因に取り組むことによってのみ解決され得る。それは、個人の公的権限付与ではなく、「道徳の構造的調整」を要求する、グローバルな不正義の問題である。能力構築は、かくして、個人の能力の増強よりもはるかに共通善の促進に基礎を置くべきである。

　バイオポリティクスの上記の問いに対する第四の解答。「グローバル・バイオエシックスは、それが批判的な見方から新自由主義バイオポリティクスの実践的道具へと変容しつつある危機的状況にあることに気がつくべきである」。新自由主義への編入と順応が継続的に可能であることは、常に警戒されるべきである。グローバル倫理学の論説を中立化し、吸収し、その地平と道徳的想像力を減じようとする努力に対抗して、これとは別のグローバル・バイオエシックスが、持続、発展、拡大される必要がある。グローバル・バイオエシックスは、ソクラテスが哲学者の役割として提示したことを真実に留めるために、危機に瀕しているバイオポリティクスの型を心に留めるべきである。すなわち、「虻（あぶ）」、社会の皮膚に寄生する不快な虫。そして「産婆」、新たな考えが生み出されるのを助け、そ

---

*36　The statement 'the rot at the core of global governance today' is from Jennifer Chan (2015) Politics in the corridor of dying: AIDS activism and global health governance. Johns Hopkins University Press: Baltimore, p. 177.

れらを生命へと導く。

　これを心に留めることは、難しくないであろう。毎日、われわれは思い起こす。28億の人々が1日2ドル以下で生活していることを。10億の人々が安全な飲料水を持たないことを。25億の人々が保健施設にアクセスできないことを。毎分4人の子どもが死亡する。10億の子どもは生き残ることと発達に不可欠なサービスを受けていない。必須医薬品を入手できる人の数は、13〜21億の間である。日本の市民が84年の平均寿命を持つ一方で、シエラレオネの平均寿命は46年のみである。毎年200〜300万の人々が結核で死亡する。800万人は活動性感染症に罹患する。その数は増加している。そのケースのほぼ95%は貧しい国で起こる。患者のほとんどは治療可能であるが、グローバル・レベルでは、その79%が適切な薬を入手できない。

　このデータは、われわれに思い起こさせる。哲学者は驚異をもって出発するのではなく、Simon Critchley が指摘するように、失望、憤り、失敗の経験、そして不正義によって出発することを。第1章は、医学研究のスキャンダルや、偉大な恩恵をもたらし得るが深刻な害と非人格的、非人間的なケアをもたらし得る技術介入の挑戦のような、当惑させるような経験によって、医学倫理学がバイオエシックスに変容したことを論証する。第2章は、グローバル・バイオエシックスの出現と拡大が、当惑させるような事例―治療可能な疾患によって死んでいく人々、発展途上国での研究における異なったケアの基準の使用、商業子宮として搾取される女性たち、そしてナイジェリアにおける Trovan 事件のような―によって鼓舞されることを説明する。われわれは継続的に、徹底的に不正義で人を搾取する世界に直面している。Critchley の論証では、われわれは、「政治的アクションの権能を主体に与える」ような、動機づける倫理学を必要としている[37]。われわれが直面する道徳的不満は、日々アクションを動機づける。倫理的主体は、正義や連帯のような抽象的な観念に直面するのではなく、他の人々―一般の人々ではなく、社会的に無視された、傷つけられやすい、排斥されたよそ者のような、個別的な人間としての他の人々―の具体的な要求に直面するからである。われわれの共有する相互的なつながりと傷つきやすさのゆえに、われわれは近くの、あるいは遠くの他者の要求にコミットする。倫理的コミットメント〔献身〕は、抵抗状態への取り組みを普遍的に要求するから、別のバイオポリティクスを生じさせる。これは、Alain Badiou によってなされたのと同じ指摘である。非人間性に直面するとき、われわれは、個別特殊的文脈の内部で、われわれに新しい可能性を探究させる普遍的なアドレスに遭遇する。普遍性が位置づけられる。個人は常に普遍と関係する。これは倫理学のみではない。同時に政治である。Badiou の言葉では、政治は「一般的な何かのローカルな創造」である[38]。

　この思考系列において、グローバル・バイオエシックスは、価値システムを押しつけるものではない。それは、グローバルな原則とローカルなプラクティスの相互作用の弁証法的および異文化間的プロセス、「上へ」と「下へ」の継続的な交渉に参画する。新自由主義のグローバル化は、ローカル・レベルで、個別特殊的な状況において抵抗されているが、普遍的アピールをもってではない。グローバル・バイオエシックスは、それゆえ、既成の所産ではなく、進行中である。その切望は、ローカルの

＊37　Critchley（2012）Infinitely demanding, p. 8.
＊38　Alain Badiou（2015）Philosophy for militants. London and New York: Verso, p. 56.

中に普遍を実現することである。しかしそれは、まず第一に社会倫理学である。それは、倫理学は主に人格的コミットメントや個人的ライフスタイルの問題であるという見方を超える。グローバル・バイオエシックスは、考察、分析、アクションの地平を提示する。それは、グローバル化の討論に、共有権、協力、未来世代、正義、環境保護、社会責任、傷つきやすさに関連する倫理原則をもたらす。

【本章の要約】

　グローバル・バイオエシックスの論説は、メインストリームのバイオエシックスによって用いられるものとは別のパースペクティブや原則を提示する地平から作動する。

- なぜ別のバイオエシックスの論説が必要なのか。
　―メインストリームのバイオエシックスは、あまりにも緊密に新自由主義の論説と提携している。
　―人権の論説は、新自由主義の枠組みを精査するためには不十分である。
　―実践的考察：新自由主義は、自然的事実ではなく政治的構築物であるから、アイディアがそれを変え得る。
- グローバル倫理学の論説の倫理原則は何か。
　この論説にとっての基本は、グローバルな責任の観念である。自律の尊重、恩恵、無危害というメインストリームの倫理原則を包含することによって、グローバル・バイオエシックスは社会倫理学として、以下を強調する。
　―人の傷つきやすさ〔弱点〕の尊重
　　□一般的に：人間であることの特徴
　　□特殊的に：外的条件による
　―グローバルな連帯
　　□強い：アクションに帰結する
　　□弱い：進んで支援する意志
　―協力
　　□手段的：自己利益に動機づけられた
　　□それ自体における目的：共通善に動機づけられた価値
　―グローバルな正義：基本的な人間のニーズへのフォーカス
　―社会的責任：健康という社会的・経済的決定子へのフォーカス
　　□共有される責任：健康に責任を持つ一連のアクター
　　□共通の問題は、共通のアクションを要求する
　―恩恵の共有：傷つきやすさは、連帯および恩恵の共有を含意する正義を要求する
　―未来世代の保護

　　　　□世代間の正義は、世代内部の正義を補完する

　　　　□共有権へのフォーカス（「持続可能性」）

　　　—環境、生物圏、生物多様性の保護

　　　　□グローバル・バイオエシックスは環境倫理学を包含する

　　　　□調和の倫理学の必要性

- バイオエシックスとバイオポリティクスは分離され得ない。問いは、どのようにして新自由主義のイデオロギーを超えて、別のバイオエシックスとバイオポリティクスを発展させることができるか、である。

　　　—グローバル・バイオエシックスは社会倫理学である

　　　　□人格のより広い見方

　　　　□社会の肯定的観念

　　　　□共通善へのフォーカス

　　　　□集団的エージェンシーの強調

　　　—理論的、実践的活動のより広いレパートリー

　　　—グローバルな不正義との対決は、状況におけるアクションを必要とする。グローバルな問題は、抽象的でない個別特殊的な文脈においてローカル化される。この文脈において、グローバルな問題は普遍的な視点から取り扱われる。この弁証法が、グローバル・バイオエシックスの仕事である

訳者あとがき

　原著を一通り訳し終えて本稿全体の調整作業に入ったころ、新型コロナ・ウイルスが中国で猛威を振るい、日本でも横浜に寄港した豪華客船ダイヤモンド・プリンセス号の感染者の対応をめぐって世界の関心を集めていた。2月末にローマ教皇の諮問機関である生命アカデミー（Pontificia Academia Pro Vita）の年次大会が予定されており、果たして無事に入国できるか危ぶみつつバチカンに赴いたが、会議では著者とも再会を果たすことができ、日程を終えて3月初めに帰国した途端、今度はイタリアで感染爆発が起き、大学から2週間の自宅待機を命じられた。検疫期間中、イタリアの医療崩壊を伝えるニュース報道に釘づけになりながら翻訳の調整作業を続けている間に、本書は、人類が世界市民（cosmopolitan）としてパンデミックと戦うための教科書としての意義を持つことに気づかされた。

　著者テン・ハーフ教授はオランダの医学哲学者であるが、ユネスコの科学技術倫理学部門のディレクターとして国際保健活動の実践を指揮した経歴を持ち、現在は米国ピッツバーグの大学でヘルスケア倫理学の教鞭を執られている。欧米の事情はもとより、アフリカ、中国、南米の事情にも精通した比較社会学者でもある。講演のために何度か来日もされている。著者は世界中でみられるバイオエシックス（生命倫理学）の問題を、単に個人の自己決定権や国内政策の問題に還元してしまうのではなく、現代世界を俯瞰して、その問題を生じさせた社会的、経済的、思想的、構造的な問題に遡って地球規模で根本的な解決を図ろうとする。著者にとって、生命倫理学は社会倫理学であり、環境倫理学であり、同時にバイオポリティクスでもある。著者は、本書執筆当時（2016年）、このたびのような先進国における壊滅的なパンデミックまでは予想していなかったかもしれないが、本書では、エボラやSARSの流行に際して国際社会で実際にとられた具体的な対応、とくにエボラ流行時のグローバル・ガバナンスの失敗の原因分析が詳細になされており、新しい感染性疾患のパンデミック、著者の表現では「グローバル化のダークサイド」と戦うための基本情報と貴重な提言が多数含まれている。本書が明快に指摘しているとおり、このたびのようなパンデミックは、国際組織、国家、医療従事者団体、NGO、個人が連帯して実際に行動を起こさなければ、コントロールできない。それに不可欠なツールがグローバル・バイオエシックスである。もしそうであれば、それは「グローバル化のライトサイド」にしっかり位置づけられなければならない。

　本書が提唱するグローバル・バイオエシックスは、未来世代の生命と健康を、そしてそれに不可欠な地球環境を「人類社会の共有権（commons）」として位置づけることで、人々が国境を越えて、世界市民として、パンデミックに連帯して取り組むことを可能にする。それは、個人の権利に照準を合わせる、新自由主義のイデオロギーに立脚する、日本でも優勢なメインストリームのバイオエシックスでは、到底なし得ないことである。

本書は、生命アカデミーが2017年以来、現ローマ教皇フランシスコの下で、最重要テーマとして取り組みを行っている「グローバル・バイオエシックス」の基本書でもある。著者は長年、世界中で起こっているさまざまなグローバル・バイオエシックスの問題—これまで日本の生命倫理学者の間ではほとんど取り上げられてこなかった感染性疾患、災害医療、森林伐採、ワクチンや伝統的な民間療法の特許権付与の問題等々の、とくに地球温暖化と密接なかかわりを持つ新たな問題群—に最前線で取り組んできた。そのため本書の射程は広く、医学倫理学から環境倫理学まで、欧米のバイオエシックスからアジア、アフリカ、南米の先住民の伝統的道徳観まで、バイオエシックスからバイオポリティクスまでをカバーしており、生命と健康の保護をめぐる今日の世界の状況と国際社会の取り組み、問題のありかを一望できる。生命倫理学、医学倫理学、保健医学、環境倫理学、哲学、国際政治学、経済学、社会学、法哲学、国際法の幅広い知識を前提にして、しかしきわめて簡略に記述されているため、訳者の理解が追いついていない箇所も少なくないと思われるが、現在、国際社会で真剣な取り組みが進められている地球温暖化や健康格差＝経済格差の問題など、世界市民が結束して取り組む必要があるグローバルな問題への対応の遅れが目立つ日本の現状に鑑みて、そしてこのたびの新型コロナ・ウイルスによるパンデミックへの対応という待ったなしの緊急事態に直面して、出版を急いだ。

　本書は、2015年に刊行した拙訳書、エリオ・スグレッチャ『人格主義生命倫理学総論』（知泉書館）（Elio Sgreccia, Manuale di bioetica, Vol. I, Fondamenti ed etica biomedica, 4 ed., 2007）と対をなす。同書は、カトリック倫理学—そのルーツをギリシア・ローマ哲学に遡ることができる—の堅固な哲学的基盤の上に展開された西洋倫理学の大著である。本書は、社会学的見地からそれを世俗化し、カトリック世界以外でのグローバルな普及を試みるものとして位置づけることができる。それは、人格主義生命倫理学と同じ「人格の尊厳」（dignity of human person、「人間の尊厳」と同義）を最高原則に掲げる戦後の国際法秩序の下で、WHO、国連諸機関、NGO、世界医師会をはじめとする医療保健従事者組織において世界各地で現実に行われている、人間の生命と健康を護るためのもろもろのプラクティスを理論化する試みともいえる。言い換えると、人格主義生命倫理学は、アリストテレス以来の共通の倫理学説から個別的な文脈に応じた具体的結論を導出（ローカル化、分岐 divergence）しようとする、演繹的アプローチの理論的・哲学的生命倫理学である。他方、グローバル・バイオエシックスは、具体的な個々の実践から出発して共通の倫理学説に到達（グローバル化、収斂 convergence）しようとする、帰納的アプローチの実践的・社会的生命倫理学である。グローバル・バイオエシックスは、本書でも繰り返し指摘されているとおり、学説としては現在進行形の未完成品であるが、文化、国家、言語、宗教、学問分野の違いを超えて、世界中の事象、実践、実践知、学知を動員して、少なくとも1つの学問のプラットフォームを形成することに成功している背景には、堅固な人格主義生命倫理学のロジックがあることを強調しておきたい。

　人格主義生命倫理学においては理論理性、グローバル・バイオエシックスにおいては実践理性

が主要な役割を果たす。しかし両者は、次には統合される必要がある。バイオエシックスの問題に現実に対応するのは、両者を兼ね備えた、精神と身体の合一である人間だからである。人格主義生命倫理学は、当時の教皇ヨハネ・パウロ2世によって生命アカデミーが創設された1994年以前から、後にアカデミー会長を務めたスグレッチャ枢機卿を中心に、ローマ・カトリック大学医学部に付設された生命倫理学・医学人文学研究所（Istituto di Bioetica e Medical Humanities）を拠点にして、「自然科学（natural science）」と「人文学（humanity）」の知恵の到達点を統合した西洋の叡智の結集である。現在、生命アカデミーは、現教皇の下でこれを世俗化して全世界に伝える取り組みを展開している。グローバル・バイオエシックスは、「自然科学」と「人文学」の統合である人格主義生命倫理学を、さらに「社会科学（social science）」（社会学、経済学、法学、政治学、etc.）と統合する試みである。それは、前教皇ベネディクト16世が、社会回勅『真理に根差した愛（Caritas in veritate）』（2009年）で明確に打ち出した方向であり、生命アカデミーと同時に創設された社会科学アカデミーと連携しての取り組みも進められてきた。全12巻の『生命倫理学・法律科学事典』（direzione di E. Sgreccia et al., Enciclopedia di bioetica e scienza giuridica, Edizioni Scientifiche Italiane）の刊行も、6年の歳月をかけて2017年に完了した。生命アカデミーがこのたびのパンデミックに際し、声明文をいち早く世界に発信し、もとより宗教の違いにかかわりなく、世界市民に連帯を呼びかけることができたのは、テン・ハーフ教授を新たなメンバーに加え、さまざまな関係機関を巻き込んで、グローバル・バイオエシックスへの組織的な取り組みを精力的に推進してきたからである。

　このたびのパンデミックは、社会的、経済的パラダイム転換をもたらすことを、多くの識者が指摘している。これまで日本でも主流を占めてきた個人主義生命倫理学、本書の表現では「メインストリームのバイオエシックス」も、当然変換を迫られることになる。本書は、個人主義生命倫理学と人格主義生命倫理学の間で半世紀以上にわたって繰り広げられてきた攻防戦、とくに学術用語の解釈の変更—時に歪曲—をめぐる複雑極まりない学説の議論を踏まえて記述されている。17世紀初頭までスペインの支配下にあったオランダは大陸法（成文法）の国に属するが、その後、英国と並ぶ海上交易の覇者として、欧州の伝統的規範からの脱却を図る英米法（慣習法）の国の性質を併せ持っている。本書でも言及されている、オランダの法学者であり外交官でもあった『海洋の自由』の著者フーゴー・グロティウスは、自然法を世俗化した、国際法の創始者である。オランダの事情は、戦後の日本にも通じるところがある。たとえば現行刑法典（実定法）は、明治期にドイツから輸入した大陸法であるが、刑事訴訟法（手続法）は戦後導入された米国法、という特異なねじれ現象が75年間継続している。大陸法の根底にある伝統的な人格主義倫理学と、そこからの脱却を図る英米法の根底にある個人主義倫理学との緊張関係を熟知した著者でこそ、両者間の不幸な衝突と闘争を回避して、両者間に橋を架けるという困難な挑戦をあえて試みることができ、本書で展開されているような絶妙な手腕を具体的に発揮し得たのだと思う。

　テン・ハーフ教授は、用語を慎重に使い分けているが、用語の混乱は、欧米の学者の間でも、

また学問分野の間でも頻繁にみられ、しかも絶えず変遷してゆく。それは基本的な用語ほどとくに顕著である（ex. 尊厳、自律、責任、コンプライアンス、正義／公正、自由意志／自由意思、傷つきやすさ／脆弱性、衡平／公平、etc.）。日本における議論の混乱は、翻訳によってさらに深刻度を増すが、混乱の最大の原因は、戦後の国際法秩序の最高原則である「人格の尊厳」原則（およそ人間であれば、誰に対しても例外なくアプリオリにその同等の存在価値を認めて大切にすること）が、日本では研究者の間でもしばしば「個人の尊重」と混同され、一般国民の間にもほとんど普及していないことである。しかし本書には、米国民の間でも「人格の尊厳」原則はほとんど普及していないという調査結果が引用されている。これは訳者にとっても新しい発見であった。他方で、伝統的な医学倫理学が受け継がれてきた日本の臨床現場には、人格主義がなお息づいていると思われるが、西洋のような体系的な学術領域は確立しておらず、個人の自由意思（恣意）を最高原理とする新自由主義思想が、猛烈な勢いで臨床現場にも押し寄せている。

　本書は、タイトルにも付されている「序説（Introduction）」の性格上、このような背景についてはほとんど触れられていないが、詳細は、テン・ハーフ教授が本書と同年に刊行された『グローバル・バイオエシックス事典』（Encyclopedia of Global Bioethics, Springer, 2016）に網羅されている。日本でも今後、さまざまな学問領域で、そしてさまざまな学問領域間で相互の関係、相違、つながり具合を確認しながら、グローバル・バイオエシックスにかかわる多くの問題をめぐって、さらに複雑な議論が展開されることになることが予想される。本書では、原語を併記する、用語の意味を付記するなどして、できるかぎり著者の意向を正確に伝えることに意を用いた。一般の読者には煩雑な印象のみを与えてしまったかもしれないが、背景には、上記のような学問の対立状況があることに鑑みて、ご海容いただければと思う。

　本書が、自然科学技術の限界を認識し、人間の精神性の強さ、とくに未来世代にまで及ぶ連帯の価値を深く認識した、ポスト・パンデミック時代の世界市民のバイオエシックスの共通教科書の礎石になることは疑いない。地球規模のグローバルな問題を解決して人類が生き残るためには、地球規模の取り組みが不可欠であり、そのためには人類社会共通のグローバルな倫理学が必要であることを、このたびのパンデミックをとおしてわれわれは学習するであろう。それは、地球温暖化という、いっそう根本的な危機に真剣に取り組むための大きなチャンスになるはずである。国連難民高等弁務官、国連人間の安全保障委員会共同議長等を務められた緒方貞子氏は、日本では国際社会を、普遍性をもった個々の人間の集団としてよりも国家の集合体として見る見方が非常に強いこと、日本国内の政治における関心のあり方、問題意識や行動のスピードが国際社会の動向と開きがあること、グローバル化は徐々に進行するため意識しにくいが地球全体が抱える問題は深刻化し、途上国の内戦に伴う難民や避難民の問題は、人間の倫理観や国家の道義性まで問う状況を生み出すから、堅い国家の枠にしがみつくようなやり方ではうまく対応できなくなっていることを指摘され、何かが起きたとき、芯のなさのゆえに非常にまずい事態になることを危惧されていた（野林健＝納家政嗣編『聞き書・緒方貞子回顧録』岩波現代文庫、2020 年）。

鎖国時代に蘭学をとおして西洋の最先端学術知識―カトリックの医学倫理学も含めて―がもたらされたように、コロナ禍のロックダウンの時代に最先端のグローバル・バイオエシックスがもたらされることを祈念したい。

　本書の刊行にあたっては、まだ試訳の段階でへるす出版にお取り次ぎをいただき、以後、校正刷のご高閲に至るまで、コロナ禍の折も折、超ご多忙な中を終始にわたり多大なご教示とお力添えを賜った有賀徹先生（独立行政法人労働者健康安全機構理事長、昭和大学名誉教授）と、本書の出版をお引き受けいただき、さまざまなご配慮を賜った佐藤枢社長以下、へるす出版の皆様、とくにあたたかい献身的なご助力を賜った編集部の板原響子氏に衷心より篤く感謝申し上げる。

2020 年 11 月

秋葉　悦子

用語解説（GLOSSARY）

・医師の職業義務論（Medical deontology）：医師の医学上の義務の理論。

・異文化間性（Interculturality）：「異なる文化出身の人々が、彼ら自身の、および相互の文化について学び、問うために、相互に影響を与え合う動的なプロセス」。（Baring Foundation）

・オビエド条約（Oviedo Convention）：人権と生物医学に関する欧州条約。1997年に欧州評議会によって採択。オビエド（スペイン）で署名された。

・規程化〔成文化〕（Codification）：行為規程に表明された、専門職の振る舞いについての規則と規程の声明書。

・協定（Convention）：拘束力がある国家間の合意（＝条約Treatyまたは契約Covenant）。

・共有権（Commons）：社会のすべてのメンバーが責任を持つ共有財産として、すべてのメンバーがアクセスでき、すべてのメンバーによって使用、共有され得る自然的および文化的資源（ex. 海、空気、水）。

・グローバル・ガバナンス（Global governance）：「個々の国家の解決能力を超える世界的問題を確認し、理解し、取り組むための集団的努力」。（Thomas G. Weiss（2013）Global governance：Why? What? Whither? Polity Press：Cambridge（UK）and Malden（MA）, p. 32.）

・グローバル・コンパクト（Global Compact）：2000年に国連によって開始された、人権、労働、環境および腐敗防止のための10原則に基づいて、ビジネスと市民社会を結束させるための自発的イニシアティブ。

・グローバル・バイオエシックス（Global bioethics）：健康、ヘルスケア、保健科学と研究、保健科学技術と政策、および、これらのグローバルな問題に影響を与え解決する活動、実践、政策にかかわるグローバルな倫理的問題の研究。

・グローバル・ファンド（Global Fund）：2002年に設立された、エイズ、結核、マラリアと戦うためのグローバル基金。

・グローバルな共有権（Global commons）：人類社会の財産であり、すべての国家がアクセスするドメイン〔領地、分域〕（ex. 大気圏外空間、海底）。

・原則主義（Principlism）：原則の定式化をもって出発し、次いでこれらの原則を実践的問題の解明と解決のために適用する、実践倫理学上の方法論。

・国家委員会（National Commission）：米国で 1974 年に設置された、生物医学と行動研究のヒト主体保護のための国家委員会。

・自国化（Domestication）：グローバルな原則をローカルな価値体系に内面化し、統合すること。

・世界の疾患負荷（Global burden of disease）：世界中の全疾患の負荷（死ぬべき運命、無能力、損傷、およびリスク要因）。

・新自由主義（Neoliberalism）：「……人間の幸福は、強い私的所有権、自由市場、および自由貿易によって特徴づけられる制度的枠組みによって、個々の企業家の自由とスキルを解放することで、もっともよく前進させることができることを提唱する、政治的、経済的実践の理論……」。（David Harvey（2005）A brief history of neoliberalism. Oxford University Press：Oxford, New York, p. 2.）

・人類の共有遺産（Common heritage of humankind）：一定の物質的および非物質的存在物が、グローバルな人間の個体群の財産〔所有〕であるという観念。これらの存在物は、個人または国家によって合法的に所有されることはできない。

・生物多様性（Biodiversity）：「……陸上、海洋、その他水生の生態系、およびそれらの生態学的複合体……のあらゆる源から発する、生きている有機体の間の変異性（variability）。これは、諸種間の、種と生態系との間の多様性を含む」。（生物の多様性に関する条約）

・生物特許権侵害（Biopiracy）：「……農業および土着のコミュニティの知識と遺伝的資源を、排他的に独占支配（特許権または知的所有権の取得によって）しようとする個人または機関による、専有・盗用（appropriation）」。（侵食、科学技術、集中に関するアクション・グループ；www.etcgroup. org/en/issues/biopiracy.html）

・世界主義（Cosmopolitanism）：基本的に、すべての人は、どこにいても、自分自身を世界の市民として理解する、またはすべきであるという、哲学的、政治的、道徳的見解。

・宣言（Declaration）：諸国家が標準〔基準〕について合意する文書。しかし法的拘束力はない。

・創造的共有権（Creative Commons）：型式にとらわれない自由な法的手段によって、創造性と知識

の共有と使用を可能にする非営利組織。

・多文化主義（Multiculturalism）：多数の文化が存在し、それらは同等の尊敬に値するという理論。

・知的財産（Intellectual property）：知的所有〔財産〕権（著作権、特許権、意匠または商標）によって保護され得る、何らかの創造的な仕事または発明。

・知的所有〔財産〕権（Intellectual Property Right：IPR）：知的財産の法的保護。一定の期間、他者が所有者の許可なくそれを使用することを排除する。

・特許権（Patent）：ある発明品を製造、使用、売却、または輸入する排他的権利の一時的付与。知的所有権の形式は、書類の提出日から20年間、科学的および技術的発明を保護する。

・認識のコミュニティ（Epistemic community）：「……ある特定領域における、公認された実践的専門知と適応能力を持つ専門職のネットワーク、および当該領域または論点の範囲内での政策関連知識に対する権威のある〔確かな典拠に基づいた〕要求資格」。(Peter M. Haas (1992) Epistemic communities and international policy coordination. International Organization 46 (1)：33.)

・バイオエシックスの帝国主義（Bioethical imperialism）：「グローバル・バイオエシックスは、事実上、世界の他の地域に押しつけられた西洋のバイオエシックスであるという見解」（＝「道徳植民地主義（Moral colonialism）」）。

・メインストリームのバイオエシックス（Mainstream bioethics）：バイオエシックスのうち、米国で始まり、主に西洋諸国に広がった、過去半世紀の間に発展したバイオエシックス。

・リオ宣言（Rio Declaration）：環境と開発についての国連宣言。1992年にリオデジャネイロで採択された。

・Buen vivir：ボリビアとエクアドルで採択された、人間と自然との調和という先住民の伝統に基づく、「上手に生きる」社会哲学。（＝ケチュア語のSumak Kawsay）。

・Ubuntu：グループまたはコミュニティのメンバーとしての個人の、アフリカの哲学（「私が存在するのは、われわれが存在するからである」）。

索引

著者略歴

ヘンク・テン・ハーフ（Henk ten Have）

　1951年フォールスコーン（オランダ）に生まれる。1969年〜1981年までライデン大学で医学と哲学を修め、1978年に学位論文「頸部脊椎の可動性と病理」で医学修士号、1983年に「医学と哲学。医学の理論と実践に対するジェレミー・ベンサムの影響」で哲学博士号を取得。リンブルフ大学医学部哲学教授、ネイメーヘン・カトリック大学医学部医学倫理学教授、ユネスコ科学技術倫理学部門ディレクター、ラトバウト大学ネイメーヘン医学センター国際バイオエシックス教授、米国デュケイン大学ヘルスケア倫理学センター長、サウジアラビア・キングサウド・ビン・アブドゥルアジズ保健科学大学准教授等を経て、現在デュケイン大学名誉教授。各種諮問委員、雑誌編集委員、教育、講演等の実践活動は、欧米はもとより中東、アジア、アフリカの世界各国に及び、膨大な量にのぼる。

訳者略歴

秋葉　悦子（あきば・えつこ）

　1958年千葉市に生まれる。1991年上智大学大学院法学研究科博士後期課程修了。アンダーソン・毛利・ラビノウィッツ法律事務所リーガル・リサーチャー、上智大学法学部助手、国立精神神経センター・精神保健研究所研究員、ローマ聖心大学医学部附属生命倫理学・医学人文学研究所客員研究員等を経て、現在富山大学経済学部経営法学科教授、ローマ教皇庁生命アカデミー理事。専攻は刑事法学、医事法学、生命倫理学。

グローバル・バイオエシックス ―序説―

定価(本体価格 3,000 円＋税)

2020 年 12 月 15 日　第 1 版第 1 刷発行

著　者　　ヘンク・テン・ハーフ
翻　訳　　秋葉　悦子
発行者　　佐藤　枢
発行所　　株式会社 **へるす出版**
　　　　　〒164-0001　東京都中野区中野2-2-3
　　　　　Tel. 03-3384-8035（販売）　03-3384-8155（編集）
　　　　　振替 00180-7-175971
　　　　　http://www.herusu-shuppan.co.jp
印刷所　　三報社印刷株式会社

〈検印省略〉
©2020, Printed in Japan
落丁本，乱丁本はお取り替えいたします
ISBN 978-4-86719-009-8